急性肾损伤
Acute Kidney Injury

主　审　于凯江　李建国

主　编　彭志勇

副主编　杨　莉　周飞虎

编　委　（以姓氏笔画为序）

王　静　王洪亮　王常松　冯　英

刘　畅　孙仁华　杨　晓　杨荣利

张继承　尚　游　赵双平　胡　波

人民卫生出版社

·北京·

图书在版编目（CIP）数据

急性肾损伤 / 彭志勇主编. —北京：人民卫生出版社，2024.4

ISBN 978-7-117-35804-0

Ⅰ.①急… Ⅱ.①彭… Ⅲ.①肾功能衰竭 – 诊疗 Ⅳ.①R692.5

中国国家版本馆 CIP 数据核字（2024）第 018112 号

人卫智网	www.ipmph.com	医学教育、学术、考试、健康，购书智慧智能综合服务平台
人卫官网	www.pmph.com	人卫官方资讯发布平台

急性肾损伤
Jixing Shensunshang

主　　编：彭志勇

出版发行：人民卫生出版社（中继线 010-59780011）

地　　址：北京市朝阳区潘家园南里 19 号

邮　　编：100021

E - mail：pmph @ pmph.com

购书热线：010-59787592　010-59787584　010-65264830

印　　刷：三河市宏达印刷有限公司

经　　销：新华书店

开　　本：787×1092　1/16　印张：15

字　　数：374 千字

版　　次：2024 年 4 月第 1 版

印　　次：2024 年 4 月第 1 次印刷

标准书号：ISBN 978-7-117-35804-0

定　　价：89.00 元

打击盗版举报电话：010-59787491　E-mail：WQ @ pmph.com

质量问题联系电话：010-59787234　E-mail：zhiliang @ pmph.com

数字融合服务电话：4001118166　E-mail：zengzhi @ pmph.com

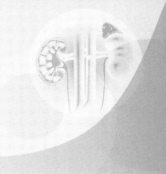

编委会名单

主　审　于凯江　李建国
主　编　彭志勇
副主编　杨　莉　周飞虎
编　委（以姓氏笔画为序）

王　静　王洪亮　王常松　冯　英
刘　畅　孙仁华　杨　晓　杨荣利
张继承　尚　游　赵双平　胡　波

编　者（以姓氏笔画为序）

王　静　武汉大学中南医院
王洪亮　哈尔滨医科大学附属第二医院
王常松　哈尔滨医科大学附属肿瘤医院
冯　英　武汉大学中南医院
刘　畅　武汉大学中南医院
刘　薇　中南大学湘雅医院
孙仁华　浙江省人民医院
李　静　中南大学湘雅医院
杨　莉　北京大学第一医院
杨　晓　武汉大学中南医院
杨荣利　大连市中心医院
余　愿　华中科技大学同济医学院附属协和医院
张继承　山东省立医院
尚　游　华中科技大学同济医学院附属协和医院
呼邦传　浙江省人民医院
周飞虎　中国人民解放军总医院
赵双平　中南大学湘雅医院
胡　芬　武汉大学中南医院
胡　波　武汉大学中南医院
胡　婕　中国人民解放军总医院
彭志勇　武汉大学中南医院
葛　冬　大连市中心医院

3

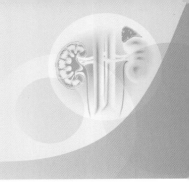

主 编 简 介

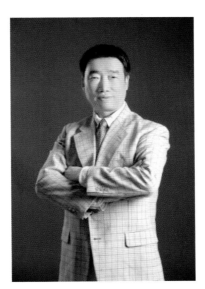

彭志勇

　　现任武汉大学中南医院重症医学科主任，二级教授，一级主任医师，博士研究生导师。中国研究型医院学会危重医学专业委员会副主任委员，中华医学会重症医学分会常务委员，中国医师协会重症医学医师分会常务委员，湖北省医学会重症医学分会第五届主任委员，科技部重大专项首席科学家，第二届全国创新争先奖章获奖者，中国医师奖获奖者。*Joural of Critical Care*、*Shock*、*Blood Purification* 编委等。

序 一

近几十年来，我一直致力于将多学科方法的概念推广到重症医学及合并肾脏疾病的危重患者中。经过不断努力，一门新的分支学科诞生了：重症肾脏病学，并且现在我们迎来了一本能够向中国科学界展示关于这一主题的全新著作。急性肾损伤（acute kidney injury，AKI）患者的诊断和治疗已经取得重大进展，在理解损伤和功能障碍基本机制的同时采用最新的治疗方案，是 AKI 患者得到充分救治的关键环节。临床工作者急需一本简明但又权威的参考书对临床信息进行整合。本书由彭志勇博士主编，内容涵盖了 AKI 相关的从基础科学到临床诊治的大部分领域。我与彭志勇博士相识多年，他是匹兹堡大学医学中心危重病医学系的成员，发表了许多重要论著和著作，并得到国际危重症肾脏病协会的认可。同时彭志勇博士还是欧洲重症医学会急性肾损伤分委会的委员，并筹办了 2017 年第 19 届急性疾病质量改进（acute disease quality initiative，ADQI）共识工作。副主编杨莉博士是北京大学著名的肾脏病学家，同时还是国际急性肾损伤和连续性肾脏替代治疗年会委员。我相信各主编们的学术水平加上他们在危重症肾病领域的丰富经验以及献身精神，将使这本书更加完善，并且中国读者将从这本书中受益良多。我要感谢彭教授和杨教授为创造如此前沿和高质量的科学著作所作出的不懈努力。

Claudio Ronco 博士
肾脏病学教授
肾脏透析和移植科
国际肾脏研究所
San Bortolo 医院
意大利，维琴察
（彭志勇 翻译）
2023 年 11 月 18 日

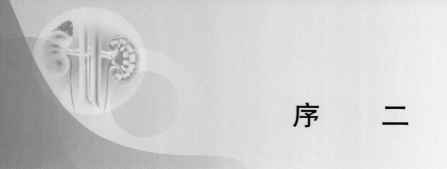

序　二

　　我很高兴能被邀请为这本受众范围广泛的书籍撰写序言,本书适用于参与重症医学科危重病人救治的全科医师、专科医师、住院医师和医学生。

　　在过去十年中,AKI 患者的临床诊治取得了巨大进展。更新 AKI 的基本概念和新发现对于更好地管理这些患者至关重要。而这些领域必须由具备前沿和专业知识的专家进行充分的探索和解析,以更好地帮助临床医师进行实践。因此,一本高质量的专业书籍备受临床工作者们的期待。彭志勇医师等人在重症医学和肾脏病学领域积累了大量临床和实验研究经验后,决定致力于编写涉及这一主题的书籍。本书名为《急性肾损伤》,并围绕该主题展开了全面的论述。本书的主要作者都是各学科领域的专家。彭志勇医师曾在美国接受科研和临床培训,他是我最好的学生之一,也是我团队的重要成员,现在他仍然在我们的重症监护肾病中心担任兼职教员。他参与了 ADQI 和全球改善肾脏疾病预后(Kidney Disease:Improving Global Outcomes,KDIGO)两大危重症及肾病领域非常重要的国际组织的工作。杨莉医师曾在哈佛大学接受基础研究培训,现在是中国备受尊敬的肾脏病学专家,也是国际 AKI 协会的活跃成员。著名的解放军总医院危重症医学教授周飞虎医师也在我的实验室接受过培训。他们丰富的学术成就使这本书成为 AKI 领域极好的补充,读者们将从本书包含的知识和见解中受益匪浅。

　　本书聚焦于 AKI 的关键问题,并将经典教学模式与更新知识相结合。因此,我强烈推荐这本书。我也希望读者能够肯定我们的努力,并真诚地希望本书有助于提高 AKI 患者的治疗水平。

John A. Kellum 教授

匹兹堡大学重症医学系研究主席

重症肾病研究中心主任

(彭志勇　翻译)

2023 年 11 月 18 日

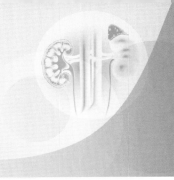

前　　言

　　急性肾损伤是重症监护病房（intensive care unit，ICU）常见的临床综合征。由于其发病率逐年升高，且合并急性肾损伤的危重患者病情更重、预后更差，因此如何早期识别并及时干预急性肾损伤对于治疗危重患者尤为重要。与此同时，急性肾损伤越来越为临床医师所重视，并逐渐形成一支独立的临床亚专科——重症肾脏病学（critical care nephrology）。但是近年来，各种研究层出不穷，关于急性肾损伤的话题争议不断，重症医师缺乏对急性肾损伤系统而深入的了解。

　　本书旨在面向初中级临床医师，对急性肾损伤做出系统的阐述，内容涵盖定义、机制、分型、诊断、评估、治疗、预后和预防等各方面，厘清基本概念，同时有最新研究进展的扩展，涵盖基础与临床，深入浅出，启迪思维。我们出版此书希望更好地满足广大临床医师对急性肾损伤知识的需求，特别是重症医学科医师、麻醉科医师、肾病内科医师等。

　　本书编写期间重症肾脏病学进展颇多，包括第 25 届 ADQI 及 2019 年的 KDIGO 急性肾损伤争议会议的召开，我们尽量把相关内容纳入本书。由于急性肾损伤的研究众多，领域内进展迅速，加上笔者水平有限，时间仓促，不足及错误之处在所难免，望同道指正。

彭志勇

2023 年 11 月 18 日

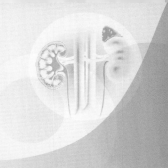

目　　录

第一章　急性肾损伤概述 ………………………………………………………… 1

　第一节　急性肾损伤的定义与流行病学 …………………………………………… 1
　　一、急性肾损伤的定义 ……………………………………………………………… 1
　　二、急性肾损伤的流行病学 ………………………………………………………… 2
　第二节　急性肾损伤的发生机制及病理 …………………………………………… 3
　　一、急性肾损伤的分子机制 ………………………………………………………… 4
　　二、急性肾损伤的病理生理机制 …………………………………………………… 9
　　三、急性肾损伤的病理改变 ………………………………………………………… 11
　第三节　急性肾损伤的危险因素及模型评估 ……………………………………… 12
　　一、急性肾损伤的危险因素 ………………………………………………………… 13
　　二、急性肾损伤模型评估 …………………………………………………………… 15
　第四节　急性肾损伤的分型 ………………………………………………………… 16
　　一、病因相关的分型 ………………………………………………………………… 16
　　二、部位相关的分型 ………………………………………………………………… 19

第二章　急性肾损伤的诊断与评估 …………………………………………… 27

　第一节　临床诊断标准 ……………………………………………………………… 27
　　一、AKI 的诊断标准 ………………………………………………………………… 27
　　二、确诊 AKI 相关的实验室及影像学检查 ……………………………………… 29
　第二节　生物标志物 ………………………………………………………………… 32
　　一、肾小球功能生物标志物 ………………………………………………………… 36
　　二、肾小管功能 / 损伤性生物标志物 ……………………………………………… 36
　　三、炎症 / 修复生物标志物 ………………………………………………………… 37
　　四、生物标志物在急性肾损伤中的应用 …………………………………………… 38
　第三节　床旁超声在急性肾损伤中的诊断价值 …………………………………… 39
　　一、超声检查与全身血流动力学 …………………………………………………… 39
　　二、重症肾脏超声方法及意义 ……………………………………………………… 40
　　三、重症超声辅助判断急性肾损伤病因和判断预后 ……………………………… 41
　　四、肾脏血流动力学评估 …………………………………………………………… 41
　第四节　分子成像技术在急性肾损伤中的意义 …………………………………… 42

第三章　急性肾损伤的治疗 ⋯⋯⋯⋯⋯⋯⋯⋯⋯⋯⋯52

第一节　急性肾损伤的集束化治疗 ⋯⋯⋯⋯⋯⋯52
一、集束化治疗的定义 ⋯⋯⋯⋯⋯⋯⋯⋯⋯52
二、集束化治疗对急性肾损伤的意义 ⋯⋯⋯52
三、急性肾损伤集束化治疗的内容 ⋯⋯⋯⋯53
四、集束化治疗的效果评价 ⋯⋯⋯⋯⋯⋯⋯55
五、AKI集束化治疗的进一步研究方向 ⋯⋯55

第二节　急性肾损伤的非肾脏替代治疗 ⋯⋯⋯57
一、血流动力学监测及管理 ⋯⋯⋯⋯⋯⋯⋯57
二、肺肾交互与呼吸治疗 ⋯⋯⋯⋯⋯⋯⋯⋯61
三、心肾交互及液体管理 ⋯⋯⋯⋯⋯⋯⋯⋯63
四、营养支持治疗 ⋯⋯⋯⋯⋯⋯⋯⋯⋯⋯⋯65
五、其他治疗及新型治疗 ⋯⋯⋯⋯⋯⋯⋯⋯66

第三节　肾脏替代治疗 ⋯⋯⋯⋯⋯⋯⋯⋯⋯⋯68
一、理论基础 ⋯⋯⋯⋯⋯⋯⋯⋯⋯⋯⋯⋯⋯69
二、机器、膜器、缓冲液 ⋯⋯⋯⋯⋯⋯⋯⋯71
三、血管通路 ⋯⋯⋯⋯⋯⋯⋯⋯⋯⋯⋯⋯⋯74
四、抗凝选择 ⋯⋯⋯⋯⋯⋯⋯⋯⋯⋯⋯⋯⋯75
五、治疗时机选择 ⋯⋯⋯⋯⋯⋯⋯⋯⋯⋯⋯78
六、治疗模式选择 ⋯⋯⋯⋯⋯⋯⋯⋯⋯⋯⋯79
七、治疗剂量及疗效评价 ⋯⋯⋯⋯⋯⋯⋯⋯80
八、容量评估及疗效评价 ⋯⋯⋯⋯⋯⋯⋯⋯82
九、转换与结束治疗的时机 ⋯⋯⋯⋯⋯⋯⋯85
十、肾脏替代治疗的并发症 ⋯⋯⋯⋯⋯⋯⋯86
十一、肾脏替代治疗的管理 ⋯⋯⋯⋯⋯⋯⋯87

第四章　不同类型的急性肾损伤 ⋯⋯⋯⋯⋯⋯⋯92

第一节　脓毒症相关肾损伤 ⋯⋯⋯⋯⋯⋯⋯⋯92
一、流行病学 ⋯⋯⋯⋯⋯⋯⋯⋯⋯⋯⋯⋯⋯92
二、发病机制 ⋯⋯⋯⋯⋯⋯⋯⋯⋯⋯⋯⋯⋯92
三、诊断 ⋯⋯⋯⋯⋯⋯⋯⋯⋯⋯⋯⋯⋯⋯⋯94
四、防治措施 ⋯⋯⋯⋯⋯⋯⋯⋯⋯⋯⋯⋯⋯94

第二节　心肾综合征 ⋯⋯⋯⋯⋯⋯⋯⋯⋯⋯⋯97
一、定义 ⋯⋯⋯⋯⋯⋯⋯⋯⋯⋯⋯⋯⋯⋯⋯97
二、发病机制 ⋯⋯⋯⋯⋯⋯⋯⋯⋯⋯⋯⋯⋯98
三、流行病学 ⋯⋯⋯⋯⋯⋯⋯⋯⋯⋯⋯⋯⋯99
四、诊断 ⋯⋯⋯⋯⋯⋯⋯⋯⋯⋯⋯⋯⋯⋯⋯100

五、鉴别诊断 ……………………………………………… 100
　　　　六、治疗策略 ……………………………………………… 101
　　　　七、预后 ………………………………………………… 101
　第三节　创伤性肾损伤 ………………………………………… 102
　　　　一、病因 ………………………………………………… 102
　　　　二、病理生理机制 ……………………………………… 102
　　　　三、诊断 ………………………………………………… 104
　　　　四、治疗 ………………………………………………… 104
　第四节　妊娠相关肾损伤 ……………………………………… 106
　　　　一、妊娠时肾脏的变化 ………………………………… 106
　　　　二、病因 ………………………………………………… 106
　　　　三、诊断 ………………………………………………… 107
　　　　四、治疗 ………………………………………………… 107
　第五节　造影剂相关肾损伤 …………………………………… 108
　　　　一、发病机制 …………………………………………… 108
　　　　二、危险因素 …………………………………………… 109
　　　　三、诊断 ………………………………………………… 110
　　　　四、治疗 ………………………………………………… 110
　　　　五、总结 ………………………………………………… 113
　第六节　药物相关肾损伤 ……………………………………… 113
　　　　一、发病机制 …………………………………………… 113
　　　　二、诊断 ………………………………………………… 114
　　　　三、防治措施 …………………………………………… 115
　第七节　肝肾综合征 …………………………………………… 115
　　　　一、发病机制 …………………………………………… 116
　　　　二、诊断 ………………………………………………… 116
　　　　三、治疗 ………………………………………………… 118
　　　　四、预后 ………………………………………………… 121
　第八节　手术相关肾损伤 ……………………………………… 121
　　　　一、发病机制 …………………………………………… 121
　　　　二、诊断 ………………………………………………… 122
　　　　三、治疗 ………………………………………………… 123
　第九节　中毒引起的急性肾损伤 ……………………………… 123
　　　　一、发病机制 …………………………………………… 124
　　　　二、治疗 ………………………………………………… 125
　　　　三、预防 ………………………………………………… 126
　第十节　特殊人群的急性肾损伤 ……………………………… 126
　　　　一、儿童的急性肾损伤 ………………………………… 127

二、老年人群的急性肾损伤 ·· 129
第十一节　体外膜氧合技术与急性肾损伤 ······················ 132

第五章　急性肾损伤的预后和预防 ······················· 149

第一节　急性肾损伤的临床结局 ································· 149
一、急性肾损伤的预后 ··· 149
二、急性肾损伤的转归 ··· 149
三、急性肾损伤患者死因分析 ································· 150
第二节　急性肾损伤的预防 ····································· 150
一、识别急性肾损伤的病因和高危因素 ··················· 150
二、急性肾损伤预防的原则 ··································· 150
第三节　特定情况下急性肾损伤的预防 ······················ 151
一、液体复苏 ··· 151
二、围手术期 ··· 152
三、造影剂的使用 ··· 153
四、低温治疗对于肾损伤的预防作用 ······················ 153

第六章　急性肾损伤后的恢复 ··························· 157

第一节　概述 ·· 157
第二节　定义 ·· 157
第三节　机制 ·· 159
一、巨噬细胞 M1 向 M2 转换 ································· 159
二、炎症浸润的恢复 ··· 159
三、肾小管的修复 ··· 160
四、毛细血管内皮修复和再生 ································· 160
第四节　如何评估 ··· 160
一、基于血肌酐推算出的参数 ································· 160
二、蛋白尿 ··· 161
三、合并高血压及心血管疾病风险 ·························· 161
四、肾脏储备功能的变化 ······································ 161
五、生物标志物 ·· 162
第五节　结局及流行病学 ·· 164
第六节　如何随访 ··· 165

第七章　急性肾损伤患者的药物剂量调整 ··············· 168

第一节　急性肾损伤对药物排泄的影响 ······················ 168
第二节　肾脏替代治疗对药物排泄的影响 ···················· 170
第三节　急性肾损伤患者的药物剂量调整策略 ··············· 171

第八章　急性肾损伤的护理要点 ·································175

第一节　急性肾损伤护理评估 ·································175
第二节　急性肾损伤护理问题 ·································176
第三节　急性肾损伤护理措施 ·································176
第四节　肾脏替代治疗的护理 ·································178
　　一、血管通路的护理 ·································179
　　二、容量管理护理 ·································179
　　三、抗凝的护理 ·································179
　　四、院感防控护理 ·································179
　　五、其他 ·································180

第九章　急性肾损伤的研究热点 ·································181

第一节　最新研究结果和目前观念相矛盾的地方 ·································181
　　一、急性肾小管坏死是急性肾损伤的主要病理学改变 ·································181
　　二、脓毒性急性肾损伤由全肾缺血引起 ·································181
　　三、开放性液体策略是急性肾损伤的标准治疗 ·································181
　　四、缩血管药物会加重急性肾损伤 ·································182
　　五、高治疗剂量肾脏替代治疗能改善预后 ·································182
第二节　急性肾损伤研究中尚未确定的问题 ·································182
第三节　急性肾损伤转化研究的现状和困境 ·································183
　　一、急性肾损伤临床研究中固有的问题 ·································183
　　二、急性肾损伤动物模型存在的问题 ·································183
　　三、急性肾损伤研究转化失败的原因和应对方法 ·································184
第四节　未来十年的十个大研究 ·································184

第十章　全球改善肾脏疾病预后组织急性肾损伤指南及评价 ·································187

第一节　背景 ·································187
第二节　指南内容及解读 ·································188
　　一、急性肾损伤的定义、分期 ·································188
　　二、急性肾损伤的风险评估、分级管理 ·································189
　　三、急性肾损伤的预防和治疗 ·································190
　　四、造影剂相关性急性肾损伤 ·································194
　　五、急性肾损伤的透析治疗 ·································196
　　六、指南评价 ·································201
　　七、2019 急性肾损伤争议会议要点 ·································201

第十一章　急性肾损伤的电子预警系统 ·································206

第一节　电子预警系统的研究现状 ………………………………………… 206
第二节　电子预警系统的局限性 …………………………………………… 207
　　一、电子预警系统的不成熟 …………………………………………… 207
　　二、临床医师对预警信息的忽视 / 疲劳 ……………………………… 207
　　三、急性肾损伤诊断标准的变更 ……………………………………… 208
　　四、急性肾损伤预防和治疗的局限性 ………………………………… 208
第三节　电子预警系统的展望 ……………………………………………… 208
　　一、及时性 ……………………………………………………………… 208
　　二、兼容性 ……………………………………………………………… 208
　　三、强制性 ……………………………………………………………… 208
　　四、准确性 ……………………………………………………………… 209

第十二章　新型冠状病毒感染相关性急性肾损伤 ……………………… 211

第一节　新型冠状病毒感染相关性急性肾损伤的病理机制 ……………… 211
第二节　新型冠状病毒感染相关性急性肾损伤的诊断和危险因素 ……… 212
第三节　新型冠状病毒感染相关性急性肾损伤的临床经过和预后 ……… 213
第四节　新型冠状病毒感染相关性急性肾损伤的管理 …………………… 214
　　一、风险筛查 …………………………………………………………… 214
　　二、早期识别 …………………………………………………………… 215
　　三、及时处理 …………………………………………………………… 215
　　四、肾脏替代治疗 ……………………………………………………… 215
　　五、非肾性体外血液净化治疗 ………………………………………… 216
　　六、肾脏功能恢复 ……………………………………………………… 217

附录：急性肾损伤管理的流程图 …………………………………………… 219

第一章 急性肾损伤概述

第一节 急性肾损伤的定义与流行病学

早在公元 2 世纪时，古希腊医学家盖伦（Galen）就将"急性无尿"作为一种疾病提出。其后随着对急性肾损伤（acute kidney injury，AKI）认识的不断深入，此疾病的名称、定义和诊断标准经历了反复的修改和变更。不同的诊断标准，导致 AKI 的流行病学统计结果不同。此外，不同国家和地区，因为经济和医疗水平的差异，也导致 AKI 的流行病学存在着差异。本节将重点介绍 AKI 定义的变化和流行病学情况，关于 AKI 的诊断标准，请参考本书第二章第一节。

一、急性肾损伤的定义

古希腊医学家盖伦将"急性无尿"作为一种疾病提出时，将其分为两种类型，即膀胱充盈型和膀胱空虚型，后者可认为是 AKI 最早的定义。在随后的中世纪，西方医学发展极为缓慢，对 AKI 的研究基本中止，其定义也没有显著的变化。直到文艺复兴后的 1796 年，意大利医学家 Batista Morgani 在深入地研究了"尿闭症"这一疾病以后，根据病理改变，将其分为尿道型尿闭症、血管型尿闭症、输尿管型尿闭症、肾脏型尿闭症。其后的 19 世纪，随着显微镜的发明，病理学从组织层面深入到细胞层面，英国医学家 Richard Bright 以细胞层面的病理变化作为诊断标准，用自己的名字命名了因为感染、外伤、药物等因素导致的急性肾损伤，称为急性布赖特病（acute Bright's disease）。在两次世界大战期间，创伤以及继发的感染导致大量 AKI 发生，当时的医学家将其命名为战争肾炎（war nephritis）。1941 年英国 Bywaters 和 Beall 对战争肾炎患者的肾脏进行了深入的病理学研究，发现这类患者最主要的病理表现为广泛的肾小管损伤以及管腔内色素沉着。美国的 Homer Smith 则于 1951 年第一次提出了急性肾衰竭（acute renal failure，ARF）的概念，将其定义为各种原因导致的急性、部分可逆的肾疾病。

虽然 ARF 的概念被正式地提出，并得到学界广泛的认可，但是仍然缺乏公认的诊断标准，这也导致了无法对 ARF 开展规范的流行病学研究。到 20 世纪末，人们认识到，即使轻度的血肌酐升高，也可能导致严重的预后不良，因而需要更加重视早期的肾功能损伤。为此，肾病医师和重症医师在 2002 年联合成立了急性透析质量倡议组织（Acute Dialysis Quality Initiative，ADQI），2016 年更名为急性疾病质量改进组织（Acute Disease Quality Initiative，ADQI）。ADQI 组织提出，宜用 AKI 来代替 ARF，以强调对早期肾功能损伤的重视，并在 2004 年正式发表了 AKI 定义和诊断的风险、损伤、衰竭、肾功能丧失和终末期肾病标准（risk，injury，failure，loss，end stage renal disease，RLFLE）。2005 年，ADQI 组织联合美国肾脏病学会（American Society of Nephrology，ASN）、国际肾脏病学会（International

Society of Nerphrology, ISN)、美国肾脏病基金会（National Kidney Foundation, NKF）和全球改善肾脏疾病预后组织（Kidney Disease: Improving Global Outcomes, KDIGO）等多个学术组织，共同创立了急性肾损伤网络工作组（Acute Kidney Injury Network, AKIN）。在随后的2007年，AKIN组织发表了AKI的AKIN标准。2012年，KIDGO组织综合了最新的研究结果，发布了AKI的KIDGO指南，这是第一部国际性的AKI指南，该指南提出了定义和分级诊断AKI的KIDGO标准。

目前被学界广泛认同的AKI定义为：AKI是各种病因导致的肾功能短期内快速下降，并引起一系列可能危及生命的并发症的一种临床综合征。因为AKI的概念中强调急性肾功能下降发生在48h内，最长不超过7d，有学者认为时间过短，故而提出了急性肾脏疾病（acute kidney disease, AKD）的概念，将时间扩展到3个月。因而从定义上来说，AKD完全包括了AKI且较AKI更广泛。

二、急性肾损伤的流行病学

在2004年RIFLE标准正式发表前，因为缺乏统一的标准，因而难以对AKI进行全面的流行病学研究。在RIFLE标准发表后，又相继发表了AKIN标准和KIDGO标准，各种标准诊断AKI略有差异，这也是各研究之间数据差异的原因之一。

2015年北京大学第一医院杨莉等人发表了一项横断面研究，纳入了2013年在中国22个省的44家医院就诊的2 223 230例患者，并对1月和7月就诊的37 428例患者的病历进行审核。结果显示，选用KIDGO标准作为诊断标准时AKI检出率为0.99%，选用更宽范围的诊断标准时AKI的检出率为2.03%（7 604例）。由此估计，2013年我国有140万～290万AKI患者住院，总医疗花费为130亿美元。AKI患者住院死亡率为12.4%，此外有16.1%的患者放弃治疗出院，其中65.3%在离院后3个月内死亡。由此推断2013年我国有70万例AKI患者死亡。然而仅有16.7%的AKI患者可以通过ICD-10疾病编码检索被发现。另外一项发表于2015年的研究选取了我国9家地区中心医院，纳入了2013年全年的患者，经过筛选有146 148例患者入组研究，结果显示AKI的发病率为11.6%，其中社区获得性急性肾损伤（community acquired acute kidney injury, CA-AKI）的发病率为2.5%，医院获得性急性肾损伤（hospital acquired acute kidney injury, HA-AKI）的发病率为9.1%。这项研究同时还显示，我国CA-AKI最常见的病因是脓毒症、尿路梗阻和慢性肾病，最主要的危险因素是慢性肾病、肺炎及尿路梗阻；而HA-AKI最常见的病因是心脏术后、脓毒症及入住ICU，最主要的危险因素是入住ICU、慢性肾病和心脏术后。尽管这两项研究设计严谨，样本量大，可靠性高，但需要注意的是，这两项研究纳入的均是我国经济较发达地区的大型医院，因此考虑到我国不同地区社会经济的差异和不同等级医院医疗条件的差异，将这两项研究的结果用来估测全国的情况之前仍需要谨慎评估。

不同国家AKI的流行病学特点差异较大，其发病率、病死率、病因和危险因素均存在差异。Susantitaphong P等人于2013年发表了一项荟萃分析，该研究系统回顾了2004—2012年间发表的312项大样本队列研究（$n=49\ 147\ 878$）。该研究中有154项队列研究（$n=3\ 585\ 911$）基于KIDGO标准进行AKI的诊断，其中成人AKI的发病率为21.6%，儿童为33.7%。AKI患者成人死亡率为23.9%，儿童为13.8%。同时发现，随着时间的推移，AKI的死亡率呈下降趋势，且与该国家的收入和医疗支出占GDP的比例成反比。

对于重症患者，Hoste EA 等人在 2015 年发表的一项关 AKI 流行病学的前瞻性研究，这也是第一个基于 KIDGO 标准进行 AKI 诊断的全球范围内的横断面研究。该研究纳入了全球 97 个 ICU 的 1 802 例患者，其 AKI 发病率为 57.3%（n=1 032）。同时结果也显示 AKI 导致死亡率增加，1～3 期的 AKI 患者死亡率相对非 AKI 患者的优势比（odds ratio，OR）值分别为 1.679、2.946 和 6.884。AKI 患者即使生存，其出院时肾功能也更差，肌酐清除率低于 60ml/（min·1.73m^2）的比例为 47.7%，而非 AKI 患者这一比例仅为 14.8%。2017 年一项纳入了 4 683 例 3 个月～25 岁儿童或青年重症患者的研究提示，以 KIDGO 标准诊断 AKI，其发生率也高达 26.9%，2 期和 3 期的重度 AKI 的比例达到 11.6%，且重度 AKI 导致死亡率增加。

对比国内、发达国家和发展中国家的研究结果，我们发现，AKI 的流行病学差异极大。研究表明，不同 ICU 内 AKI 病死率差异极大，但如果按收入水平和医疗费用占 GDP 比例分为亚组后，各组内死亡率无明显差异，这提示 AKI 的死亡率与经济和医疗的发展程度相关。2015 年 Mehta RL 等人的研究也提出了类似的观点，并且进一步分析认为 AKI 的部分死亡原因，例如液体超负荷、电解质紊乱、代谢废物排出障碍等能通过血液净化治疗解决，而血液净化治疗在贫穷国家和地区的普及程度远低于发达国家和地区，这可能是导致贫穷国家和地区 AKI 死亡率高的重要原因。2016 年 Mehta RL 等人发表的另一项横断面研究再次印证了这一观点。

我们还需要认识到，不同国家和地区 AKI 流行病学研究的质量也存在差异，总体来说发达国家和地区的 AKI 研究数量、纳入病例数均较多，而发展中国家和地区相对较少，这与其总人口比例是不对称的。另外，随着社会的发展，例如在中国这样一个快速发展的社会，人口正迈向老龄化，AKI 的病因在不断地改变，导致 AKI 的发病率、病死率等指标必然发生变化，因此需要不断地更新相关研究，才能获得当前最新的流行病学资料。

另外，目前发现 AKI 在新型冠状病毒感染患者中也有较高的发病率，但各研究报道的发病率有较大差异，现有研究估计 AKI 发生于大约 20% 的普通住院患者和 50% 的入住 ICU 患者中。同时还发现，AKI 是新冠患者死亡的独立危险因素。因此对于新型冠状病毒感染患者，应当高度注意其是否发生 AKI。

随着对 AKI 研究的深入，AKI 的定义必将持续更新，不断完善，流行病学资料也会更加地完整，这将对 AKI 的预防、诊断和治疗起到至关重要的作用。

（余愿　尚游）

第二节　急性肾损伤的发生机制及病理

不病因导致的 AKI，虽然始动因素不同，但是在损伤进展和组织修复过程中的主要致病与修复机制的关键环节类似。

缺血性 AKI 的病理生理过程始于肾脏低灌注，导致肾脏血流动力学改变、肾小管周围微血管网内皮损伤，进而肾小管发生损伤坏死、肾脏局部发生免疫炎症反应，在清除坏死组织的同时导致炎症损伤的放大。包括五个不同阶段：即肾前期（pre-renal）、起始期（initiation）、进展期（extension）、维持期（maintenance）和恢复期（recovery）。临床上，缺血性 AKI 患者从发生缺血开始至出现肾脏恢复征象大约需要 7～21d，但是，不同的患者其肾功能下降程度、持续期的长短以及肾功能的恢复水平差异很大。在肾前期，肾脏血流量减少，出现大循环和肾脏微循环灌注减低，当血流灌注减少导致肾小球滤过率下降时，临床上会出现血肌酐和尿素氮水平升高，此即肾前性 AKI，又称功能性 AKI。理论上肾前期的病变处于"可逆性"阶段，随着肾脏低灌注状态的改善应该可以逆转，但临床与实验均发现，由于肾脏血流动力学改变诱发内源性毒素及某些炎症介质参与肾血管内皮细胞和肾小管上皮细胞损伤，使得许多病例仍进展到 AKI，其肾前期与起始期很难区分。在起始期和进展期，缺血性 AKI 的病理生理损伤机制的关键环节包括：微循环血流动力学改变、内皮损伤、肾小管上皮细胞损伤、免疫活化。在进展期和维持期，肾小管上皮损伤、放大的无菌性免疫炎症反应是组织破坏、肾小球滤过率（glomerular filtration rate，GFR）进一步下降的主要机制。肾小管上皮细胞的再生修复在起始期就已经启动，在进展期和维持期达到高峰。

肾毒性 AKI 的始动因素是各类毒性物质直接导致的肾小管上皮细胞损伤，由于细胞脱落形成管型导致肾小管腔阻塞、肾小球滤液回漏、肾间质水肿，从而导致 GFR 下降。肾小管上皮细胞损伤后启动局部免疫炎症反应，而肾间质水肿、坏死组织的释放、炎症反应可影响微循环内皮细胞功能，进一步加重肾小管的损伤。无论何种原因引起的 AKI，肾脏修复的关键环节均包括：肾小管上皮的再生修复，免疫炎症反应的自我调控，微循环的功能恢复以及纤维性修复。这些病理生理过程早在肾小管上皮细胞开始发生损伤时就已启动，在 AKI 的恢复期是决定肾脏结构与功能是否恢复以及恢复程度的重要病理生理机制。

一、急性肾损伤的分子机制

1. 灌注和缺血诱导肾损伤　正常肾脏血液供应及氧需求的特点是皮质血液分布丰富、血流速度快、氧分压高（约 50mmHg），而髓质血流分布少、血流速度慢、氧分压低（10～20mmHg），但功能需氧量相对较高。通常，当肾灌注压发生大幅度变化时，肾皮质在一定程度上可通过自身调节机制来维持血流量相对恒定，但髓质却缺乏这种机制。因此，缺血性 AKI 肾内血流动力学改变的主要特点是出现肾内血管收缩、肾血浆流量下降、肾内血流重新分布，表现为肾皮质血流量减少和肾髓质淤血。这些变化主要影响肾脏皮髓质交界区的血流和供氧，尤其对耗氧量较大的近曲小管直段和髓袢升支厚壁段影响显著。

肾内血管收缩是缺血性 AKI 的始动和持续进展因素。在 AKI 动物实验模型和患者的研究中发现：AKI 持续期肾脏血流量可减至正常的 50% 左右。肾缺血使肾血管阻力增加，但血液再灌注或给予血管扩张剂并不能改善皮髓质交界区的血液供应，原因在于肾缺血导致血管内皮细胞功能紊乱、缩血管（内皮素 -1、血管紧张素Ⅱ、血栓素 A2、前列腺素 H2、白三烯 C4 和 D4、腺苷以及交感神经激活）与舒血管生物活性物质（乙酰胆碱、缓激肽、一氧化氮）的产生及作用失衡，因而使得肾脏局部自动调节功能丧失、肾内血管持续收缩，造成缺血性 AKI 持续进展。其中，损伤的内皮细胞产生内皮素（endothelin，ET）和一氧化氮（nitric oxide，NO）的正常平衡被破坏是肾内血管持续收缩的重要机制。此外，近端肾小管损伤后钠重吸收减少，流经远端肾小管致密斑的原尿钠含量升高，通过管球反馈（tubuloglomerular feedback），引起入球小动脉收缩，肾小球滤过压下降，GFR 降低，进一步加重微循环缺血。

在 AKI 的损伤性病变中，一个非常重要却往往被忽略的环节为肾小管周围微血管内皮的损伤。急性缺血 / 再灌注、各种毒素以及炎症性损伤均会导致肾小管间质的微血管内皮功能以及结构受损，进一步通过以下机制加重肾脏局部微环境的缺血以及炎症反应：①损伤的内皮细胞产生血管收缩／舒张因子失衡致使局部血流量进一步持续减少（如上所述）。②损伤的内皮细胞表面黏附分子（如细胞间黏附分子 1，intercellular adhesion molecule 1，ICAM-1）表达增加，引起白细胞黏附和聚集，通过释放炎性细胞因子导致内皮细胞进一步损伤；诱导微血栓形成导致微血管腔的堵塞，进一步减少血流量加重组织缺血；聚集的白细胞活化并迁移至肾间质，启动局部炎症反应。③各种损伤导致内皮细胞肿胀、表面多糖蛋白复合物（又名糖萼，glycocalyx）丢失、细胞骨架肌动蛋白结构破坏、细胞间连接毁损、内皮细胞丧失、血管外基质破坏，致使微血管通透性增加，液体外渗至血管周围，导致肾间质水肿，而肾间质水肿又进一步减少局部的血流灌注。

近年来的研究发现，在缺血性 AKI 中，损伤的外髓部位微血管数目减少，其原因可能与肾组织血管生长因子（如血管内皮生长因子，vascular endothelial growth factor，VEGF）表达下调以及血管生长抑制因子（如血小板反应素 1，thrombospondin 1）上调有关。微血管数目的减少可以导致肾组织慢性缺氧，从而发生肾小管持续性损伤和肾间质纤维化，肾间质纤维化进一步阻碍了氧和营养物质的输送，导致肾小管上皮细胞增殖受限和肾间质纤维化进展。

2. 内质网应激　内质网（endoplasmic reticulum，ER）是真核细胞中重要的细胞器，是新合成跨膜蛋白和分泌蛋白折叠与成熟的加工厂。内质网功能易受环境损害的影响，例如缺氧、低糖、氧化应激和遗传突变都将导致内质网腔内蛋白质折叠异常。这些未折叠蛋白以及错误折叠蛋白的积聚引起内质网功能紊乱，称为内质网应激（endoplasmic reticulum stress）。激活未折叠蛋白反应、内质网超负荷反应和 Caspase-12 介导的凋亡通路等信号途径，既能诱导糖调节蛋白（glucose regulated protein 78kD，GRP78）、GRP94 等内质网分子伴侣表达而产生保护效应，也能独立地诱导细胞凋亡。内质网应激直接影响应激细胞的转归，如适应、损伤或凋亡。

内质网应激的未折叠蛋白反应（unfolded protein response，UPR）主要由三条信号介导，分别为需肌醇需求酶 1（inositol-requiring enzyme-1，IRE1）、蛋白激酶 R 样内质网激酶（protein kinase R-like ER kinase，PERK）和激活转录因子 6（activating transcription factor-6，ATF6）。除此之外，内质网内有多种分子伴侣，例如 Bip、GRP94、钙连蛋白、钙网织蛋白等。这些分子伴侣作为内质网应激的标志蛋白可阻止 UPR 从而纠正蛋白质的异常或错误折叠。如果适应性反应不能纠正持续的损伤，UPR 则激活凋亡途径，其中 CHOP 以及 Caspase-12 为内质网应激诱导凋亡的关键分子。近年来的证据显示，内质网应激在缺血再灌注性、肾毒性、脓毒症相关急性肾损伤中发挥重要作用。在急性肾损伤患者肾脏组织中，缺血再灌注肾损伤以及顺铂／庆大霉素／乙酰氨基酚／环孢素 A 诱导的肾毒性 AKI 动物模型中，均发现内质网应激以及其介导的凋亡信号激活。缺血预处理可以显著抑制内质网应激相关分子的表达（GRP78、ATF4、PERK、XBP-1、Caspase-12）并减轻缺血再灌注性损伤。应用抗 Casapse-12 抗体可以明显减轻顺铂诱导的肾小管细胞凋亡。近期有研究报道，CHOP 作为内质网应激反应中的促凋亡因子，在脓毒症中具有放大炎症反应信号的作用；Caspase-12 的缺失对脓毒症小鼠具有明显保护作用；在脂多糖诱导的 AKI 大鼠模型中，内质网应激活化 IRE1 通路进一步激活 NF-κB，增加促炎因子释放，最终导致肾脏损伤。以上研究显示内质网应激与脓毒症的致病机制有关。内质网应激同样参与横纹肌溶解所致 AKI 的发生，其致病机制可能与调控 NLRP3 炎症小体信号活化有关。在造影剂肾损伤中，泛影葡胺能够诱导肾小管细胞内质网应激蛋白的表达损伤肾脏，而通过抑制内质网应激反应则可减轻这种肾损伤。在重金属中毒导致肾小管损伤的研究中,镉在体内或体外实验都能够诱导肾小管细胞内质网应激的发生,并最终导致细胞凋亡。

短期内适度的内质网应激激活 UPR 生存信号通路,恢复内环境稳定,使细胞抵抗应激,但长时间严重的应激可激活内质网特殊的凋亡信号通路,诱导细胞功能失调甚至死亡。内质网应激与多种 AKI 的发生关系密切,其可能为研究 AKI 的发病机制以及防治策略提供新的思路。

3. 线粒体功能障碍　线粒体是细胞的"能量工厂",是合成三磷酸腺苷(adenosine triphosphate,ATP)的主要场所,为细胞的生命活动提供能量来源。肾小管细胞,特别是近端肾小管细胞富含线粒体,提供 ATP 以维持肾小球滤过液体的重吸收功能。线粒体对各种损伤性刺激敏感。大量研究表明,线粒体功能障碍是多种原因导致 AKI 发生的早期事件,并且是引起细胞进一步损伤的重要机制。维持线粒体结构和功能的完整,有助于防治 AKI 的发生发展,同样有望成为新的治疗靶点。

线粒体是具有双层膜结构的细胞器。线粒体外膜通过一些孔蛋白使线粒体与细胞质进行代谢产物及离子交换,其通透性的改变可使位于内外膜之间的促凋亡因子释放,介导内源性凋亡信号激活。线粒体内膜是线粒体氧化呼吸链分布的场所,通过电子及质子的传递生成 ATP,为机体供给能量。线粒体内膜在控制细胞色素 c 释放,调控凋亡信号中同样发挥重要作用。位于线粒体内外膜之间的线粒体通透性转换孔(mitochondrial permeability transition pore,MPTP)是非特异性、电压依赖性的复合蛋白孔道,是线粒体内外信息交流的中心枢纽,通过其启闭状态调节线粒体功能。线粒体的形态不是维持不变的,其一直处于分裂以及融合的动态平衡中,而线粒体正常功能的维持有赖于这一动态平衡,线粒体融合/分裂失衡是导致线粒体功能障碍的关键步骤。除此之外,线粒体是机体活性氧(reactive oxygen species,ROS)的主要来源之一,正常生理条件下,活性氧作为重要的第二信使,参与多种信号的调节。一旦 ROS 的产生超过细胞清除能力,将导致细胞内蛋白、脂质、核酸的损害,引起细胞死亡从而导致组织损伤。

在缺血再灌注肾损伤,顺铂、环孢素和庆大霉素毒性肾损伤的 AKI 动物模型中早期即发生肾脏组织中的线粒体 MPTP 开放增加、ROS 产生增多、ATP 合成减少;抑制 MPTP 开放或应用线粒体靶向多肽 SS-31 可显著抑制 ROS 产生、使 MPTP 开放减少、细胞凋亡减轻,对肾功能起明显保护作用。线粒体形态学的改变也是缺血再灌注肾损伤的重要机制之一。抑制线粒体分裂主要的调控因子　动力相关蛋白 1(dynamin-related protein-1,DRP1)可以显著减少缺血再灌注诱导的线粒体分裂、抑制肾小管细胞凋亡,减轻肾损伤。在体外培养的人肾小管上皮细胞中,应用线粒体主要的抗氧化蛋白 MnSOD 的类似物 MnTBAP 可阻断顺铂诱导的线粒体活性氧产生以及细胞损伤。通过调控 MnSOD 信号可减少顺铂诱导的肾组织氧化应激以及凋亡。

多项研究证实线粒体功能障碍在脓毒症所致肾损伤中发挥重要作用。脓毒症导致血管血流异常使氧传递受阻,同时生成的活性氧直接损伤线粒体蛋白以及脂质成分,使线粒体呼吸链以及 ATP 合成障碍。在脂多糖以及盲肠结扎穿孔术所诱导的 AKI 模型中,肾小管细胞线粒体发生肿胀,线粒体嵴受到破坏,同时伴随线粒体功能的异常。并且,线粒体结构以及能量代谢的异常发生早于肾脏疾病的发生。这些结果提示线粒体功能障碍可能为脓毒症肾损伤早期致病机制。

随着对 AKI 发病机制中线粒体功能障碍的研究不断深入,多种靶向线粒体的药物被证实可通过调节线粒体的功能对抗肾脏损伤，这些药物包括线粒体分裂的抑制剂、MPTP 孔抑制剂、线粒体抗氧化蛋白的类似物、线粒体靶向的醌类化合物以及多肽等，部分药物已经在临床试验中应用并验证，然而将其应用于临床 AKI 的防治仍需要更多以及更深入的工作。

4. 自噬 自噬（autophagy）是细胞吞噬自身细胞质蛋白或细胞器并使其包被进入囊泡，与溶酶体融合形成自噬溶酶体，降解其所包裹的内容物的过程，是机体降解及循环再利用受损大分子物质以维持细胞内稳态的重要途径。近年来研究证实，自噬在许多疾病的病理生理过程中发挥关键作用。在 AKI 中，多种致病因素包括缺氧、营养及生长因子缺失、能量耗竭、氧化应激、内质网应激等均可诱导自噬激活，由此提示自噬参与 AKI 的发病过程。

Suzuki 等研究发现小鼠肾缺血—再灌注损伤和人移植肾标本中自噬体较正常状态下增多。在缺氧环境下，肾小管上皮细胞株（HK-2）LC3 和 LAMP-2 标记的自噬泡明显增加。因此，缺血缺氧可以诱导自噬，且再灌注过程会促进自噬体的形成。Kimura 等通过构建肾脏近曲小管特异性自噬相关基因 ATG5 敲除小鼠研究发现，ATG5 特异性敲除小鼠小管细胞经肾缺血再灌注后血肌酐及尿素氮水平较野生型小鼠明显增高，细胞凋亡明显增加。在 ATG7 敲除小鼠中也观察到类似的结果，敲除鼠经肾缺血再灌注后肾损伤较野生型小鼠严重。这些结果提示自噬对维持正常肾小管细胞的生理功能至关重要，并且在肾脏缺血缺氧性损伤中起保护作用。然而，Matsui 等发现自噬在肾缺血期和再灌注期分别扮演不同的角色，缺血期主要起保护作用，而再灌注期则引起细胞的损伤甚至死亡。Chien 等在缺血 - 再灌注小鼠模型实验中发现，转染 Bcl-2 基因可显著减轻肾小管上皮细胞自噬和凋亡，从而改善肾功能衰竭。这说明抗凋亡基因 Bcl-2 能够通过下调肾小管自噬水平来改善肾脏缺血 - 再灌注损伤所致的肾衰竭。缺血 - 再灌注过程中的自噬究竟起保护作用还是损伤作用仍存在争议，其作用机制还不清楚。

自噬的诱导激活在顺铂诱导的 AKI 中发挥保护功效已得到体内体外研究证实。顺铂所诱导肾小管上皮细胞自噬活化早于凋亡信号以及凋亡的发生，使用自噬抑制剂或自噬基因 Beclin-1、ATG5 失活能增强 Caspase 活性，促进肾小管上皮细胞凋亡。同样，ATG7 肾小管特异性敲除小鼠经顺铂注射后肾损伤更加严重，原代培养 ATG7 敲除的肾小管细胞也对顺铂刺激更加敏感。当然，也有报道发现，自噬抑制剂可以阻断顺铂所诱导大鼠肾小管上皮细胞（NRK52E）Caspase 激活以及凋亡发生。有学者指出，引起这种矛盾的结果的原因可能是由于自噬的药物抑制剂除抑制自噬外还有其他旁路的途径。敲除自噬基因的研究应该更正确地反映自噬的作用，因此在顺铂诱导的 AKI 中，自噬主要还是发挥对抗肾脏损伤的保护作用。

在盲肠结扎穿孔脓毒症小鼠模型中，术后 3h 肾组织近曲小管自噬激活，9h 直至 18h 逐步衰退。在脂多糖诱导的内毒素血症小鼠模型中，通过增强自噬可保护肾小管，改善肾功能。在另一组脂多糖诱导的 AKI 模型中，自噬抑制剂以及敲除自噬相关蛋白 ATG7 抑制自噬后，均能够加重肾损伤的发生。这些结果提示自噬在脓毒症所致 AKI 中发挥保护作用，然而，目前关于脓毒症模型中肾组织自噬激活调控的机制研究尚不一致，有些认为与哺乳动物西罗莫司靶蛋白 mTOR 复合体 1（mTORC1）有关，而近期一项研究通过体内体外实验显示，mTORC1 并不参与脂多糖诱导的肾小管细胞自噬发生。此外，脂多糖诱导 AKI 中同样也观察到一些选择性自噬如过氧化酶体自噬（pexophagy）的激活。因此，脓毒症所致 AKI 中自噬的调控机制仍有待更多的探索。

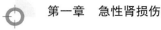

随着对自噬作用机制的深入研究，我们期望可以通过调控细胞的自噬水平阻断 AKI 的发生发展。虽然现有的 mTOR 抑制剂能够上调自噬，但 mTOR 通路同时也涉及细胞生长及增殖的调控。寻找更有效、无副作用并特异性调节自噬的药物是目前自噬研究领域需要努力的方向。另外，自噬在不同类型的 AKI 中发挥保护还是加重损伤作用仍需要更多更深入的机制探索。

5. 炎性细胞因子　炎症（inflammation）在 AKI 病理生理过程中发挥重要作用，涉及多种免疫炎症细胞的趋化、激活，并形成复杂的调控网络，在清除凋亡坏死组织的同时，通过释放多种炎性细胞因子导致细胞进一步损伤。在 AKI 的动物实验中，多种炎症因子的抑制剂具有肾保护作用，可能成为未来 AKI 的治疗策略。

（1）细胞因子（cytokines）：白细胞以及小管细胞释放的多种细胞因子是 AKI 炎症反应起始及延续的重要成分。在缺血性 AKI 中，促炎因子包括 IFNγ、IL-2、IL-10、GM-CSF、TGF-β、CXCL1、IL-6、MIP-2 以及 MCP-1 增加。Caspase-1 属于促炎症性胱天蛋白酶，可激活 IL-1β 和 IL-18。Melnikov 等发现在缺血再灌注的肾损伤模型中，Caspase-1-/- 小鼠与野生型小鼠相比，中性粒细胞浸润减少，IL-18 表达量减少，肾功能及小管损伤轻。进一步研究发现，IL-1β 基因敲除小鼠对缺血性 AKI 没有保护作用，而 IL-18 敲除小鼠以及使用 IL-18 结合蛋白均能够对抗缺血 AKI 肾损伤。这些研究提示 IL-18 介导 Caspase-1 促炎信号在缺血性 AKI 中的作用。同样，Caspase-1 基因敲除小鼠能够对抗顺铂以及内毒素血症所诱导的 AKI。除此之外，IL-10 作为一种抗炎症因子能抑制 AKI 中炎症反应以及细胞损伤信号，已证实在缺血性 AKI 以及顺铂诱导的 AKI 中发挥保护作用。

（2）趋化因子（chemokines）：趋化因子是一类能趋化细胞定向移动的小分子分泌蛋白，其主要功能为在炎症反应中招募白细胞以及调节辅助性 T 细胞免疫反应。根据半胱氨酸残基在序列中的数目以及间距，趋化因子可分为 4 个亚类：CXC 类，亦称为 α 类趋化因子，如 IL-8；CC 类，又称为 β 类趋化因子，如 MCP-1；CX3C 类，如 Fractalkine；C 类，如 Lymphotactin。在缺血再灌注小鼠模型中，趋化因子受体 CCR1 拮抗剂以及基因敲除小鼠可减少缺血再灌注所诱导的单核巨噬细胞和中性粒细胞的浸润，并减轻肾损伤。CX3C 类因子 Fractalkine 是自然杀伤细胞以及单核细胞的主要趋化因子，在缺血性 AKI 中，在大血管的内皮区、毛细血管以及肾小球表达增加，Fractalkine 受体抑制剂能够对抗缺血再灌注所致肾损伤。CXC 类趋化因子 IL-8 是中性粒细胞趋化蛋白，能够趋化中性粒细胞以及 T 淋巴细胞至炎症部位。IL-8 参与缺血性 AKI，其在肾损伤中表达增加，注射 IL-8 中和抗体对肾损伤发挥保护作用。在移植肾大鼠模型中，抑制 IL-8 受体 CXCR2 能够阻止粒细胞在肾脏的浸润以及肾功能的恶化。

（3）黏附分子（adhesion molecules）：黏附分子可使白细胞黏着于内皮细胞，引起炎症反应及细胞损伤。细胞间黏附分子 -1（ICAM-1）是介导黏附反应重要的一个黏附分子。给予 ICAM-1 单抗以及 ICAM-1 基因敲除小鼠均表现出对缺血再灌注 AKI 的保护效应。运用 ICAM-1 反义寡核苷酸减少 ICAM-1 核酸和蛋白的表达，同样能够减少部分肾切除缺血小鼠模型的肾脏细胞损伤。Selectin 凝集素家族及其配体也是重要的黏附分子，参与炎症反应过程。P-selectin 表达于血小板及内皮细胞，L-selectin 表达于白细胞和淋巴细胞，E-selectin 表达于血管内皮。在缺血性 AKI 模型中，抑制 P-selectin 可缓解炎症反应。Selectin 配体抑制剂对 AKI 的短期及远期损伤均有保护作用。在脓毒血症 AKI 动物模型中，肾组织 E-selectin、P-selectin 与两种整合素 Mac-1 和 LFA-1 表达增加，参与中性粒细胞的招募，阻断这些分子可以减少白细胞黏附以及浸润。在脓毒血症患者中，E-selectin 每增高 1ng/ml，发生 AKI 风险增加 1%。并且，E-selectin 水平在发生 AKI 的患者中较未发生 AKI 的患者显著增高。

（4）炎症小体（inflammasome）：炎症小体是一些 NOD（nucleotide-binding oligomerzation domain，NOD）样受体激活后形成的多蛋白高分子复合体，通过 Caspase-1 进而对 IL-lβ 和 IL-18 等炎症因子的前体形式进行切割，使其成熟并释放到胞外，引起炎症反应。近年来 NLRP3 炎症小体成为肾脏病研究的热点，其由 NLRP3、凋亡相关斑点样蛋白（ASC）和 Caspase-1 所组成。NLRP3、ASC、Caspase-1 基因缺失的小鼠肾缺血再灌注损伤明显减轻，但是 NLRP3-/- 小鼠虽然可以抵抗缺血再灌注引起的 AKI，但不能抵抗顺铂诱导的 AKI，提示 NLRP3 炎症小体参与这两种急性肾损伤模型的机制可能不同。

细胞因子、趋化因子、黏附分子以及炎症小体均在 AKI 中发挥重要作用。随着人们对这些分子信号途径更加深入地了解，将为寻找 AKI 合适的治疗靶点，制定合理的治疗方案提供新的思路。

6. 适应损伤的修复过程　无论任何原因引起的 AKI，在肾小管上皮细胞开始发生损伤的同时就已启动肾组织的修复过程，包括再生性修复以及纤维性修复。关于肾组织的再生性修复：肾小管上皮细胞在急性损伤后具有强大的增殖再生能力，发生 AKI 时，健存的肾小管上皮细胞发生去分化、移行、进入有丝分裂周期进行增殖，进而再分化并且重建正常上皮结构。因此，肾脏在理论上具有急性损伤后完全修复的特性和潜力。在完全性修复的轻度急性缺血 / 再灌注肾损伤小鼠模型中，肾小管上皮细胞的增殖在损伤后 3d 达到高峰、持续 2 周后逐渐降低，在术后 6 周恢复至静止状态。正常成熟的肾小管上皮细胞没有增殖能力，只有未分化的不成熟细胞才具有增殖潜能。研究证实，在缺血和 / 或肾毒素损伤时，健存的肾小管上皮细胞在生长因子作用下，发生去分化，从成熟表型转化为胚胎表型（即所谓的"返祖"），进入增殖周期，实现细胞再生。新生的肾小管上皮细胞通过伸展、移行重新铺衬于裸露的基底膜后，从胚胎表型再分化为成熟表型。新生肾小管上皮细胞的最后分化不仅包括在结构上极性的形成，而且包括在空间上的正确分布及解剖形态正常的肾小管形成，如此才能完成肾小管的物质转运、内分泌及代谢等重要生理功能。再生肾小管上皮细胞的最后分化是由生长因子和细胞外基质蛋白相互协调、共同作用来完成的。研究发现，生长因子 HGF、EGF、TGF-α 不仅可以促进肾小管上皮细胞的增殖，而且在细胞外基质存在的条件下，可以促进细胞在空间上进行有序排列，形成精细的、有组织的多细胞结构。

与肾小管上皮细胞增殖同时出现的是纤维性修复，相关基因的表达包括转化生长因子 -β1（transforming growth factor-β1，TGF-β1）、结缔组织生长因子（connective tissue growth factor，CTGF）、α- 平滑肌肌动蛋白（α-smooth muscle actin，α-SMA）以及胶原成分等，在损伤后 3～5d 达高峰，约两周后降至正常基线水平；肌成纤维细胞的聚集在损伤后 2 周逐渐减少，在术后 6 周基本消失，仅有小灶状的残留。至此，急性损伤的肾组织经历了损伤、修复和重塑的阶段，完成"再生性修复"过程，重建了具有正常结构与功能的肾脏。其中，肾小管上皮细胞的正常增殖反应与纤维性修复的适度调控是关键。

二、急性肾损伤的病理生理机制

肾小管上皮细胞是 AKI 的主要受损靶细胞。在缺血性 AKI 动物模型中最主要的损伤部位是位于皮髓交界处的近端肾小管 S3 段以及髓袢升支厚壁段，此段肾小管无氧糖酵解能力有限，并且所处的皮髓交界部位在缺血性损伤后长时间处于低灌注和淤血状态，因此在缺血性肾损伤时病变最为突出。肾毒性物质导致的 AKI，其损伤部位较缺血性 AKI 更为广泛，并且因毒素不同而有所差异。近端肾小管的 S1 段和 S2 段因其重吸收功能最为强大，通过胞饮摄入毒性物质最多，因此更容易发生毒性 AKI（例如氨基糖苷类抗生素、马兜铃酸类中药导致的急性肾损伤）；某些药物，如顺铂则最常损伤皮髓交界处的近端肾小管 S3 段，可能与其同时导致血管内皮损伤有关。无论何种原因导致的 AKI，其肾小管上皮细胞损伤的病理生理机制和过程是相似的，从轻至重发生细胞代谢异常与能量耗竭、细胞骨架和结构异常、细胞生化紊乱，当损伤严重时导致细胞发生凋亡或坏死。

1. 细胞代谢异常、三磷酸腺苷耗竭 肾小管上皮细胞的能量代谢异常是细胞损伤的早期表现。三磷酸腺苷（ATP）是生物体内最直接的能量来源，主要由线粒体通过氧化呼吸链以及糖酵解产生。持续缺血导致肾小管上皮细胞内严重缺氧，使 ATP 产生减少终至耗竭（ATP depletion）。另外，多种毒物或药物可以通过不同机制破坏生物膜结构直接（如顺铂）或间接（如氨基糖苷类抗生素）损伤线粒体功能，从而导致细胞内 ATP 耗竭。因为部分代偿能量产生不足，细胞内的糖无氧酵解代谢增强，产生大量乳酸。由于 ATP 缺乏影响了酸碱转运系统，因此进一步造成肾小管上皮细胞内酸中毒，加重细胞损伤。

2. 细胞骨架和结构异常 肌动蛋白细胞骨架的完整性对于肾小管上皮细胞维持正常的结构与功能至关重要，参与细胞极性的维持、胞饮和胞吐、细胞运动与迁移、细胞间紧密连接复合物的屏障功能、细胞与基质的黏附、有丝分裂、细胞器运动以及细胞内信号转导等多种重要的生理过程。在缺血和中毒时，细胞 ATP 耗竭造成肌动蛋白的组装和调节异常，细胞骨架发生破坏和分布紊乱，使肾小管上皮细胞四类重要的细胞膜相关结构发生异常，包括①管腔侧微绒毛脱落：肌动蛋白骨架发生解聚和结构紊乱，导致细胞膜的稳定性降低，微绒毛脱落，细胞重吸收葡萄糖、氨基酸、HCO_3^- 等功能发生障碍；②细胞间紧密连接破坏：导致细胞间通透性增加，原尿回渗入肾间质；③细胞正常极性丧失：ATP 耗竭时，细胞骨架破坏和分布紊乱，Na^+-K^+-ATP 酶易位于细胞顶部，导致 Na^+ 和水的双向转运，重吸收的 Na^+ 被回运至肾小管腔内，使尿钠排泄分数（fraction excretion of sodium）增加，并且导致细胞有限的 ATP 被浪费；④细胞与基质黏合损伤导致细胞脱落：细胞 ATP 耗竭导致 β1 整合素从细胞基底侧移至顶部，破坏了上皮细胞与基质的黏附。肾小管上皮细胞与基底膜分离剥脱，落入肾小管管腔内。临床观察发现，在 AKI 患者肾活检病理标本中可见脱落至管腔的肾小管上皮细胞，在患者的新鲜尿管型中也可找到生存的小管上皮细胞以及上皮细胞管型。

3. 细胞生化紊乱 持续缺血、中毒以及 ATP 耗竭进一步引起肾小管上皮细胞内生化紊乱，导致细胞进一步损伤。①氧化应激损伤：活性氧（reactive oxygen species，ROS）大部分是氧自由基，主要包括超氧阴离子（$\hat{O}_2^-$）、过氧化氢（H_2O_2）、羟自由基（HO^-）、过氧亚硝基（$ONOO^-$）等。缺血与毒性损伤时，肾小管上皮细胞内 ATP 下降、酸中毒以及蛋白酶激活等均可促进缺氧组织产生 ROS 增多。ROS 造成脂质过氧化、细胞蛋白氧化和 DNA 损伤，进而使细胞质膜和线粒体失去完整性、骨架蛋白异常、细胞修复和增殖受抑。由于 ROS 可消耗一氧化氮，因此还可引起血管收缩导致缺血加重。②蛋白酶活化：细胞 ATP 耗竭时，钙 -ATP 酶功能受抑，导致细胞内 Ca^{2+} 浓度增高，进而激活多种蛋白酶，如磷脂酶 A2（phospholipase A2，PLA2）与钙蛋白酶（calpain）。PLA2 可以直接导致细胞膜和亚细胞器膜溶解，释放毒性游离脂肪酸与类花生酸，进一步损伤线粒体功能，促进 ROS 产生增多，并加重炎症反应和局部血流动力学紊乱。Calpain 为 Ca^{2+} 依赖性细胞内中性半胱氨酸蛋白酶，正常情况下参与调节细胞内多种功能，如膜通道激活、受体功能的启动、蛋白激酶的激活以及细胞骨架蛋白间的相互作用等。Calpain 过度活化导致细胞膜通透性增加、细胞骨架蛋白的组装和分布紊乱。

4. 细胞凋亡与坏死　细胞凋亡（apoptosis）是机体为维持内环境稳定，由基因控制的细胞程序化死亡，是细胞在损伤后主动争取的一种耗能的死亡过程。凋亡细胞表现为核质与胞浆蛋白浓缩，胞膜内侧磷脂酰丝氨酸外翻到膜表面，将细胞遗骸分割包裹为数个凋亡小体，迅速被周围专职或非专职吞噬细胞吞噬。由于胞膜结构完整，无内容物外溢，因此不引起周围炎症反应。除形态学改变外，凋亡细胞表达活化的 Caspase-3（半胱氨酸天冬氨酸特异性蛋白酶，cysteinyl aspartate-specific proteinase，简称为 Caspase），并且细胞核 TUNEL（terminal deoxynucleotidyl transferase-mediated digoxigenin-deoxyuridine nick-end labeling，TUNEL）染色呈阳性反应。细胞坏死（necrosis）是病理状态下的被动死亡过程。坏死细胞的膜通透性增高，致使细胞肿胀，细胞器变形或肿大，最终导致细胞破裂，释放胞浆及核内容物，引发周围炎症反应。在缺血性或中毒性 AKI 的损伤和修复阶段，肾组织内均可发现肾小管上皮细胞坏死与凋亡、或细胞增殖与凋亡共存的病理现象。细胞凋亡的调控机制非常复杂，不同的损伤可以通过不同路径启动和介导凋亡过程。在 AKI 中主要通过内源性凋亡途径（线粒体途径）介导。线粒体在细胞凋亡中发挥主开关的作用，线粒体外膜通透化（mitochondrial outer membrane permeabilization，MOMP）是凋亡启动和调控的中心环节。缺血和肾毒素可以通过引起肾小管上皮细胞 ATP 耗竭、细胞内 Ca^{2+} 增高、蛋白酶活化以及直接毒性损伤线粒体膜而导致 MOMP，线粒体内的促凋亡因子如细胞色素 C 被释放入细胞浆，与 Apaf-1 结合激活 Caspase-9，进一步活化 Caspase-3 裂解细胞及核内的底物，介导细胞凋亡过程。B 细胞淋巴瘤 -2 基因（B-cell lymphoma-2，Bcl-2）家族蛋白对线粒体膜完整性的维持具有重要的调控作用，其中抑凋亡蛋白 Bcl-2、Bcl-xL、Bcl-w 稳定线粒体膜，而促凋亡蛋白 Bax、Bak、Bad、Bid 则增加线粒体膜的通透性。抑癌基因 P53 通过抑制 Bcl-2 和促进 Bax 的表达发挥促凋亡作用。在急性缺血 / 再灌注、顺铂毒性等多种 AKI 动物模型中，通过 P53 基因敲除、siRNA、特异性抑制剂均具有减少细胞凋亡和减轻损伤的作用。近端肾小管 Bax 基因敲除或全身性 Bak 基因敲除，可以减少急性缺血 / 再灌注小鼠肾脏的细胞凋亡，减轻肾功能损伤。

5. 肾小管阻塞和肾小管液返漏　上述损伤导致肾小管上皮细胞损伤及 α1 整合素表达部位改变后，细胞间可发生不规则的黏合，脱落细胞间互相黏合或与正常上皮细胞黏在一起，在肾小管腔内可与 Tamm-Horsfall 蛋白共同形成细胞管型，造成远端肾小管阻塞，使肾小囊内压力增高，导致肾小球滤液不能排出，并且肾小管液返漏进入肾间质，引起肾间质水肿，进一步加重肾小管和肾小球囊内压的增高，使 GFR 下降。外髓质内肾小管上皮细胞的肿胀机械压迫加重了髓质淤血，因而使髓质血流进一步减少，局部微循环状态恶化，加重肾小管细胞缺血。因此，缺血持续时间愈长，则肾小管液返漏愈严重。

三、急性肾损伤的病理改变

1. 大体表现　肾脏体积通常增大，切面可见肾皮质增厚、苍白，肾髓质淤血呈红紫色。

2. 光镜表现　缺血性或肾毒性 AKI 的免疫病理检查通常无特异表现。光镜下肾小球无明显病变。肾小管上皮细胞刷毛缘脱落、细胞扁平、管腔扩张。常见细胞重度空泡和 / 或颗粒变性，弥漫性或多灶状细胞崩解、脱落，裸基底膜形成。损伤严重时可见肾小管基底膜断裂。脱落的肾小管上皮细胞、细胞碎片、刷毛缘成分与 Tamm-Horsfall 糖蛋白结合在一起，在远端肾小管腔内形成经典的泥棕样颗粒管型，可能导致管腔堵塞。肾间质常见水肿，伴有灶状淋巴和单核细胞浸润。由于肾小管上皮具有很强的再生能力，因此在肾小管损伤坏死的同时，健存的肾小管上皮细胞出现再生现象，表现为细胞扁平但细胞核较大，核染色质增粗浓染，细胞排列紊乱。少数病例由于肾脏损伤轻微，恢复较快，肾活检病理检查时也可能看不到上述典型病变。

在缺血性和肾毒性导致的 AKI 中，绝大多数主要引起近端肾小管损伤。在近端肾小管的 S1、S2、S3 段中，缺血性 AKI 主要累及 S3 段，即位于皮髓质交界部位的近端肾小管，其原因与该节段肾小管由直小动脉供血，处于相对乏氧状态，对于缺血耐受性差。常见的肾毒性 AKI 主要累及 S1、S2 段，即位于肾皮质部的近端肾小管，因其为重吸收功能最为活跃的肾小管节段，并且具有多种药物转运相关蛋白，故而药物及其代谢产物以及其他肾毒性物质在肾小管上皮细胞内浓度增高，进而产生细胞毒性。在严重的急性肾小管损伤和坏死过程中，常伴有细胞凋亡现象。细胞凋亡有两个高峰，一为损伤和坏死的极期，代表了细胞核组织受损伤的形态表现，另一为再生修复期，代表了细胞再生和增殖过程中的修饰重建的过程。在光镜下，凋亡的肾小管上皮细胞核仁消失、核浓缩，细胞核裂解形成核碎块，被称为凋亡小体。由于临床患者肾活检的时间局限，上述现象不一定能见到。

3. 电镜表现　电镜下可见肾小管上皮细胞微绒毛脱落、细胞内线粒体和内质网肿胀、溶酶体增多，吞噬空泡增多。坏死的细胞可见胞体部分甚至完全脱落，结构消失。凋亡细胞的细胞膜完整，但是细胞核的染色质浓聚于核膜下（染色质边集现象），核膜可出现内陷，将浓缩的细胞核分割成凋亡小体。特定病因导致的 AKI 电镜检查具有特征性表现，例如氨基糖苷类抗生素导致的 AKI，在肾小管上皮细胞内可见多数髓样小体；病毒感染时可在肾小管上皮细胞内 / 细胞核内发现特殊排列的病毒颗粒。

（杨　莉）

第三节　急性肾损伤的危险因素及模型评估

AKI 是由各种病因引起的急性肾脏损伤性病变。引起 AKI 常见的独立危险因素主要包括低血容量、脓毒症、肾毒性药物、外科大手术、机械通气、肾移植及其他脏器功能不全，如心力衰竭、肝衰竭、胰腺炎、急性呼吸窘迫综合征等。

临床上根据 AKI 病理生理及处理方法不同将 AKI 致病因素在肾脏直接作用的部位分为三类：①肾前性：由各种局部或全身因素致血容量减少、双肾动脉栓塞和 / 或心输出量不足引起肾供血不足；②肾实质性（肾性）：指各种原发或继发性肾小球肾炎、急性间质性肾炎和急性肾小管坏死等引起的肾实质性损害；③肾后性：主要由于肾后尿路梗阻的因素。早期识别 AKI 的高危因素，对早期诊断和防治具有重要的临床意义，并与 AKI 患者的预后密切相关，是提高治愈率的关键。

一、急性肾损伤的危险因素

KDIGO 的临床实践指南将 AKI 的危险因素分为损伤因素和易感因素（表 1-1），并指出当患者暴露于 AKI 的损伤因素下或 AKI 易感因素增加，可以使得患者发生 AKI 的风险明显增加。易感因素是基于很多观察性研究结果进行归纳所得，并且根据个体的不同而不同。

表 1-1　AKI 的危险因素

损伤因素	易感因素	损伤因素	易感因素
脓毒症	脱水或容量不足	心脏手术（特别是体外循环）	慢性心、肺、肝疾病
重症疾病	高龄	非心脏大手术	糖尿病
循环衰竭	女性	肾毒性药物	癌症
烧伤	贫血	放射造影剂	其他
创伤	慢性肾脏疾病	有毒植物或动物	

1. 几种主要的损伤因素

（1）脓毒症：脓毒症是 AKI 最常见的诱因之一，约有 50% 的 AKI 由感染引起。Uchino S 等人对 29 269 例 AKI 重症患者的调查研究中发现，约有 47.5% 的 AKI 患者由脓毒症所致，并导致 ICU 住院时间延长、死亡率升高。一般来说，脓毒症 AKI 被看作是一种临床综合征。严重感染与脓毒症休克导致 AKI 的机制还不完全清楚，主要涉及肾脏血流动力学和肾脏灌注的改变、肾脏细胞功能的改变和损伤以及内毒素或内毒素样物质诱发的复杂的炎症和免疫网络反应等两个方面。

（2）肾毒性药物：约 35% 的 AKI 由肾毒性药物引起。肾脏作为药物原型或其代谢产物排出体外的通道，在药物代谢和排泄中起到重要作用。药物导致肾脏损伤的机制主要包括：药物使肾小球内血流动力学发生改变；药物作为抗原沉积于肾间质，诱发免疫反应，导致炎症以及药物在肾脏浓集，产生结晶体损伤肾小管等。因此用药前应评估肾功能及患者和药物相关的危险因素，做好对药物性 AKI 的预防和早期干预。

（3）大手术：大手术也是 AKI 的高危因素之一。研究显示心脏术后患者 AKI 患病率为 0.4%～7.5%，体外循环心脏手术相关的 AKI 发生率可高达 20%～30%，而非心脏大手术患者的 AKI 发病率为 0.6%。心脏术后的肾功能障碍是影响患者生存的独立因素，其比值是无肾功能障碍的 7.9 倍。一般认为由于麻醉、手术应激、失血等引起的血流动力学改变，炎症介质的激活，引起肾脏血管收缩、肾灌注压下降造成肾缺血，诱发或加重 AKI。因此，重大手术患者应特别注意 AKI 的早期预防和治疗。

（4）造影剂：随着介入等技术的发展，碘造影剂在诊断治疗中得到广泛应用。造影剂致 AKI 在普通人群的发病率为 0.6%～2.3%，而在急性心肌梗死介入治疗的患者中发生率可高达 19%，并可能延长住院时间，增加患者的死亡率。造影剂的黏滞度明显高于血浆，引起血流动力学变化，可以导致红细胞聚集于肾髓质区，引起肾脏损伤；同时由于注射造影剂后加重了肾髓质的缺血缺氧状态，可引起肾脏血管收缩因子增多，导致肾脏缺血缺氧性损伤；造影后氧化应激损伤值增高、尿酸盐等沉积物致肾小管阻塞以及造影剂对肾小管上皮细胞的直接毒性作用，均是导致肾脏功能损伤的机制。因此，临床上应高度重视造影剂相关 AKI 的预防，评估患者危险因素，停用肾毒性药物，对高危患者应充分水化，限制造影剂用量。表 1-2 为造影剂肾病相关危险因素，其中包括可修正因素与不可修正因素，对高危患者应尽量纠正其存在的可修正因素。

表 1-2 造影剂肾病相关危险因素

不可修正因素	可修正因素
与患者相关的因素	
平均年龄	贫血
糖尿病	低血容量
慢性肾病，伴或不伴有慢性肾功能不全	应用肾毒性药物（如顺铂、环孢素、氨基糖苷类抗生素、非甾体抗炎药等）
充血性心力衰竭	低蛋白血症（≤3.5g/dl）
低心排血量	
肾移植	
与操作有关的因素	
ACS 时行 PCI	使用大量造影剂
其他紧急介入技术	使用高渗透压和离子型造影剂
	72h 内重复使用造影剂
	主动脉球囊反搏
	PCI 相关性失血

2. 几种主要的危险因素

（1）高血糖：近年来，关于高血糖对 AKI 作用的研究颇多。在 ICU 中接受全胃肠外营养危重患者发生 AKI 与血糖水平增高相关；接受心脏手术的患者如果术前血糖高于 140mg/dl 可准确预测术后 AKI 的发生；急性心肌梗死的患者入院时血糖升高与发生 AKI 的风险有更大的关联；行冠状动脉造影术的急性心梗患者，术前血糖是非糖尿病患者发生 AKI 独立预测因子；2 型糖尿病患者中 AKI 的发生率是非糖尿病患者 2.46 倍。

对于急剧型血糖升高（如糖尿病酮症酸中毒）引起 AKI 的机制主要为严重高血糖引发渗透性利尿，患者大量失水从而导致循环血容量减少；酸碱平衡紊乱所致心肌收缩力减弱，外周血管阻力降低，血流动力学不稳定；并发严重感染时微循环障碍，肾小球滤过率降低，以上各混杂因素相互作用可以导致 AKI 的发生，甚至多器官功能障碍，进一步加重肾功能损害。除此之外，对于长期慢性血糖升高（如 2 型糖尿病），肾组织局部长期糖代谢活跃导致糖基化终末产物形成，该类物质可以损坏肾小球基底膜，促进肾动脉硬化，同时与免疫细胞结合分泌大量细胞因子，引起肾脏组织损伤。糖尿病合并 AKI 在临床较常见，尤其是老年患者存在明显血糖水平升高时短期即可出现肾功能的恶化，应积极控制血糖水平，必要时进行肾脏替代治疗。

（2）贫血：有研究发现在手术患者中贫血和红细胞输注是 AKI 发生的潜在可变性风险

因素。K. Karkouti 等人对 500 例心肺旁路手术的多中心队列研究显示术前贫血和围手术期中红细胞输注与术后发生 AKI 高度相关；除此之外，在一项对 920 例心脏旁路患者的回顾性研究发现血红蛋白浓度每降低 1g/dl，则术后发生 AKI 的风险增加 16%。贫血导致 AKI 的机制主要为肾脏处于相对缺血缺氧状态，对肾毒性因素及损伤的敏感性和易感性增加。肾脏，尤其是肾髓质，易受到因贫血导致的缺血缺氧的影响。其次，贫血通过其诱导的血小板功能障碍造成凝血功能障碍，需要多次输血，经过存储的红细胞发生变化后可能导致组织氧输送障碍，促进组织氧化应激，并激活白细胞和凝血级联，从而导致 AKI 的发生。

（3）高龄：老年人随年龄增长全身器官功能逐渐减退，易合并各种全身系统疾病，如冠心病、高血压、糖尿病等，这些疾病及其治疗可能会加重肾功能损害，使得老年人更易发生 AKI。随着年龄增长肾脏血流量会逐渐下降，肌酐清除率每 10 年大约降低 10%，肾功能减退使老年人对缺血及毒素的损伤更加敏感；此外，老年人肌肉组织减少，肌肉分解代谢也减少，使得血肌酐水平与肌酐清除率之间缺乏相关性，此时根据血肌酐水平用药非常容易导致用药过量而产生肾毒性；老年人肾脏易失钠、肾脏浓缩稀释功能减退等因素增加了脱水和容量不足的发生率，从而易导致 AKI；自身调节机制的损伤及血管活性物质分泌减少，加速了老年人 AKI 的发生及病情的进展。

二、急性肾损伤模型评估

1. ATN-ISI 评分法　1993 年，Liaño 等在一项前瞻性对照研究中对 228 例急性肾小管坏死患者进行预后分析，并在此基础上建立急性肾小管坏死 - 个体严重程度指数（acute tubular necrosis-individual severity index，ATN-ISI）积分模型（表 1-3）。对各个参数得分与其回归系数乘积后求和，加常数项，所得值即等于相应 AKI 严重程度值。其变量参数包括年龄、性别、肾毒性等 9 个指标。ATN-ISI＞0.9 者无一例生存。

表 1-3　ATN-ISI 评分

变量	积分（有 / 无）	回归系数
年龄	每 10 周岁计 1 分	0.032
性别（男 / 女）	1/0	−0.086
肾毒性	1/0	−0.109
少尿	1/0	0.109
低血压	1/0	0.116
黄疸	1/0	0.122
昏迷（Glascow 指数≤5）	1/0	0.150
意识（正常）	1/0	0.154
辅助呼吸	1/0	0.182
常数	0.210	

ATN-ISI≥0.85：死亡率达 100%；ATN-ISI≥0.75：均需透析治疗；ATN-ISI 0.58～0.75：肾功能不能完全恢复；ATN-ISI≤0.58：肾功能能够恢复正常。

2. SHAKI 评分法　2000 年，Lins 对比利时 Stuivenberg 总医院内 179 例 ICU 内罹患 AKI 的成年患者入住当时（0h）和第 48 小时（48h）多项临床指标进行前瞻性研究，建立了 SHAKI 评分法（表 1-4）。

表 1-4　SHAKI 评分

参数	分值	系数(0h/48h)
年龄	每 10 周岁 1 分	7/7
血清白蛋白	1～7	6/6
凝血酶原时间活动度	1～8	3/3
呼吸支持	0/1	39/43
心力衰竭	0/1	9/16
常数		52
总分		236/247

血清白蛋白(g/L)：>45=1；41～45=2；36～40=3；31～35=4；26～30=5；21～25=6；20=7。
凝血酶原时间活动度(%)：>80=1；66～80=2；56～65=3；44～55=4；36～43=5；26～35=6；16～25=7；<15=8。
辅助呼吸：有 =1；无 =0。
心力衰竭：有 =1；无 =0。
公式：(7× 年龄)+(6× 白蛋白)+(3×PTT)+(39× 辅助呼吸)+(9× 心力衰竭)+52。

Lins 对该积分法进行多因素分析，根据各参数的回归系数，记录二个时间点（T0 时和 T48 时）积分。研究中，生存者与未生存者 T0 分别为 128 和 163，T48 分别为 128 和 170。以积分 160 为界，对判断死亡率有意义。

AKI 的病情严重程度和预后评分系统尚待完善，目前 ICU 通用评分（如 APACHE Ⅱ 等）虽对危重患者的病情程度的有一定价值，并且广泛应用于临床工作，但是缺乏对急性肾损伤的针对性。而相较于 ICU 通用评分，ATN-ISI 模型对 AKI 的评价已被证实效果更优。

（王常松）

第四节　急性肾损伤的分型

急性肾损伤的分型可以根据病因和作用部位分类。

一、病因相关的分型

详细内容见第四章特殊类型的急性肾损伤。本节仅做简单阐述。

（一）缺血性 AKI

AKI 的病理生理变化是复杂多样的，其中导致 AKI 发生最常见的因素是多种原因导致的缺血。缺血性 AKI 是指肾脏在机体缺血、缺氧时发生的 AKI。肾缺血再灌注损伤（Ischemia-reperfusion injury）是其主要原因。肾脏对于血流量有自身调节作用，当收缩压在 80～180mmHg 范围变动时，肾血管通过自身调节，使肾血流和 GFR 保持稳定。患者发生肾前性 AKI 时，收缩压低于 80mmHg，肾血管失去自身调节，肾血流量减少，肾小球毛细血管血压降低，使肾小球有效滤过压减少，导致少尿和无尿。目前研究资料显示：持续性肾缺血和肾血流量远离皮质分布是 AKI 初期的主要发病机制。此时造成肾缺血不仅与肾灌注压降低相关，也和肾血管收缩和肾血液流变学的变化有关。肾血管收缩包括肾素 - 血管紧张素 - 醛固酮系统活性增高引起的 GFR 降低、体内儿茶酚胺增加导致的肾血流量分布异常、肾髓质间质细胞合成前列腺素减少引起的肾血管阻力增加并且微血管内血栓形成和阻塞。而肾血液流变学中血液黏滞度升高即发生 AKI 时血中纤维蛋白原增高也能导致缺血性 AKI 的发生。

（二）脓毒症所致 AKI

AKI 是脓毒症发生发展过程中最常见、最严重的并发症之一，且伴随脓毒症的严重程度增加，AKI 的发病率相应增加，脓毒症合并 AKI 的病死率也相应增高。

1. 机制 脓毒症所诱导的 AKI 以血流动力学变化和肾脏细胞凋亡为主要特征。传统的观点认为脓毒症休克发生时，外周容量血管扩张，有效血容量降低，导致肾素血管紧张素系统激活，引起肾血管收缩导致肾血流量下降，肾小球灌注压降低，引起肾小球滤过率下降。但是 Ravikant 却在动物实验中发现中脓毒症中肾血流量增加。Brenner 在脓毒症患者肾血管内置入监测导管后发现尽管肾血流量正常但是患者仍发生了脓毒症。这些现象说明肾脏在灌注正常时并不能排除"缺血"，在脓毒症发生发展过程中，因为皮质髓质血流重新分布、肾脏代谢加快而造成的相对缺血都可能被掩盖在整体血流正常的假象中。脓毒症导致急性肾损伤的因素不仅包括血流动力学改变，还包括内皮细胞功能不全，肾间质炎症细胞浸润，肾小球内微血栓形成和肾小管堵塞等。大量研究也表明，在脓毒症的发病过程中，机体中大量免疫细胞和非免疫细胞凋亡，从而导致机体免疫功能下降，并在器官功能损伤中发挥重要作用。

另外，脓毒症患者炎症反应的水平也决定病情进展。有学者观察到脓毒症 AKI 病程中多种细胞因子的表达均有不同程度的上调。脓毒症时机体脂多糖（lipopolysaccharide，LPS）和肿瘤坏死因子（tumor necrosises factor，TNF-α）等炎性因子分泌增加，对肾小管有直接促炎作用，可加重肾小管损伤。LPS 可以直接诱导 TNG-α 在肾小管的表达，也可以与一氧化氮（NO）、过氧化亚硝酸盐（ONOO-）、过氧化物酶增殖激活受体 γ（per-oxisome proliferation activated recepter，PPAR-γ）等其他氧化应激物协同促进肾小管产生炎性细胞因子，引起肾小管内线粒体功能障碍。研究还发现，IL-6、IL-10、巨噬细胞游走抑制因子等细胞因子水平与 AKI 的严重程度及病死率呈正相关，并且血管紧张素 2 作为 RASS 系统中的主要效应分子也直接参与脓毒症致 AKI 的发生。

2. 分子遗传学特征 现有研究发现与脓毒性急性损伤相关的基因包括先天免疫受体基因、氧化应激相关基因、血管活性调节基因、炎症因子基因、抗炎因子基因、线粒体基因以及上述基因之间的交互作用。Bcl-2 基因是一种具有抑制细胞凋亡作用的原癌基因，Bcl-2 基因的两种单核苷酸多态性（rs8094315 和 rs12457893）和 SERPINA4 基因的一种单核苷酸多态性（rs2093266）与 AKI 发生风险降低显著相关，提示细胞凋亡在 AKI 发病机制中起着重要作用。

（三）造影剂肾病

造影剂肾病（contrast-induced nephropathy，CIN）又称为造影剂相关急性肾损伤（contrast-induced acute kidney injury，CI-AKI），是指在给予造影剂后引起的急性肾功能减退。随着介入、多层螺旋 CT 和三维重建技术的发展，碘造影剂在诊断治疗中广泛应用，而造影剂肾损伤这一问题也日益突出。CI-AKI 在人群中的发生率从 0～50% 不等。这种差异与患者是否存在导致 CI-AKI 的风险因素，采用的诊断标准、造影剂的类型种类等相关。急性心梗的患者 CI-AKI 发生率为 19%，且发生肾损伤后透析治疗的比例增加。因此及时且正确地诊断造影剂肾病并且采取相应的预防和治疗手段显得尤为重要。造影剂肾病的发病机制与血流动力学的改变、肾髓质的缺血缺氧性损伤、氧化应激损伤有关，因此临床应当加以重视和预防（详见特殊类型的急性肾损伤及急性肾损伤的预防）。

（四）药物性急性肾损伤

近年来伴随着疾病谱的复杂化和联合用药的广泛化，肾毒性药物也成为导致 AKI 的重要原因之一，住院患者 AKI 中，约有 20% 由药物所致。有资料表明，近十年来药物性 AKI 发生率呈现上升趋势，其中抗生素（如氨基糖苷类；β- 内酰胺类；磺胺类药物；万古霉素等糖肽类；抗真菌药物两性霉素 B；抗结核药物利福平；多黏菌素类及四环素等）引起的肾损害可高达 36%。也有资料显示，非甾体抗炎药，血管紧张素转换酶抑制剂，化疗药物和抗病毒药物所致的 AKI 也明显增加。

药物性 AKI 有多种发病机制，其中以急性肾小管坏死和急性间质性肾炎最为常见，此外还包括高渗药物引起的渗透性肾病，药物沉积引起的肾小管阻塞、肾小管血流动力学的变化引起的间接损伤等。

肾毒性药物本身或其代谢产物经肾排出时可以直接产生毒性作用。某些药物可损伤线粒体，干扰肾小管运输，增强氧化应激和生成自由基等，可造成肾小管毒性细胞反应，最终导致肾小管上皮细胞坏死。也有一部分药物可以直接通过影响肾血管或者改变全身血流动力学而导致缺血性肾损伤，如干扰肾脏自身调节肾小球压力和降低 GFR 的能力。还有一些药物本身或者其代谢产物易在肾内组织形成结晶，常常沉积于远端小管内，阻塞尿流，激发间质反应，引起阻塞性肾脏疾病。

（五）手术相关性 AKI

手术相关性 AKI 是指各种原因导致的 AKI。心脏手术与非心脏手术或者大血管手术均可以引起 AKI。其中心脏手术相关性 AKI 最为常见，是心脏手术后最常见的并发症，发生率高达 5%～32%。

研究发现，高龄患者、存在充血性心力衰竭、冠状动脉粥样硬化性心脏病、高血压、糖尿病、肺动脉高压等基础疾病的患者容易发生手术相关性急性肾损伤。术前即存在慢性肾功能不全，血清肌酐水平升高的患者在麻醉和手术的应激下，容易在原来的肾脏病变的基础上急性加重，发生 AKI。

手术部位及大小与 AKI 的发生密切相关。心血管外科、腹部外科、胸外科、神经外科等部位的大手术由于损伤大，手术麻醉时间长，容易发生手术相关的急性肾损伤。对于围手术期出现血流动力学不稳定，发生低血容量休克，心源性休克和感染性休克等的患者，由于有效灌注减少，肾脏发生缺血缺氧，也容易发生手术相关急性肾损伤。

（六）挤压综合征所致 AKI

强烈地震或人为灾害造成众多人群被困陷于倒塌的建筑之下，常发生挤压综合征，挤压综合征发生率一般估计为 3%～5%。挤压综合征（crush syndrome, CS）是指四肢或躯干肌肉丰富部位，遭受长时间挤压，在解除压迫后，出现肢体肿胀，以肌红蛋白尿、高血钾为特点的急性肾功能衰竭。临床上主要表现为少尿甚至无尿，以肾衰竭为特点。

挤压综合征所致 AKI 的发病机制有缺血、代谢、创伤和肾毒素等因素参与。

挤压综合征的始动因素是受累肌群的灌注障碍。由于肢体受压造成受压部位肌肉损伤，肌膜通透性增加，水、钠等物质快速进入肌肉并堆积，引起肌细胞肿胀，肌肉高度肿胀，肌内压增高、血容量急剧减少，很快出现低血容量休克，肾脏低灌注。另一方面灌注坏死肌肉的体液重新回流到静脉引起大量的肌红蛋白、肌酸激酶、尿酸、钾和磷等物质入血，导致一系列的系统损伤。除此之外，横纹肌裂解、肌球蛋白沉积可造成肾小管阻塞，肾小管腔内液反流入肾间质可造成间质性水肿。挤压综合征患者出现有效血容量不足，加之组织缺氧容易出现代谢性酸中毒，导致 pH 值下降，最终引起 AKI。

（七）横纹肌溶解综合征与 AKI

横纹肌溶解综合征是由于运动、挤压、高热、药物、炎症等原因所致横纹肌破坏和崩解，导致肌酸激酶、肌红蛋白等肌细胞内的成分渗漏到血循环中引起内环境紊乱，可致 AKI。

横纹肌溶解综合征所诱发的 AKI 占全部 AKI 的 7%～10%，其中最常见的临床表现包括少尿或无尿，水电解质及酸碱代谢紊乱（脱水、高血钾、酸中毒、低血钙），如不及时处理，患者可并发呼吸衰竭、DIC 甚至多器官衰竭等严重并发症。文献表明 ICU 患者中横纹肌溶解综合征合并 AKI 的病死率远高于非合并 AKI 者。

横纹肌溶解综合征引起的 AKI 主要机制包括肾内血管收缩，管型形成致使肾小管阻塞以及肌红蛋白直接诱导细胞毒性，这三种机制相互间有协同作用。如肾内血管收缩可降低 GFR，促进肾小管管型形成，加重肾小管缺血，进一步促进肌红蛋白对肾小管的毒性作用。游离的肌红蛋白与 Tamm-Horsfall 蛋白相互作用形成管型，酸性尿及低血容量状态将加速上述进程，从而导致远端肾小管的阻塞，降低 GFR，使肾内血流收缩代偿性加强以增加肾小球滤过压。肌红蛋白诱导氧化应激反应及产生炎症介质，也促进肾内血管收缩及肾小管缺血性改变。

二、部位相关的分型

急性肾损伤按照作用部位可分为三类。

（一）肾前性

肾前性 AKI 最为常见，其机制主要为肾脏血流量急剧减少造成 GFR 的急剧下降从而导致 AKI 的发生。在肾前性 AKI 早期，肾脏血流自我调节机制主要通过调节出球小动脉和入球小动脉的张力维持 GFR 和肾血流量，能够使得肾脏维持正常功能。但是在压力过低时，超过肾脏自我调节范围，即可导致 GFR 降低，从而引起肾脏的功能性反应，而非器质性的肾损害。如果肾脏灌注量减少在 6h 以内得到纠正，则血流动力学损害可以得到逆转，肾功能可以得到恢复。如果持续低灌注，则可发生肾小管上皮细胞明显损伤，继而发展为急性肾小管坏死（acute tubular necrosis，ATN）。常见病因包括以下几个方面：

1. **血管内容量丢失** 创伤或手术导致的出血、呕吐或胃肠减压导致的胃肠容量丢失、渗透性利尿或尿崩症导致的肾容量丢失、烧伤或高热等其他因素导致的皮肤和黏膜容量丢失以及低白蛋白血症或挤压综合征导致的第三间隙容量丢失。

2. **心排血量减少** 各种疾病导致的心功能不全。

3. **全身血管扩张** 药物引起的血管扩张、脓毒血症、肝衰竭、过敏性休克等。

4. **肾血管收缩** 脓毒症、药物、肝肾综合征等。

5. 肾动脉机械闭锁 血栓、创伤等。

目前研究表明，肾前性 AKI 是增加肾性 AKI 发生的危险因素。持续的肾脏低灌注会引起肾脏的不可逆性损伤。

（二）肾性因素

肾性 AKI 是由各种肾脏实质性病变或者肾前性衰竭发展而导致的 AKI。按照损伤部位，肾性 AKI 可分为肾小管、肾间质、肾血管、肾小球、肾小管内梗阻以及慢性肾小球病变恶化等。其中以 ATN 最为常见。

1. 急性肾小管坏死 ATN 是肾性 AKI 最常见的病因，是多种因素共同的结果，根据病因可分为缺血性 ATN 及肾毒性 ATN。

（1）缺血性 ATN：目前认为原有慢性肾脏疾病、动脉粥样硬化、高血压、肾血管病等疾病都是缺血性 ATN 的危险因素。除此之外，外科手术也会加大缺血性 ATN 的风险。内毒素，炎症介质的激活以及微血管内皮细胞损伤也在其发病机制中起着重要作用。

（2）肾毒性 ATN：常见的肾毒性 ATN 分为外源性毒素和内源性毒素。外源性毒素包括抗生素、抗肿瘤药物、造影剂等。内源性包括肌红蛋白、血红蛋白、尿酸等。其中以造影剂肾病在药物所致的 AKI 中排第二位，原有肾损伤、糖尿病、造影剂过量均为造影剂 AKI 的主要危险因素。当患者存在三个或者三个以上危险因素时，造影剂 AKI 的发生率为 100%。另外，各类肾毒性药物也是造影剂 AKI 发生的可能危险因素。

2. 急性肾间质病变 主要因严重感染，全身性感染以及药物过敏或者由于淋巴瘤白血病肉瘤病变侵及肾间质所致。

3. 急性肾小球病变 肾小球疾病多数患者表现为少尿型。其病变主要包括各种原因所致的急性肾小球肾炎综合征，如急性链球菌感染后的肾小球肾炎或者狼疮型肾炎。

4. 肾血管性 AKI 肾血管性 AKI 主要包括肾动脉栓塞，肾静脉血栓形成肾静脉压迫，肾动脉粥样硬化以及血管炎累及大血管。

除此之外，仍有一些其他因素均可引起肾性 AKI 的发生。其中包括由异常蛋白、结晶体以及阿昔洛韦等药物引起的肾小管内梗阻和在某些原发疾病如恶性高血压，严重感染、急性左心衰竭等刺激因素导致原有肾功能急剧减退而引起的急性肾衰竭。

（三）肾后性因素

各种原因引起的急性尿路梗阻（如腔内压迫或者外部压迫等）导致的急性肾衰竭，归类为肾后性急性肾衰竭，临床上较为少见。如诊断和治疗及时，这类肾衰竭往往可以恢复。

肾后性急性肾衰竭的病因主要包括以下两个方面。

1. 泌尿系统内源性因素

（1）腔内梗阻：泌尿系结石、肾乳头坏死、血凝块等。

（2）腔壁或者腔外阻塞：神经源性膀胱、前列腺增大等。

（3）泌尿系肿瘤：膀胱移行细胞癌、前列腺癌等。

2. 泌尿系统外源性因素 腹膜后或者盆腔恶性肿瘤、手术损伤、小儿先天畸形等。

当尿路发生梗阻时，尿路内反向压力首先传到肾小球囊腔，由于肾小球入球小动脉扩张，早期 GFR 尚能维持正常。如果梗阻持续无法解除，肾皮质大量区域出现无灌注或者低灌注状态，GFR 将逐渐下降，从而导致 AKI。

（王常松）

参 考 文 献

［1］ YANG L，XING G，WANG L，et al. Acute kidney injury in China: a cross-sectional survey［J］. Lancet，2015，（10002）：1465-1471.

［2］ XIN X，SHENG N，LIU Z，et al. Epidemiology and clinical correlates of AKI in Chinese hospitalized adults［J］. Clin J Am Soc Nephrol，2015，（9）：1510-1518.

［3］ SUSANTITAPHONG P I，CRUZ D N，CERDA J，et al. World incidence of AKI: a meta-analysis［J］. Clin J Am Soc Nephrol，2013，（9）：1482-1493.

［4］ HOSTE EA1，BAGSHAW S M，BELLOMO R，et al. Epidemiology of acute kidney injury in critically ill patients: the multinational AKI-EPI study［J］. Intensive Care Med，2015，（8）：1411-1423.

［5］ MEHTA R L，BURDMANN E A，et al. International society of nephrology's oby 25 initiative for acute kidney injury（Zero preventable deaths by 2025）: a human rights case for nephrology［J］. Lancet，2015，（385）：2616-2643.

［6］ MEHTA R L，BURDMANN E A，CERDA J，et al. Recognition and management of acute kidney injury in the international society of nephrology's oby25 global snapshot: a multinational cross-sectional study［J］. Lancet，2016，（10032）：2017-2025.

［7］ GOLDSTEIN SL，BASU RK KADDOURAH A. Acute kidney injury in critically ill children and young adults［J］. N Engl J Med. 2017，376（13）：1295-1296.

［8］ NADIM M K，FORNI L G，MEHTA R L，et al. COVID-19-associated acute kidney injury: consensus report of the 25th acute disease quality initiative（ADQI）workgroup［J］. Nat Rev Nephrol. 2020，16（12）：747-764.

［9］ KANAGASUNDARAM N S. Pathophysiology of ischemic acute kidney injury［J］. Ann Clin Biochem，2015，52（2）：193-205.

［10］ MOLITORIS B A. Transitioning to therapy in ischemic acute renal failure［J］. J Am Soc Nephrol，2003，14（1）：265-267.

［11］ BONVENTRE J V，YANG L. Cellular pathophysiology of ischemic acute kidney injury［J］. J Clin Invest，2011，121（11）：4210-4221.

［12］ LAMEIRE N，VAN BIESEN W，VANHOLDER R. Acute renal failure［J］. Lancet，2005，365（9457）：417-430.

［13］ MOLITORIS B A，SUTTON T A. Endothelial injury and dysfunction: role in the extension phase of acute renal failure［J］. Kidney Int，2004，66（2）：496-499.

［14］ SUTTON T A，FISHER C J，MOLITORIS B A. Microvascular endothelial injury and dysfunction during ischemic acute renal failure［J］. Kidney Int，2002，62（5）：539-549.

［15］ LAMEIRE N. The pathophysiology of acute renal failure［J］. Crit Care Clin，2005，21（2）：197-210.

［16］ RABELINK T J，DE BOER H C，VAN ZONNEVELD A J. Endothelial activation and circulating markers of endothelial activation in kidney disease［J］. Nat Rev Nephrol，2010，6（7）：404-414.

［17］ BASILE，D P. The endothelial cell in ischemic acute kidney injury: implications for acute and chronic function［J］. Kidney Int，2007，72（2）：151-156.

［18］ BASILE D P，DONOHOE D，ROETHE K，et al. Renal ischemic injury results in permanent damage to peritubular capillaries and influences long-term function［J］. Am J Physiol Renal Physiol，2001，281（5）：F887-899.

［19］ KWON O，HONG S M，SUTTON T A，et al. Preservation of peritubular capillary endothelial integrity and increasing pericytes may be critical to recovery from postischemic acute kidney injury［J］. Am J Physiol Renal Physiol，2008，295（2）：F351-359.

［20］ OSLOWSKI C M，URANO F. Measuring ER stress and the unfolded protein response using mammalian tissue culture system［J］. Methods Enzymol，2011，490：71-92.

［21］TANIGUCHI M, YOSHIDA H. Endoplasmic reticulum stress in kidney function and disease［J］. Curr Opin Nephrol Hypertens, 2015, 24（4）: 345-350.

［22］BANDO Y, TSUKAMOTO Y, KATAYAMA T, et al. ORP150/HSP12A protects renal tubular epithelium from ischemia-induced cell death［J］. FASEB J, 2004, 18（12）: 1401-1413.

［23］GAI Z, CHU L, XU Z, et al. Farnesoid X receptor activation protects the kidney from ischemia-reperfusion damage［J］. Sci Rep, 2017, 7（1）: 9815.

［24］XU Y, GUO M, JIANG W, et al. Endoplasmic reticulum stress and its effects on renal tubular cells apoptosis in ischemic acute kidney injury［J］. Ren Fail, 2016, 38（5）: 831-837.

［25］ROVETTA F, STACCHIOTTI A, CONSIGLIO A, et al. ER signaling regulation drives the switch between autophagy and apoptosis in NRK-52E cells exposed to cisplatin［J］. Exp Cell Res, 2012, 318（3）: 238-250.

［26］PEYROU M, CRIBB A E. Effect of endoplasmic reticulum stress preconditioning on Cytotoxicity of clinically relevant nephrotoxins in renal cell lines［J］. Toxicol In Vitro, 2007, 21（5）: 878-886.

［27］LORZ C, JUSTO P, SANZ A, et al. Paracetamol-induced renal tubular injury: a role for ER stress［J］. J Am Soc Nephrol, 2004, 15（2）: 380-389.

［28］JUSTO P, LORZ C, SANZ A, et al. Intracellular mechanisms of cyclosporin a-induced tubular cell apoptosis［J］. J Am Soc Nephrol, 2003, 14（12）: 3072-3280.

［29］FERLITO M, WANG Q, FULTON W B, et al. Hydrogen sulfide ［corrected］ increases survival during sepsis: protective effect of CHOP inhibition［J］. J Immunol, 2014, 192（4）: 1806-1814.

［30］SALEH M, MATHISON J C, WOLINSKI M K, et al. Enhanced bacterial clearance and sepsis resistance in caspase-12-deficient mice［J］. Nature, 2006, 440（7087）: 1064-1068.

［31］WANG N, MAO L, YANG L, et al. Resveratrol protects against early polymicrobial sepsis-induced acute kidney injury through inhibiting endoplasmic reticulum stress-activated NF-kappaB pathway［J］. Oncotarget, 2017, 8（22）: 36449-36461.

［32］YUAN X, ZHENG Y, CHEN C, et al. Anisodamine inhibits endoplasmic reticulum stress-associated TXNIP/NLRP3 inflammasome activation in rhabdomyolysis-induced acute kidney injury［J］. Apoptosis, 2017, 22（12）: 1524-1531.

［33］SUN Y, PENG P A, MA Y, et al. Valsartan protects against contrast-induced acute kidney injury in rats by inhibiting endoplasmic reticulum stress-induced apoptosis［J］. Curr Vasc Pharmacol, 2017, 15（2）: 174-183.

［34］KITAMURA M, HIRAMATSU N. The oxidative stress: endoplasmic reticulum stress axis in cadmium toxicity［J］. Biometals, 2010, 23（5）: 941-950.

［35］TÁBARA L C, POVEDA J, MARTIN-CLEARY C, et al. Mitochondria-targeted therapies for acute kidney injury［J］. Expert Rev Mol Med, 2014, 16: e13.

［36］CHEN L, WINGER A J, KNOWLTON A A. Mitochondrial dynamic changes in health and genetic diseases［J］. Mol Biol Rep, 2014, 41（11）: 7053-7062.

［37］ANDREYEV A Y, KUSHNAREVA Y E, MURPHY A N, et al. Mitochondrial ROS metabolism: 10 years later［J］. Biochemistry（Mosc）, 2015, 80（5）: 517-531.

［38］ZHANG W L, ZHAO Y L, LIU X M, et al. Protective role of mitochondrial K-ATP channel and mitochondrial membrane transport pore in rat kidney ischemic postconditioning［J］. Chin Med J（Engl）, 2011, 124（14）: 2191-2195.

［39］PARK M S, DE LEON M, DEVARAJAN P. Cisplatin induces apoptosis in LLC-PK1 cells via activation of mitochondrial pathways［J］. J Am Soc Nephrol, 2002, 13（4）: 858-865.

［40］SINGH D, CHANDER V, CHOPRA K. Cyclosporine protects against ischemia/reperfusion injury in rat kidneys［J］. Toxicology, 2005, 207（3）: 339-347.

［41］MUTHURAMAN A, SINGLA S K, RANA A, et al. Reno-protective role of flunarizine（mitochondrial permeability transition pore inactivator) against gentamicin-induced nephrotoxicity in rats[J]. Yakugaku Zasshi, 2011, 131 (3): 437-443.

[42] Viñas J L, SOLA A, JUNG M, et al. Inhibitory action of Wnt target gene osteopontin on mitochondrial cytochrome c release determines renal ischemic resistance[J]. Am J Physiol Renal Physiol, 2010, 299 (1): F234-242.

[43] BAO H, GE Y, ZHUANG S, et al. Inhibition of glycogen synthase kinase-3beta prevents NSAID-induced acute kidney injury[J]. Kidney Int, 2012, 81 (7): 662-673.

[44] BROOKS C, WEI Q, CHO S G, et al. Regulation of mitochondrial dynamics in acute kidney injury in cell culture and rodent models[J]. J Clin Invest, 2009, 119 (5): 1275-1285.

[45] YUAN Y, WANG H, WU Y, et al. P53 Contributes to Cisplatin-Induced Renal Oxidative Damage via Regulating P66shc and MnSOD[J]. Cell Physiol Biochem, 2015, 37 (4): 1240-1256.

[46] PARIKH S M, YANG Y, HE L, et al. Mitochondrial function and disturbances in the septic kidney[J]. Semin Nephrol, 2015, 35 (1): 108-119.

[47] PARIKH S M. Therapeutic targeting of the mitochondrial dysfunction in septic acute kidney injury[J]. Curr Opin Crit Care, 2013, 19 (6): 554-559.

[48] TRAN M, TAM D, BARDIA A, et al. PGC-1alpha promotes recovery after acute kidney injury during systemic inflammation in mice[J]. J Clin Invest, 2011, 121 (10): 4003-4014.

[49] KAUSHAL G P, SHAH S V. Autophagy in acute kidney injury[J]. Kidney Int, 2016, 89 (4): 779-791.

[50] SUZUKI C, ISAKA Y, TAKABATAKE Y, et al. Participation of autophagy in renal ischemia/reperfusion injury[J]. Biochem Biophys Res Commun, 2008, 368 (1): 100-106.

[51] KIMURA T, TAKABATAKE Y, TAKAHASHI A, et al. Autophagy protects the proximal tubule from degeneration and acute ischemic injury[J]. J Am Soc Nephrol, 2011, 22 (5): 902-913.

[52] JIANG M, LIU K, LUO J, et al. Autophagy is a renoprotective mechanism during in vitro hypoxia and in vivo ischemia-reperfusion injury[J]. Am J Pathol, 2010, 176 (3): 1181-1192.

[53] MATSUI Y, TAKAGI H, QU X, et al. Distinct roles of autophagy in the heart during ischemia and reperfusion: roles of AMP-activated protein kinase and Becl in 1 in mediating autophagy[J]. Circ Res, 2007, 100 (6): 914-922.

[54] CHIEN C T, SHYUE S K, LAI M K. Bcl-XL augmentation potentially reduces ischemia/reperfusion-induced proxima land distal tubular apoptosis and autophagy[J]. Transplantation, 2007, 84 (9): 1183-1190.

[55] YANG C, KAUSHAL V, SHAH S V, et al. Autophagy is associated with apoptosis in cisplatin injury to renal tubular epithelial cells[J]. Am J Physiol Renal Physiol, 2008, 294 (4): F777-787.

[56] JIANG M, WEI Q, DONG G, et al. Autophagy in proximal tubules protects against acute kidney injury[J]. Kidney Int, 2012, 82 (12): 1271-1283.

[57] INOUE K, KUWANA H, SHIMAMURA Y, et al. Cisplatin-induced macroautophagy occurs prior to apoptosis in proximal tubules in vivo[J]. Clin Exp Nephrol, 2010, 14 (2): 112-122.

[58] LIVINGSTON M J, DONG Z. Autophagy in acute kidney injury[J]. Semin Nephrol, 2014, 34 (1): 17-26.

[59] HSIAO H W, TSAI K L, WANG L F, et al. The decline of autophagy contributes to proximal tubular dysfunction during sepsis[J]. Shock, 2012, 37 (3): 289-296.

[60] HOWELL G M, GOMEZ H, COLLAGE R D, et al. Augmenting autophagy to treat acute kidney injury during endotoxemia in mice[J]. PLoS One, 2013, 8 (7): e69520.

[61] MEI S, LIVINGSTON M, HAO J, et al. Autophagy is activated to protect against endotoxic acute kidney injury[J]. Sci Rep, 2016, 6: 22171.

[62] ZHANG X, HOWELL G M, GUO L, et al. CaMKVI-dependent preservation of mTOR expression is required for autophagy during lipopolysaccharide-induced inflammation and acute kidney injury[J]. J Immunol, 2014, 193 (5): 2405-2415.

［63］VASKO R，RATLIFF B B，BOHR S，et al. Endothelial peroxisomal dysfunction and impaired pexophagy promotes oxidative damage in lipopolysaccharide-induced acute kidney injury［J］. Antioxid Redox Signal，2013，19（3）：211-230.

［64］MELNIKOV V Y，ECDER T，FANTUZZI G，et al. Impaired IL-18 processing protects caspase-1-deficient mice from ischemic acute renal failure［J］. J Clin Invest，2001，107（9）：1145-1152.

［65］HAQ M，NORMAN J，SABA S R，et al. Role of IL-1 in renal ischemic reperfusion injury［J］. J Am Soc Nephrol，1998，9（4）：614-619.

［66］WU H，CRAFT M L，WANG P，et al. IL-18 contributes to renal damage after ischemia-reperfusion［J］. J Am Soc Nephrol，2008，19（12）：2331-2341.

［67］FAUBEL S，LJUBANOVIC D，REZNIKOV L，et al. Caspase-1-deficient mice are protected against cisplatin-induced apoptosis and acute tubular necrosis［J］. Kidney Int，2004，66（6）：2202-2213.

［68］WANG W，FAUBEL S，LJUBANOVIC D，et al. Endotoxemic acute renal failure is attenuated in caspase-1-deficient mice［J］. Am J Physiol Renal Physiol，2005，288（5）：F997-1004.

［69］DENG J，KOHDA Y，CHIAO H，et al. Interleukin-10 inhibits ischemic and cisplatin-induced acute renal injury［J］. Kidney Int，2001，60（6）：2118-2128.

［70］FURUICHI K，GAO J L，HORUK R，et al. Chemokine receptor CCR1 regulates inflammatory cell infiltration after renal ischemia-reperfusion injury［J］. J Immunol，2008，181（12）：8670-8676.

［71］OH D J，DURSUN B，HE Z，et al. Fractalkine receptor（CX3CR1）inhibition is protective against ischemic acute renal failure in mice［J］. Am J Physiol Renal Physiol，2008，294（1）：F264-271.

［72］MIURA M，FU X，ZHANG Q W，et al. Neutralization of gro alpha and macrophage inflammatory protein-2 attenuates renal ischemia/reperfusion injury［J］. Am J Pathol，2001，159（6）：2137-2145.

［73］CUGINI D，AZZOLLINI N，GAGLIARDINI E，et al. Inhibition of the chemokine receptor CXCR2 prevents kidney graft function deterioration due to ischemia/reperfusion［J］. Kidney Int，2005，67（5）：1753-1761.

［74］KELLY K J，WILLIAMS WW J R，COLVIN R B，et al. Intercellular adhesion molecule-1-deficient mice are protected against ischemic renal injury［J］. J Clin Invest，1996，97（4）：1056-1063.

［75］HALLER H，DRAGUN D，MIETHKE A，et al. Antisense oligonucleotides for ICAM-1 attenuate reperfusion injury and renal failure in the rat［J］. Kidney Int，1996，50（2）：473-480.

［76］PANTAZI E，BEJAOUI M，FOLCH-PUY E，et al. Advances in treatment strategies for ischemia-reperfusion injury［J］. Expert Opin Pharmacother，2016，17（2）：169-179.

［77］JAYLE C，MILINKEVITCH S，FAVREAU F，et al. Protective role of selectin ligand inhibition in a large animal model of kidney ischemia-reperfusion injury［J］. Kidney Int，2006，69（10）：1749-1755.

［78］HERTER J M，ROSSAINT J，SPIEKER T，et al. Adhesion molecules involved in neutrophil recruitment during sepsis-induced acute kidney injury［J］. J Innate Immun，2014，6（5）：597-606.

［79］SU C M，CHENG H H，HUNG C W，et al. The value of serial serum cell adhesion molecules in predicting acute kidney injury after severe sepsis in adults［J］. Clin Chim Acta，2016，457：86-91.

［80］MASOOD H，CHE R，ZHANG A. Inflammasomes in the Pathophysiology of Kidney Diseases［J］. Kidney Dis（Basel），2015，1（3）：187-193.

［81］IYER S S，PULSKENS W P，SADLER J J，et al. Necrotic cells trigger a sterile inflammatory response through the Nlrp3 inflammasome［J］. Proc Natl Acad Sci U S A，2009，106（48）：20388-20393.

［82］KIM H J，LEE D W，RAVICHANDRAN K，et al. NLRP3 inflammasome knockout mice are protected against ischemic but not cisplatin-induced acute kidney injury［J］. J Pharmacol Exp Ther，2013，346（3）：465-472.

［83］HUMPHREYS B D，VALERIUS M T，KOBAYASHI A，et al. Intrinsic epithelial cells repair the kidney after injury［J］. Cell Stem Cell，2008，2（3）：284-291.

［84］YANG L，BESSCHETNOVA T Y，BROOKS C R，et al. Epithelial cell cycle arrest in G2/M mediates kidney fibrosis after injury[J]. Nature Med, 2010, 16（5）: 535-543.

[85] LIEBERTHAL W, NIGAM S K. Acute renal failure I relative importance of proximal vs. distal tubular injury[J]. Am J Physiol, 1998, 275（5）: F623-F631.

[86] LINKERMANN A, CHEN G, DONG G, et al. Regulated cell death in AKI[J]. J Am Soc Nephrol, 2014, 25（12）: 2689-2701.

[87] HAVASI A, BORKAN S C. Apoptosis and acute kidney injury[J]. Kidney Int, 2011, 80（1）: 29-40.

[88] MOLITORIS B A, DAGHER P C, SANDOVAL R M, et al. siRNA targeted to p53 attenuates ischemic and cisplatin-induced acute kidney injury[J]. J Am Soc Nephrol, 2009, 20（8）: 1754-1764.

[89] KELLY K J, PLOTKIN Z, VULGAMOTT S L, et al. P53 mediates the apoptotic response to GTP depletion after renal ischemia-reperfusion: protective role of a p53 inhibitor[J]. J Am Soc Nephrol, 2003, 14（1）: 128-138.

[90] WEI Q, DONG G, CHEN JK, et al. Bax and Bak have critical roles in ischemic acute kidney injury in global and proximal tubule-specific knockout mouse models[J]. Kidney Int, 2013, 84（1）: 138-148.

[91] UCHINO S, KELLUM J A, BELLOMO R, et al. Acute renal failure in critically ill patients: a multinational, multicenter study[J]. JAMA, 2005, 294: 813-818.

[92] KELLUM J A, LAMEIRE N. The KDIGO AKI Guideline work group3. diagnosis, evaluation, and management of acute kidney injury: a KDIGO summary（Part 1）[J]. Crit Care. 2013, 17: 204.

[93] BELLOMO R, RONCO C, MEHTA L V, et al. Acute kidney injury in the ICU: from injury to recovery: reports from the 5th Paris International Conference[J]. Intensive Care. 2017, 7: 49.

[94] NIE S, TANG L, ZHANG W, et al. Are there modifiable risk factors to improve AKI? [J] Biomed Res Int. 2017, 5605634.

[95] LIAÑO F, GALLEGO A, PACUAL J, et al. Prognosis of acute tubular necrosis: an extended prospectively contrasted study[J]. Nephron. 1993, 63: 21-23.

[96] LINS RL, ELSEVIERS M, DAELEMANS R, et al. Prognostic value of a new scoring system for hospital mortality in acute renal failure[J]. Clin Nephrol. 2000, 53: 10-17.

[97] BONVENTRE J V, YANG L Cellular pathophysiology of ischemic acute kidney injury[J]. J Clin Invest, 2011, 121: 4210-4221.

[98] THADHANI R, PASCUAL M, BONVENTRE J V. Acute renal failure[J]. New Engl J Med, 1996, 334: 1448-1460.

[99] SHARFUDDIN A A, MOLITORIS B A. Pathophysiology of ischemic acute kidney injury[J]. Nat Rev Nephrol, 2011, 7: 189-200.

[100] GOMEZ H, INCE C, DE BACKER D, et al. A unified theory of sepsis-induced acute kidney injury: inflammation, microcirculatory dysfunction, bioenergetics, and the tubular cell adaptation to injury[J]. Shock, 2014, 41: 3-11.

[101] SCHRIER RW, WANG W. Acute renal failure and sepsis[J]. N Engl J Med, 2004, 351: 159-169.

[102] DOI K, LEELAHAVANICHKUL A, YUEN P S, et al. Animal models of sepsis and sepsis-induced kidney injury[J]. J Clin Invest, 2009, 119: 2868-2678.

[103] FRANK A J, SHEU C C, ZHAO Y, et al. BCL-2 genetic variants are associated with acute kidney injury in septic shock[J]. Crit Care Med, 2012, 40: 2116-2123.

[104] NEVEU H, KLEINKNECHT D, BRIVET F, et al. Prognostic factors in acute renal failure due to sepsis: Results of a prospective multicentre study[J]. Nephrol Dial Transplant, 1996, 11: 293-299.

[105] OPPERT M, ENGEL C, BRUNKHORST FM, et al. Acute renal failure in patients with severe sepsis and septic shock-a significant independent risk factor for mortality: results from the German prevalence study [J]. Nephrol Dial Transplant, 2008, 23: 904-909.

[106] MCCULLOUGH P A. Contrast-induced acute kidney injury[J]. J Am Coll Cardiol, 2008, 51: 1419-1428.

［107］MEHRAN R，NIKOLSKY E. Contrast-induced nephropathy: definition，epidemiology，and patients at risk［J］. Kidney Int Suppl，2006，100：11-15.

［108］MITCHELL A M，JONES A E，TUMLIN J A，et al. Incidence of contrast-induced nephropathy after contrast-enhanced computed tomography in the outpatient setting［J］. Clin J Am Soc Nephrol，2010，5：4-9.

［109］MAMOULAKIS C，TSAROUHAS K，FRAGKIADOULAKI I. Contrast-induced nephropathy: Basic concepts，pathophysiological implications and prevention strategies［J］. Pharmacol Ther，2017，180：99-112.

［110］PARK JT. Postoperative acute kidney injury［J］. Korean J Anesthesiol，2017，70：258-266.

［111］CLARK A，NEYRA J A，MADNI T. Acute kidney injury after burn［J］. Burns，2017，43：898-908.

［112］CHOUDHURY D，AHMED Z. Drug-associated renal dysfunction and injury［J］. Nat Clin Pract Nephrol，2006，2：80-91.

［113］NAUGHTON C A. Drug-induced nephrotoxicity［J］. Am Fam Physician，2008，78：743-750.

［114］SCHETZ M，DASTA J，GOLDSTEIN S，et al. Drug-induced acute kidney injury［J］. Curr Opin Crit Care，2005，11：555-565.

［115］BLANTZ R C. Pathophysiology of pre-renal azotemia［J］. Kidney Int，1998，53：512-523.

［116］BASILE D P，ANDERSON M D，SUTTON T A. Pathophysiology of acute kidney injury［J］. Compr Physiol，2012，2：1303-1353.

［117］ZHANG M H. Rhabdomyolosis and its pathogenesis［J］. World J Emerg Med，2012，3：11-15.

［118］VANHOLDER R，SEVER M S，EREK E，et al. Acute renal failure related to the crush syndrome: towards an era of seismo-nephrology？［J］Nephrol Dial Transplant，2000，15：1517-1521.

［119］HUERTA-ALARDÍN A L，VARON J，MARIK P E. Bench-to-bedside review: Rhabdomyolysis-an overview for clinicians［J］. Crit Care，2005，9：158-169.

［120］HEGARTY N J，YOUNG L S，KIRWAN C N，et al. Nitric oxide in unilateral ureteral obstruction: effect on regional renal blood flow［J］. Kidney Int，2001，59：1059-1065.

［121］WARREN J D，BLUMBERGS P C，THOMPSON P D. Rhabdomyolysis: a review［J］. Muscle Nerve，2002，25：332-347.

［122］VANHOLDER R，SEVER M S，EREK E，et al. Rhabdomyolysis［J］. J Am Soc Nephrol，2000，11：1553-1561.

［123］VIRZÌ G，DAY S，DE CAL M，et al. Heart-kidney crosstalk and role of humoral signaling in critical illness［J］. Crit Care，2014，18：201.

第二章　急性肾损伤的诊断与评估

AKI 很少独立发生，往往作为其他严重疾病（如脓毒症、多器官功能不全、休克等）的合并症。AKI 的发病率日益升高，不仅会增加其他并发症（如心力衰竭、水电解质紊乱）的发病率，也可促进慢性肾脏病的进展，且可增加危重患者近期、远期的死亡率，已成为日益严峻的公共卫生问题。

AKI 的诊断和评估经历了数次修正，目的在于让临床医师在临床实践中更好地诊断、评估和治疗 AKI。传统诊断、评估 AKI 的方式主要依靠尿量和肌酐水平，但尿量和肌酐往往容易受到混杂因素（如血流动力学、药物、营养状态等）的干扰而无法实际反映肾脏功能变化。此外，由于肾脏强大的代偿功能，往往在肾脏损伤严重时才会发生肌酐和尿量的变化。因此，越来越多的学者着力于研究早期诊断的生物标志物。床旁超声近年来在急危重症的应用日益广泛，心、肺超声结合泌尿系超声不仅可早期发现肾脏损伤，还可帮助临床医师尽快确定 AKI 发生的原因，如心功能、容量、肾血流或梗阻问题。分子成像技术作为一种新兴的成像技术，在神经系统疾病和肿瘤等疾病的诊断和治疗中已经广泛应用，目前在 AKI 诊断中运用较少，但动物实验的研究证实已经可以从局部炎症反应角度来评价 AKI 的发生。因此，分子成像技术具有其他任何诊断方式无可比拟的优势。本章拟从 AKI 的临床诊断、生物标志物、超声及分子成像技术四个方面综述目前 AKI 诊断及评估的最新进展。

第一节　临床诊断标准

一、AKI 的诊断标准

目前 AKI 的临床诊断仍然是基于血肌酐的上升和 / 或尿量的减少，诊断标准经历了2004 年的 RIFLE 分级，2007 年的 AKIN 分级及目前普遍采用的制定于 2012 年的 KDIGO 分级。至此，AKI 被定义为 48h 内肌酐上升 0.3mg/dl（26.5μmol/L）以上，或 7 日内肌酐水平增至基线 1.5 倍，或持续 6h 尿量≤0.5ml/（kg·h），并根据肌酐或尿量的变化将 AKI 分为 3 期（表 2-1）。KDIGO 指南关于 AKI 的定义融合了 RIFLE 和 AKIN 的内容，应用该定义可在非 ICU 人群中早期诊断 AKI，使得在全球范围内研究 AKI 流行病学、诊断和干预策略成为可能。而在 ICU 患者群体中，符合 KDIGO 定义的 AKI 患者在成人中高达57.5%，在儿童患者中则为 26.9%。符合 AKI 2 期或 3 期标准的患者比例则分别为 38.9% 和 11.6%。不仅如此，AKI 的发生与 ICU 患者的死亡率呈正相关。近期一个病例数大于32 000 例的研究显示，肌酐和尿量均符合 AKI 诊断且持续 3d 以上的 ICU 患者，他们的近期及远期死亡风险及肾替代治疗比例是最高的。几项研究在不同的患者群体中均证

表 2-1 KDIGO AKI 分期

分期	肌酐	尿量
1	基础值的 1.5～1.9 倍，或增高 ≥ 0.3mg/dl（＞26.5μmol/L）	＜0.5ml/kg/h，持续 6～12h
2	基础值的 2.0～2.9 倍	＜0.5ml/kg/h，持续 ≥ 12h
3	基础值的 3.0 倍，或血肌酐增加至≥4.0mg/dl（353.6μmol/L），或开始肾脏替代治疗，或＜18 岁的患者，肾小球滤过率下降至 ＜35ml/（min·1.73m^2）	＜0.3ml/kg/h，持续 ≥ 24h 或无尿 ≥ 12h

实，AKI 的分期与近期及远期预后具有相关性。然而，上述研究报道的死亡率却存在的很大差异，这可能是因为重症患者疾病复杂，患者往往因其他疾病死亡的缘故。Bhadade 等在一项前瞻性研究中发现，KDIGO 指南中的 AKI 的定义及分期无法良好地反映患者的预后，而患者之前的基础疾病、其他脏器功能不全与高死亡率相关。APACHE-Ⅱ评分则低估了合并 AKI 的患者死亡率。尽管距 KDIGO 指南颁布仅 7 年，现在就确认其是否改善 AKI 的预后尚为时过早，但 KDIGO 关于 AKI 诊断的规范确实促使更多的 ICU 医师关注 AKI 的早期诊断，并开始致力于生物标志物及其他诊断手段（见本章二至四节）的研究。

需要指出的是，由于肌酐及尿量只能反映肾脏的排泄功能，无法反映其代谢、内分泌及免疫等功能。而且肌酐和尿量的变化不只受肾功能影响，还需要综合其他临床因素解释。特别是在 ICU 患者中，有些患者符合 AKI 诊断标准但实际上并没有发生 AKI，相反，有些患者已经出现了明确的肾损伤而肌酐和尿量并没有达到诊断标准（表 2-2）。

表 2-2 基于肌酐和尿量诊断 AKI 的缺陷

临床情况	结果
输注含有影响肾小管分泌肌酐的药物（西咪替丁、甲氧苄氨嘧啶）	AKI 的误诊（血肌酐升高，肾功能无变化）
减少肌酐产生（肌肉废用、肝脏疾病及脓毒症）	AKI 延迟或漏诊
肥胖	若根据患者实际体重计算尿量标准可导致 AKI 过度诊断
肾小球滤过率生理增加（如怀孕等）	AKI 延迟诊断
干扰肌酐分析策略（氟胞嘧啶、胆红素、头孢西丁）	AKI 的误诊和延迟诊断
液体复苏和过负荷	AKI 延迟诊断
伴随肌酐进行性升高的 CKD	误诊 AKI
肌酐作为某些药物的缓冲剂（如地塞米松、阿扎司琼）	假性 AKI
由于容量 / 盐的消耗造成抗利尿激素急速释放（如手术、恶心及疼痛等）造成的少尿	误诊 AKI

肌酐是肌酸的代谢产物，由肝脏、胰腺和肾脏中的甘氨酸和精氨酸合成，并作为骨骼肌中能够快速移动的高能磷酸盐储备。肌酐水平与肝脏、胰腺和肾脏合成肌酸量，进食肉类日摄入的肌酸量以及肌肉功能有关。肌酐分子量为 113 道尔顿，可自由通过肾小球，严重疾

病状态下肌酐生成会锐减。如脓毒症、肝脏疾病及骨骼肌萎缩患者，肌酐生成减少，肌酐水平不能反映肾脏功能。肾小球滤过率下降时，肌酐半衰期由 4h 延长至 24~72h，当肌酐升高时，肾损伤已经发生了。此外，肌酐浓度还会受药物、血容量影响。值得一提的是，患者基线肌酐水平对于 AKI 分期影响很大。

尿量是重要的临床指标，但不是肾脏的特异性指标。事实上，肾功能几乎完全丧失时依然有可能有尿（如 AKI 多尿期）。而少尿也可能是生理性反应，如摄入不足、低血容量、术后状态、应激、疼痛或创伤，在抗利尿激素的作用下，尿液浓缩可达 1 400mOsm/L 的渗透压。那么假设每天有 700ml 的溶质负荷，在肾功能正常的情况下，尿量也可以下降至 500ml，即 70kg 的人，尿量为 0.28mL/kg/h。KDIGO 诊断 AKI 是基于少尿超过 6h，一些专家会提出质疑：折点定为 6h 有什么依据，为什么不是更长的时间（比如 12h），或者更少的尿量 [比如 0.3ml/(kg·h) 而不是 0.5ml/(kg·h)]。而且，对于肥胖患者，用公斤体重尿量来计算会产生误导（见表 2-2）。因此，欧洲的指南推荐，为避免 AKI 的误诊，计算公斤体重尿量时采用理想体重而非实际体重。

Kim 等发现，在肾移植患者中 KDIGO 对 AKI 的定义和分期相比较 AKIN 来说，可以更好地预测移植后急性肾功能不全。但不管是 AKIN 还是 KDIGO 都无法预测移植肾的远期功能。因此，重症医学科的医师必须认识到肌酐和尿量在诊断 AKI 中的局限性，致力于寻找生物标志物用于 AKI 的早期诊断。

值得一提的是，AKI 定义为在 7d 内发生，一旦持续 90d 以上则为 慢性肾脏病（chronic kidney disease，CKD）。ADQI 16 人的工作小组于 2017 年在 *Nature Reviews Nephrology* 上提出了急性肾脏病（acute kidney disease，AKD）这一概念，即符合 KDIGO 定义的 AKI 诊断（Ⅰ~Ⅲ期）持续 7~90d。

二、确诊 AKI 相关的实验室及影像学检查

AKI 作为一种综合征，其病因不尽相同。对于重症患者，最常见的病因是脓毒症、心力衰竭、血流动力学不稳定、低血容量以及肾毒性物质，而急性肾实质和肾小球疾病则相对少见。确定病因对于指导治疗非常重要。AKI 分为肾前性、肾性和肾后性。一直以来的观点是肾前性 AKI 是由于循环血量不足导致的肾功能障碍，液体复苏即可治疗，并没有实质性肾损害。而一些研究发现，肾前性 AKI 中肾小管损伤已经产生。即使肌酐在 24h 内回到基线水平仍可能预后不良。因此 ADQI 组织提出区分"功能性 AKI"和"肾损伤"优于区分肾性、肾前性、肾后性 AKI。AKI 的特异性诊断与患者的临床症状、严重程度、AKI 持续时间以及当地诊疗水平有关。至少应进行尿管型和影像学检查，再根据临床症状正常联合其他检查（图 2-1）。

1. **尿常规** 尿常规简便易行，英国的 NICE 指南推荐，一旦怀疑 AKI，要检测尿常规中的红细胞、白细胞、亚硝酸盐、尿蛋白和尿糖，避免漏诊潜在的肾小球或肾小管病变，如：肾小球肾炎（有血尿和蛋白尿）；急性肾盂肾炎（尿色浑浊 / 白细胞尿和亚硝酸盐尿）；间质性肾炎（偶有嗜酸性粒细胞尿）。尿常规结果应结合病史及临床症状进行判读，比如尿白细胞是非特异性的指标，可能提示感染或急性间质性肾炎。相似地，留置尿管患者出现血尿，可能是肾小球肾炎，也可能是由于创伤所致，红细胞降解后，检测尿血红蛋白仍为阳性。血管内溶血、肌红蛋白降解也会检测到尿血红蛋白。尿红细胞阴性而尿血红蛋白阳性可能提示横纹肌溶解。

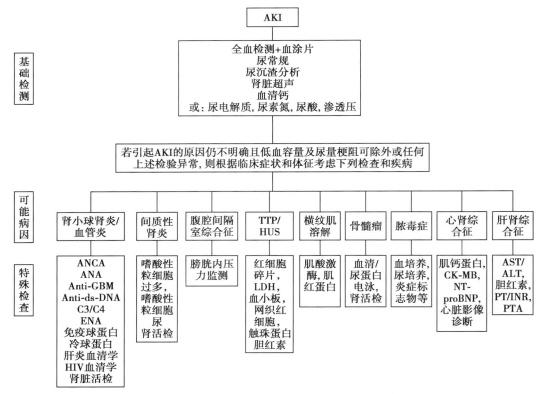

图 2-1　AKI 病因诊断思路图

AKI：急性肾损伤；ANCA：抗中性粒细胞胞浆抗体；ANA：抗核抗体；Anti-ds-DNA：抗双链 DNA 抗体；Anti-GBM：抗肾小球基底膜抗体；C3/C4：补体 C3/C4；CK-MB：肌酸激酶同工酶；ENA：可提取核抗原；HIV：人免疫缺陷病毒；HUS：溶血尿毒症综合征；LDH：乳酸脱氢酶；NT-proBNP：N- 末端脑利钠肽前体；TTP：血栓性血小板减少性紫癜；AST：谷草转氨酶；ALT：谷丙转氨酶；PT：凝血酶原时间；INR：国际标准化比值；PTA：凝血酶原活动度。

2. 尿管型镜检　当尿液标本新鲜、为非尿管留取样本且检验人员经验丰富时，尿镜检可以提供非常有价值的信息。但尿镜检技术尚未在 ICU 内常规开展，因为这需要专项的培训和经验。红细胞管型或形态异常，可以提示肾小球疾病。尿镜检也可以提示脓毒症相关 AKI 及预测肾功能恶化。Bagshaw 等人收集了 83 例脓毒症患者的血和尿标本，其中 52% 的患者合并 AKI。他们基于尿管型中肾小管上皮细胞和管型的量提出了一个尿镜检评分，而且他们的研究显示与非脓毒症相关 AKI 相比，脓毒症相关 AKI 中尿镜检结果更有价值，即使这两种类型的 AKI 严重程度相似。更高的尿镜检评分也预测 AKI 的恶化。尿镜检还可以在一些罕见 AKI 病例中提供信息，如乙二醇中毒中可以镜下发现草酸结晶，溶瘤综合征可能存在尿酸结晶以及轻链肾脏病的诊断。

3. 尿电解质　尿电解质、钠排泄分数（fractional sodium excretion，FENa）、尿素和尿酸的数值与临床及组织病理学没有呈现出显著相关性。在短暂的低血容量或低灌注情况下，健康肾脏会增加尿渗透压，并减少钠排出和 / 或尿素或尿酸的排出。在 CKD 及其他干预因素如利尿剂、氨基糖苷类药物及体外循环作用下，这一生理反应可能会有所不同。钠排泄分数 <1%、尿酸 <12% 和尿素 <34% 而尿管型正常，提示功能性 AKI，但没有这些典型的尿电解质变化并不能排除诊断。在脓毒症模型中肾血流会增加，此时钠排泄分数会降

低,在脓毒症患者发病的最初几个小时也会出现这一现象。尿电解质的解读并不容易,单次检测结果也难以鉴别重症患者的 AKI 类型。连续监测尿电解质可能有助于临床判断,其连续性的改变与 AKI 的进展和严重程度一致,但连续监测尿电解质是否能揭示 AKI 病因仍不清楚。

4. 肾脏超声 肾脏超声有助于评估肾脏的结构改变及诊断尿路梗阻。皮髓质分界欠清和肾脏萎缩可以提示潜在的 CKD。但腹部胀气会干扰超声检查,所以腹胀患者需进行其他影像学检查。肾脏的多普勒超声和超声造影(contrast-enhanced ultrasound, CEUS)是较新的技术,分别用于评估肾脏灌注和肾皮质微循环。无创、可重复性和简便易行是超声的优势,但距广泛应用于临床还有距离,因为超声操作及其信息解读都需要充分的培训。虽然多普勒超声可以探测到肾血流的减少,但并不能明确 AKI 的病因。尽管如此,在中国重症超声研究工作组的大力推广下,床旁超声技术近年来广泛应用于 ICU,结合超声的血流动力学监测可为 AKI 的病因诊断提供许多线索,这将在本章第三节详细介绍。

5. 腹内压的测量 怀疑腹腔间隔室综合征导致的 AKI 时,应连续监测腹内压。如果腹内压升高至 20mmHg 以上,应怀疑 AKI 是由腹腔间隔室综合征所致,多见于胰腺炎及腹腔感染患者。

6. 自身免疫检测 患者的临床症状、尿常规结果,可能提示需要进行免疫学检查,如抗中性粒细胞胞浆抗体(antineutrophil cytoplasmic antibodies,ANCA)、抗核抗体(antinuclear antibody,ANA)、抗肾小球基底膜抗体(anti-glomerular basement membrane antibodies,anti-GBM)以及补体(complement,C)C3、C4,以排查免疫相关性疾病。当 AKI 患者合并肺肾综合征,咯血,或溶血 / 血小板减少症时,必须进行这些检查。

7. 肾活检 肾活检在重症患者中很少进行,主要是顾及出血风险以及对于肾活检结果缺乏治疗措施。但怀疑潜在的肾实质或肾小球疾病时,肾活检是其他检查不能替代的。Chu 等人研究显示,AKI 引起的弥漫性组织学改变可以不伴有显著的肌酐升高。在 303 例活检证实的急性肾实质损伤中(包括新月体性肾小球肾炎和急性血栓性微血管病),只有 198 例(65%)符合 KDIGO 的 AKI 诊断标准。法国的另一项研究显示,活检证实的 AKI 中约 50% 并没有诊断为急性肾小管坏死,这会导致治疗方案的不同。最近的研究称经颈静脉肾活检(transjugular kidney biopsy,TJRB)在安全性上优于经皮肾穿刺及开放性手术。

8. 其他实验室检查 根据具体临床情况,可以联合以下检查:血清肌酸激酶和肌红蛋白(怀疑横纹肌溶解)、乳酸脱氢酶(怀疑血栓性血小板减少性紫癜)、血细胞涂片(怀疑血栓性血小板减少性紫癜 / 溶血尿毒综合征)、氨基末端脑尿钠肽(NT-proBNP)和肌钙蛋白(怀疑心肾综合征)、血清 / 尿蛋白电泳(怀疑骨髓瘤肾)。

如前所述,肌酐用于评估肾小球滤过率,在危重症患者中缺乏稳定性,其产生与排出速度均在变动(表 2-2)。药物可能引起肌酐增高而并不伴有肾小球滤过率下降,而液体过负荷可能导致肌酐被稀释,肌酐本身也滞后于肾小球滤过率的下降,所以重症患者中 AKI 常被延迟诊断。然而,其他检查也存在问题,如留置尿管患者出现血尿,最常见的是创伤所致;自身免疫检测在重症患者中假阳性风险更高,例如感染就是导致 ANCA 假阳性的常见原因。因此,迫切需要寻找新的诊断指标指导 AKI 的临床决策。图 2-1 为大致的 AKI 病因诊断思路。近年来生物标志物、超声及分子影像技术在 AKI 诊断中发挥出巨大潜力,本章将在下文逐一详细介绍。

第二节　生物标志物

由于肌酐和尿量在 AKI 诊断中的局限，生物标志物作为肌酐的替代或补充已取得了丰富的研究进展。各种标志物对于 AKI 诊断的意义，因其来源于肾单位不同部分、生理功能、肾损伤发生后释放时间、体内清除及分布的不同而存在很大的差别（表 2-3，图 2-2）。此外，除了诊断 AKI，部分标志物还可以为病因学诊断提供线索，甚至区分肾功能处于损伤还是恢复阶段。

表 2-3　AKI 新型诊断标志物

AKI 生物 标志物	描述	肾脏产生及 分泌情况	局限性和 影响因素	预测 AKI 的 AUC	研究
丙氨酸氨基转肽酶（AAP） 碱性磷酸酶（ALP） γ- 谷氨酰转肽酶（γ-GT）	近端肾小管刷状缘细胞分泌的酶	肾小管刷状缘细胞损伤后释放			
血管生成素 1 angiopoietin-1 血管生成素 2 angiopoietin-2	大小为 57kDa，是内皮细胞生长因子，由肾脏内皮细胞分泌	肾小球疾病及脓毒症时升高	全身炎症反应综合征，糖尿病，恶性肿瘤		
钙网蛋白（calprotectin）	细胞浆钙结合复合体，来自于中性粒细胞及单核细胞，天然免疫系统激活剂，可以促进 AKI 修复	肾实质 AKI 可在尿中检测到	炎症性肠病，尿路感染，CKD	0.97 0.99 0.94	住院患者 住院患者 CCU 患者
几丁质酶 3 样 - 蛋白 -1（chitinase 3-like protein 1）	39kDa，糖苷水解酶 18 家族的可溶性细胞内蛋白	肾小球滤过，部分也可由肾脏应激或损伤时，肾内巨噬细胞分泌	炎症性疾病，恶性肿瘤，COPD，肝硬化，结缔组织病，心血管疾病		
胱抑素 C（CystatinC）	13kDa，酶抑制剂，人类所有有核细胞均可产生，持续释放至血浆中	肾小球自由滤过，近端肾小管完全吸收、分解，小管不再分泌	全身炎症反应综合征，恶性肿瘤，甲状腺功能障碍，糖皮质激素功能紊乱，吸烟，高胆红素血症，高甘油三酯血症，HIV		
α- 谷胱甘肽 -S- 转移酶（α GST）	47kDa-51kDa，近端小管细胞质酶	肾小管损伤时，释放至尿液			
n- 谷胱甘肽 -S- 转移酶（n-GST）	47kDa-51kDa，远端小管细胞质酶	肾小管损伤时，释放至尿液			

续表

AKI 生物 标志物	描述	肾脏产生及 分泌情况	局限性和 影响因素	预测 AKI 的 AUC	研究
肝细胞生长因子（HGF）	抗纤维化细胞因子，由间充质细胞分泌，肾损伤后用于小管细胞再生	肾小管损伤时，释放至尿液	进展性心力衰竭，肠道炎症，高血压		
肝杀菌肽、铁调素（Hepcidin）	2.78kDa，肽类激素，主要由肝细胞分泌，也可见于肾脏、脑、心脏，可调节铁代谢	肾小球自由滤过，肾小管完全吸收并分解	全身炎症反应综合征，铁负荷过重		
胰岛素样生长因子结合蛋白 -7（IGFBP-7），组织金属蛋白酶 -2（TIMP-2）	TIMP-2：21kDa，内源性金属蛋白酶抑制剂；IGFBP-7：29kDa 分泌性蛋白，均为 G1 细胞周期停滞相关	肾小管应激后即可释放至尿液中	糖尿病时可能升高	0.80 0.82 0.79 0.84 0.82 0.71 0.84	ICU ICU ICU 心脏手术 冠脉搭桥术 冠脉搭桥术 高风险手术
白介素（IL-18）	18kDa，促炎细胞因子	小管损伤时由近端小管细胞分泌至尿液	脓毒症，炎症，心力衰竭	0.64 0.82 0.59	急诊科 小儿心脏外科 ICU
肾损伤分子（KIM-1）	38.7kDa，跨膜糖蛋白，含有细胞外免疫球蛋白样的区域及黏蛋白样区域，可介导凋亡细胞吞噬及小管上皮再生	近端肾小管细胞在缺血或肾毒性因素刺激下分泌入尿液	慢性蛋白尿及炎症性疾病，CKD，Sickle 细胞肾病，肾细胞肿瘤	0.71 0.85 0.77 0.69	急诊科 心脏外科 ICU 和其他所有住院科室
肝型脂肪酸结合蛋白（L-FABP）	14kDa，近端小管细胞和肝细胞产生，协助脂肪酸摄取和细胞内转运	肾小球自由滤过，近端肾小管重吸收，小管细胞损伤时尿液排泄增加	CKD，多囊肾，肝脏疾病，脓毒症，非糖尿病患者贫血	0.7	急诊科
α1 微球蛋白（α1 microglobulin）	小分子蛋白，肝脏产生，	肾小球自由滤过，近端肾小管重吸收并分解，肾小管功能障碍可分泌至尿液	脓毒症		
β2 微球蛋白（β2 microglobulin）	12kDa，所有有核细胞表面 MHC-1 分子的轻链	肾小球自由滤过，近端肾小管重吸收并分解，肾小管功能障碍可分泌至尿液			

续表

AKI 生物标志物	描述	肾脏产生及分泌情况	局限性和影响因素	预测 AKI 的 AUC	研究
MircoRNA	内源性非编码小 RNA（18-22 个核酸）；缺氧可诱导 MiR-210 表达上调，MiR-21 控制肾小管上皮细胞坏死和凋亡，促进缺血再灌注损伤后细胞再生	肾小管损伤时表达上调，可在血清及尿液中检测到	0.68（尿 MiR-21） 0.8（血清 MiR-21） 0.93-1.0 MicroRNAs（miR-101-3p，miR-127-3p，miR-210-3p，miR-126-3p，miR-26b-5p，miR-29a-3p，miR-146a-5p，miR-27a-3p，miR-93-3p, and miR-10a-5p）		心脏手术 心脏手术 ICU
单核细胞趋化肽 -1（MCP-1）	肾脏系膜细胞和足细胞产生的肽类物质	释放至尿液	基础肾脏疾病可影响 MCP-1 水平		
n- 乙酰 - 酰 P-1 氨基葡萄糖苷酶（NAG）	分子量大于 130kDa，溶酶体酶，近端、远端小管细胞及非肾脏细胞均可产生	分子量太大，肾小球无法滤过，小管损伤时释放至尿液	糖尿病肾病影响其尿液浓度		
中性粒细胞明胶酶相关载脂蛋白（NGAL）	分为三种： 1. 25kDa 单体糖蛋白，中性粒细胞及上皮组织产生（包括肾小管细胞） 2. 45kDa，同型二聚体蛋白，中性粒细胞产生 3. 135kDa 异质二聚体，肾小管细胞产生	25kDa 和 45kDa 的 NAGL 可经肾小球滤过并经健康肾小管重吸收，25kDa 及 135kDa 在肾小管损伤时可释放至尿液	脓毒症，恶性肿瘤 CKD，尿路感染，胰腺炎，COPD，子宫内膜增生		
神经生长因子 -1（Netrin-1）	50～75kDa 层粘连蛋白相关分子，正常肾脏小管上皮细胞可少量分泌	损伤的近端小管细胞可大量分泌且释放至尿液			
脑啡肽原（proen-kephalin）	肾上腺髓质、神经系统、免疫系统及肾脏组织分泌的内源性多肽激素，	肾小球滤过可清除	全身炎症，疼痛		
视网膜结合蛋白（RBP）	21kDa，肝脏合成的单链糖蛋白	肾小球完全滤过，肾小管完全重吸收且不会分泌至尿液，仅在小管损伤时分泌至尿液	糖尿病，肥胖，急性重症疾病		

续表

AKI 生物 标志物	描述	肾脏产生及 分泌情况	局限性和 影响因素	预测 AKI 的 AUC	研究
骨髓细胞表面可 溶性激活受体-1 （sTREM-1）	中性粒细胞和单 核细胞表达的免 疫球蛋白超家族 受体，内皮细胞及 小管上皮细胞也 可产生	可经肾小球 滤过，肾小管 局部上皮细 胞也可产生	脓毒症，全身炎 症反应		

表 2-4　生物标志物在 AKI 预后判断中的作用

	NGAL	KIM-1	L-FABP	IL-18	TIMP-2/IGFBP7
预测住院死亡率	Hall 等 Singer 等 Nickolas	Hall 等 Nickolas 等 Gonzalez & Vincent	Doi 等 Nickolas 等	Doi Hall 等	
预测远期终末期肾 病/死亡率	Bolignano 等 Ralib 等 Coca 等				Koyner 等

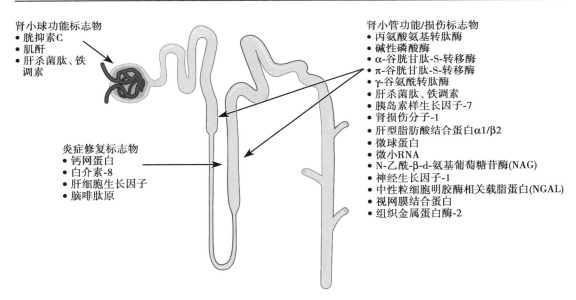

图 2-2　肾脏生物标志物及其分类

肾小球功能标志物
- 胱抑素C
- 肌酐
- 肝杀菌肽、铁调素

肾小管功能/损伤标志物
- 丙氨酸氨基转肽酶
- 碱性磷酸酶
- α-谷胱甘肽-S-转移酶
- π-谷胱甘肽-S-转移酶
- γ-谷氨酰转肽酶
- 肝杀菌肽、铁调素
- 胰岛素样生长因子-7
- 肾损伤分子-1
- 肝型脂肪酸结合蛋白α1/β2
- 微球蛋白
- 微小RNA
- N-乙酰-β-d-氨基葡萄糖苷酶(NAG)
- 神经生长因子-1
- 中性粒细胞明胶酶相关载脂蛋白(NGAL)
- 视网膜结合蛋白
- 组织金属蛋白酶-2

炎症修复标志物
- 钙网蛋白
- 白介素-8
- 肝细胞生长因子
- 脑啡肽原

生物标志物可反映肾小球滤过功能[如胱抑素 C（cystatin C）]、肾小球完整性（如白蛋白尿和蛋白尿）、肾小管应激[如胰岛素样生长因子结合蛋白 7（insulin-like growth factor binding protein 7，IGFBP7）和组织金属蛋白酶抑制剂 2（tissue inhibitor of metalloproteinase 2，TIMP-2）]、小管损伤[如中性粒细胞明胶酶相关载脂蛋白（neutrophil gelatinase-associated lipocalin，NGAL）、肾损伤分子（kidney injury molecular

1，KIM-1）、N-乙酰氨基葡萄糖苷酶（N-acety-b-D-glucosaminidase，NAG）和肝型脂肪酸结合蛋白（liver-type fatty acid-binding protein，L-FABP）]及肾内炎症[如白介素-18（interleukin-18，IL-18）]等。在不计其数的生物标志物中，目前仅有胱抑素C、NGAL、IGFBP7和TIMP2已经转化进入临床使用。本文将生物标志物按照功能和部位作详细阐述。

一、肾小球功能生物标志物

迄今为止，只有胱抑素C在部分医院作为常规检测项目用于临床诊断AKI。最近的一项纳入30个前瞻性队列研究的meta分析再次强调了胱抑素C作为早期诊断AKI标志物的重要性。胱抑素C是一种分子量仅13kDa的溶酶体蛋白酶抑制剂和细胞外半胱氨酸蛋白酶抑制剂，所有的有核细胞均可产生，在所有的组织和体液中均可检测到。其可经肾小球自由滤过，且完全被肾小管细胞吸收并降解。因不存在肾小管分泌或重吸收，胱抑素C较肌酐相比可更好地反应肾小球滤过率。此外，胱抑素C受年龄、性别、骨骼肌容积及肝功能影响也较小。然而，也有报道胱抑素C浓度在肿瘤、甲状腺功能异常、吸烟或使用皮质醇的患者中可发生变化，如在顺铂引起的AKI患者中使用地塞米松可造成血清胱抑素C水平升高，造成AKI的过度诊断。

二、肾小管功能/损伤性生物标志物

KIM-1是近端小管标志物，分子量为38.7kDa，属于Ⅰ型跨膜糖蛋白，具有细胞外免疫球蛋白样结构域和黏蛋白结构域。在正常肾脏和其他器官中处于低表达水平，但当肾脏缺血再灌注损伤或药物诱导的AKI时则可大量表达。在啮齿类动物和人的肾脏中，可见于近端小管细胞，特别是S3段表达上调明显。健康人尿液中KIM-1水平随着年龄升高呈线性关系，且男性高于女性。KIM-1可参与肾脏损伤和修复过程，原位杂交技术显示KIM-1是近端小管增殖和再生的标志物。不仅如此，KIM-1还可作为磷脂酰丝氨酸受体，介导缺血损伤后肾脏的凋亡细胞吞噬。研究提示，尿液KIM-1不仅可区别有无发生急性肾小管坏死，且可预测不良预后，比如是否需要肾脏替代治疗及死亡率。

肝型脂肪酸结合蛋白（L-FABP）是近端小管标志物，亦即脂肪酸结合蛋白-1（FABP1），是脂肪结合蛋白超家族的一种，分子量大小为14kDa。L-FABP不仅在肝脏表达，也在胃、肠道、肺和肾脏表达。L-FABP结合脂肪酸并将其转运至线粒体和过氧化物酶通过β氧化获得能量。L-FABP也可通过减轻过氧化氢诱导的氧化应激发挥细胞保护作用。在肾脏，L-FABP主要分布于近端小管，随大量氧化应激的有害产物一起分泌至小管腔内。在缺血再灌注和顺铂诱导的AKI模型中，可见到L-FABP表达上调且分泌至尿液，可早于血肌酐升高。

NGAL是髓袢升支粗段及集合管标志物，也可称嗜铁蛋白/抑铁素或致癌基因24p，是脂质运载蛋白家族的一员，分子量为25kDa。已知人NGAL至少有三种存在形式，即25kDa单体、45kDa同源二聚体和135kDa异质二聚体。后者可与明胶酶结合，是中性粒细胞特有的结构。NGAL在其他类型细胞中也可少量表达，如子宫、前列腺、唾液腺、肺、气道、胃、结肠和肾脏。NGAL产生随年龄增加而增加，女性多于男性。生理情况下，NGAL与铁结合形成嗜铁蛋白复合体，发挥天然免疫系统抑制细菌繁殖的作用，即阻止细菌摄入铁。此外，NGAL 还可发挥抗凋亡效应，促进肾小管细胞再生，因而在 AKI 中可能发挥肾脏保护作用。尽管 NGAL 在人类其他组织中也可产生，但在肾脏发生缺血、脓毒症或毒物损伤时可大量产生，因而可作为肾小管结构性损伤的早期标志物。研究发现，髓袢升支粗段和集合管夹层细胞是肾脏主要产生 NGAL 的部位。NGAL 在健康人血清和尿液中均不超过 20ng/ml。NGAL 在肾小球滤过，由近端肾小管重吸收。AKI 发生后，小管重吸收功能下降，尿液中 NGAL 浓度可进一步升高。NGAL 浓度升高可在小管损伤后 3h 检测到，根据肾损伤严重程度不同，6～12h 即可达到峰值，肾小管损伤越严重，尿液和血浆 NGAL 浓度越高。甚至有研究认为，尿液 NGAL 浓度升高与否可作为肾实质 AKI 和肾前性 AKI 鉴别诊断的要点。Bellomo 等也将尿液 NGAL 作为肾脏损伤的标志物之一。

钙网蛋白是集合管损伤及中性粒细胞浸润的标志物，大小为 24kDa，由两种单体 S100A8（10 835Da）和 S100A9（13 242Da）组成异源性二聚体。最初钙网蛋白被认为是中性粒细胞胞浆内的抗微生物蛋白。细胞内钙网蛋白的功能与细胞骨架有关，一旦由激活的免疫细胞分泌至细胞外则成为损伤相关分子模式蛋白。在一个单侧输尿管梗阻诱导的 AKI 模型中，肾脏集合管上皮细胞可分泌 S100A8 和 S100A9。在小鼠缺血再灌注模型中，肾脏局部的中性粒细胞可分泌 S100A8 和 S100A9。然而，钙网蛋白水平增高除见于 AKI 外，也常发生于风湿性关节炎、炎症性肠病及心肌梗死等。此外，由于钙网蛋白主要来自于中性粒细胞核单核细胞，脓尿也可能会增加尿液中钙网蛋白的水平，因此需要谨慎解读单纯尿液中钙网蛋白升高的含义，避免 AKI 过度诊断。

肾小管上皮细胞在缺血或脓毒症时可发生 G1 细胞周期停滞。研究证实，IGFBP7 和 TIMP-2 在细胞损伤早期即可参与 G1 细胞周期停滞。TIMP-2 分子大小为 21kDa，是内源性组织金属蛋白酶抑制剂。IGFBP7 是一种分子大小为 29kDa 的分泌型蛋白，与胰岛素样生长因子 1 受体结合并抑制其信号转导。肾小管应激时，IGFBP7 和 TIMP-2 可分泌至尿液。在正常人群中，TIMP-2 和 IGFBP7 水平没有性别差异，但与年龄呈负相关，在糖尿病患者尿液中浓度可升高。因此，Bellomo 等认为尿液 IGFBP7 和 TIMP-2 和血浆 NGAL 可作为肾脏损伤风险或炎症反应的标志物，而不是损伤本身的标志物。该标志物的发现也为 AKI 的预防提供了可能，但目前 IGFBP7 和 TIMP-2 在 AKI 中发挥的作用中仍是一个未知数。

三、炎症／修复生物标志物

IL-18 是近端小管和集合管标志物，也被称为 γ 干扰素（Interferon-gamma，IFN-γ）诱导因子，属于 IL-1 家族，大小为 24kDa，可调节天然免疫和获得性免疫系统。IL-18 可在许多组织产生，如单核细胞，巨噬细胞，近端小管上皮细胞及集合管的闰细胞，此时 IL-18 存在于细胞内，并且没有生物学功能。Caspase-1 可水解并激活 IL-18，活化的 IL-18 可增强炎症反应，在众多内源性炎症反应中 IL-18 水平可显著升高，如脓毒症。不仅如此，许多研究显示 IL-18 可诱导 AKI，也是 AKI 的生物标志物之一。缺血 6h 后，IL-18 水平即可升高，这一升高往往发生在 AKI 诊断成立前 24～48h。其水平在缺血 12h 可达峰值，为正常值的 25 倍。IL-18 在儿童患者和心脏手术后患者可作为 AKI 标志物，而在 ICU 患者和急诊患者中则没有诊断效能。但这也可能是上述研究中 IL-18 诊断 AKI 的截断值存在差异所致。

四、生物标志物在急性肾损伤中的应用

AKI 的诊断标准经历了 RIFLE、AKIN 和 KDIGO，然而大量研究从基础理论到临床实践角度均证实，肌酐和尿量在评估 AKI 方面存在局限性，因此利用生物标志物预测和诊断 AKI 势在必行。生物标志物的出现，不仅可更加早期、精准地诊断 AKI 及危险分层，也丰富了 AKI 病理生理机制，有助于更好地进行预后判断。如细胞周期停滞相关标志物的发现，将细胞周期停滞的概念引入 AKI 发生、发展及预后判断，并由此派生出新的概念（急性肾脏应激、亚临床 AKI 和急性肾脏病）。众多研究显示，生物标志物在 AKI 预测、诊断及预后判断方面具有广泛的前景。

（1）生物标志物用于诊断 AKI：目前很多研究探索了生物标志物在 AKI 诊断中的可能，但有效地使用生物标志物诊断 AKI，必须了解生物标志物的局限性（表 2-3）。首先，没有一个生物标志物是 AKI 的特异性标志物。NGAL/IL-18 和钙网蛋白水平在尿路感染、脓毒症时即可升高，即使没有发生 AKI。此外，NGAL/KIM-1/IL-18 水平在 CKD 患者中可升高，TIMP-2/IGFBP7 在糖尿病患者中也可见升高。其次，AKI 发生后，生物标志物可持续升高一段时间，采样检测时间点也值得商榷。另外，在针对 AKI 的临床研究中，将生物标志物作为患者纳入的标准往往由于纳入患者过多而失败。最后，几乎没有大样本、纵向、干预性研究证实 AKI 的生物标志物可预测患者预后。鉴于上述局限性，甚至有指南不建议在术后患者和 ICU 患者中用生物标志物诊断 AKI。

ADQI 推荐将生物标志物联合临床表现用于诊断 AKI。部分学者认为，生物标志物诊断 AKI 的诸多研究之所以没有阳性结果，是因为患者异质性较大的原因。例如，在单纯儿科心肺转流手术患者中，NGAL 则可表现出较好的诊断效能。Goldstein 和 Chawla 在 2010 年提出"肾绞痛"的概念，即在具有 AKI 风险的患者中运用生物标志物预测 AKI 的发生。这是一个纳入患者危险因素、损伤的症状，并可在床旁评价的"肾绞痛指数"，可在危重患者转入 ICU 3d 内预测患者是否会发生 AKI。

（2）生物标志物用于判断 AKI 预后：生物标志物的出现，使得临床医师预测 AKI 是否会进展为 CKD 或患者生存率成为可能。例如，在社区获得性肺炎合并 AKI 患者中，NAGL 能很好地判断患者能否生存、住院期间是否需要透析或出院时是否仍合并肾损伤。急性肾脏病可定义为 GFR<60ml/$(\min \cdot 1.73\mathrm{m}^2)$ 或 3 个月内有结构性肾损伤的证据，这些患者可能表现为正常的肌酐水平，也没有蛋白尿，但仍然是 AKI 发生的高危人群且可在某些因素刺激下迅速进展为 CKD。在生物标志物中，尿 TIMP-2/IGFBP7 可以很好地预测上述患者进展为 CKD 的风险。TIMP-2/IGFBP7 证实可预测危重患者发生 AKI 的风险。Koyner 等发现，AKI 患者尿 TIMP-2$\times$IGFBP7>2(ng/ml)^2/1 000 与死亡率升高或在接下来 9 个月中需要肾脏替代治疗的风险密切相关（HR，2.16；95% CI，1.32～3.53；$P=0.002$）。Schrezenmeier 等总结了 NGAL、KIM-1、L-FABP、IL-18 和 TIMP-2/IGFBP7 在 AKI 预后判断中的作用（表 2-4）。

（3）生物标志物用于指导 AKI 治疗：目前我们没有直接治疗 AKI 的手段，部分研究旨在探索治疗 AKI 的策略。生物标志物能更好地筛选出罹患 AKI 的风险更高的患者，并预测其对治疗的反应性。一项研究成功地降低了 240 例接受心脏手术成人患者 AKI 的

发生率。该研究在 240 例拟接受心脏手术的患者中,利用 TIMP-2/IGFBP7 筛选出 AKI 高风险患者,将这部分患者用血压袖带间断阻断上肢动脉进行缺血预适应(remote ischemic preconditioning, RIPC)。结果显示这一措施极大地降低了术后 AKI 发病率,提示 TIMP-2/IGFBP7 可作为筛选标准选择接受 RIPC 的患者,从而使 RIPC 成为一种可行的、潜在的 AKI 预防及治疗策略。这是一项令人十分兴奋的研究结果,提示生物标志物可能在 AKI 的预防和治疗中具有广泛的应用前景。在另外两项研究中,分别纳入心脏手术和非心脏手术患者中,采用 TIMP-2/IGFBP7 筛选出 AKI 高风险患者并采用集束化治疗策略(包括液体优化和血管活性药物滴定)治疗高风险患者,前者可显著降低 AKI 的发生率,后者仅能降低严重 AKI(Ⅱ/Ⅲ期)的发生率。但鉴于上述研究的样本量较小,且均未发现可降低血液净化比例和院内死亡率,因此临床应用 TIMP-2/IGFBP7 筛选 AKI 高危患者并提前进行治疗的证据尚不充分。

第三节　床旁超声在急性肾损伤中的诊断价值

前文提及,无论是基于肌酐和尿量的临床诊断标准,还是生物标志物的检测均有各自的局限性。近年来超声诊断技术在急危重症患者诊断中发挥了日趋重要的作用。本章在中国重症超声工作组发布的"重症超声与急性肾损伤诊断和评估"基础上,阐述床旁超声在 AKI 中的诊断价值。

对于肾后性 AKI,超声无疑是最佳的诊断方式,但在 ICU 患者中,AKI 往往是脓毒症或血流动力学不稳定所造成的。另外,在部分伴有或不伴有 AKI 休克患者的复苏中可以肾脏的灌注作为治疗导向。由此可见监测肾脏灌注既是 AKI 治疗的需要,也是休克治疗的需要。近年来重症超声应临床所需,以其便携、无创、可重复等优点被广泛应用于诊断和指导重症患者的治疗,AKI 也是其中一个被逐步关注的重要科研与临床领域。重症超声主要在三个 AKI 相关层面发挥作用:①通过心肺超声指导包括肾脏在内的全身血流动力学调控;②协助判断 AKI 的原因及判断预后;③通过肾脏超声监测指导维持肾脏灌注。

一、超声检查与全身血流动力学

肾脏是全身血流动力学的一个重要器官,全身血流动力学的稳定是维持肾脏充足灌注的基础。充分的肾脏灌注既需要足够的血流量,又需要充足的灌注压。在正常机体内,肾血流量是具有自身调节功能的,通过肌源性调节或球管反馈使其在一定范围内(血压在 80～180mmHg),无论血压如何波动,肾脏都能通过自我调节功能使肾血流量维持相对稳定,使到达肾小管的溶质量相对不变,以控制其再吸收和排泄。而当血压超出这个范围时,如在 80mmHg 以下或 180mmHg 以上时,肾血流量的自身调节便不能维持,肾血流量将随血压的变化而变化。在肝硬化、感染、全身炎症反应综合征和心力衰竭等病理情况下,上述机制可以发生改变,肾血流量也将随之发生变化,肾脏对心输出量和灌注压的需求也可能发生改变。

心肺超声(包括下腔静脉的超声)可全面地评价心功能、容量状态和容量反应性,从而指导血流动力学的调控,避免容量过多或过少。目前一些成熟的超声流程可帮助更加方便、快速地解决临床问题。心肺超声可以在全身血流动力学调控的层面上对 AKI 的诊疗提供有力的帮助。

二、重症肾脏超声方法及意义

重症肾脏超声单纯从技术本身来讲与普通超声无异，但重症医学工作者将重症患者的监测与治疗结合起来，并实现了从诊断到监测、从静态向动态的转变，使同一台超声机、相同的检查方法发挥了不同的重要作用。重症肾脏超声利用的超声技术除了二维超声测量肾脏的大小和形态，观察血肿或积液的变化以及膀胱内的液体等，更重要就是与血流灌注相关的技术：彩色多普勒、脉冲多普勒、能量多普勒（power doppler ultrasound，PDU）和超声造影（contrast-enhanced ultrasound，CEUS）等。

正常生理下，肾脏血流量主要取决于入球小动脉、出球小动脉和叶间小动脉的肾血管阻力。肾脏阻力指数（renal resistive index，RRI）取决于肾动脉收缩期峰值血流速度（Vmax）、舒张末期血流速度（Vmin）的差值与 Vmax 的比值。正常成人 RRI 值为 0.6，上限为 0.7。通过彩色多普勒或能量多普勒可显示肾脏内血管，一般选取叶间动脉后可再采用脉冲多普勒技术得到其血流频谱，经过手工或自动描记可获得该血管的收缩期最高速率、舒张期最低速率和加速时间等，通过公式即可计算出 RRI。在血管顺应性正常的情况下，血管阻力与 RRI 呈线性关系。研究证实，发生 AKI 早期即有肾脏小血管血流动力学的改变，导致肾脏血流灌注发生变化。超声测定 RRI 值的高低可以间接反映肾脏的血流灌注情况。Lerolle 等在重症患者中发现，RRI 的升高与 AKI 的发生有着显著的相关性；脓毒症休克患者 RRI 升高，可能预示其发生 AKI 的风险相应增加。但是彩色多普勒超声对细小血管的敏感性不高，对深部组织的血流不敏感，且 RRI 易受血管顺应性的影响，尚不能做到全面评价整体肾实质灌注，尤其是对肾皮质及髓质深部血流的评估不足。

RRI 反映的是单根血管的灌注，越来越多的证据显示，肾内及肾外许多因素均可影响 RRI 值，肾血管阻力仅仅是其中之一，且不是最重要的影响因素。为反映整个肾脏的血流情况，有学者使用 PDU 获得肾脏的整体灌注图像，再采用半定量评分评价肾脏的循环。应用较多的半定量评分标准为 0～3 分四级法，即 0 分：未检测到肾血流；1 分：只有肾门处可见少量血流信号；1.5 分：肾门血流较丰富，段间动脉可见血流，而尚未达叶间动脉处；2 分：肾门动脉血流明显，叶间动脉可见少量血流信号；2.5 分：叶间动脉处血流丰富，只有少量弓状动脉见到血流，并非整个肾脏都可见到血流；3 分：血流达到弓状动脉处，整个肾脏都可见到血流信号。该评分方法对肾脏灌注评估并判断其预后具有一定的帮助。但由于多普勒超声不能检测到低速的血流，因而在检查肾脏灌注时受到一定的限制。

CEUS 是经静脉注射微气泡超声对比剂，然后再实现不同病理状况下肾脏整体和局部血流的实时定量监测。目前临床应用的超声造影剂是一种具有脂质包壳的氟碳化合物微气泡，能在声场声压的激励下产生不同于人体组织的振动。而 CEUS 技术即是采集这种微气泡的振动信号，从而对靶目标进行显影。超声造影剂进入血流循环后，正常肾组织为造影剂所填充而呈现高回声，而损伤区多表现为低 - 无回声区。CEUS 对判断疾病的严重程度、时程、肾脏灌注随时间的改变以及灌注异常的肾脏内血流再分布有一定的帮助；还有可能利用 CEUS 建立 AKI 治疗的目标或作为肾脏灌注是否充足的标志物。因此 CEUS 或许也能用于评估 ICU 患者血流动力学调控的效果。

新近发展的超声动态评估组织灌注（dynamic sonographic tissue perfusion measurement，DTPM）技术也开始有重症肾脏领域的学者涉足。DTPM 技术即通过 PixelFlux 软件实现超声研究血流灌注从半定量到定量的转变，具有原始数据的实时采集、重复性好、操作简便、无创性评价及可脱机分析等优点，其依托灌注参数及灌注分布曲线为载体，充分展示了心动周期中血流动力学特征，使盼望已久的用常规超声设备定量组织灌注成为可能，而且研究者还可根据需要任意选定 ROI 及 sub-ROI，为以后制定个体化治疗方案提供可行的依据。与超声造影相比，DTPM 技术观察时间不受限制、不需要特殊设备、能精确定量且没有超声造影剂的安全性等问题。

三、重症超声辅助判断急性肾损伤病因和判断预后

根据传统的 AKI 病因分类分为肾前性、肾性和肾后性 AKI。全身和肾脏血流动力学状态紊乱导致的 AKI 属于肾前性 AKI。重症超声不仅能判断是否存在全身或肾脏血流动力学紊乱，还能对紊乱的程度做出定量或半定量的诊断以及动态监测血流动力学的变化并指导血流动力学的调控，因此对诊断甚至是指导治疗肾前性 AKI 有很高的临床价值。关于重症超声与肾脏灌注监测的问题将在下文重点讨论。肾性 AKI 包括缺血或内、外源性毒性物质导致的急性肾小管坏死、肝肾综合征、急性肾小球肾炎或间质性肾炎、恶性高血压肾病等。大小正常的肾脏常常是新出现的 AKI，而缩小的肾脏可能存在慢性肾脏病变。超声对于上述弥漫性的肾性 AKI 的判断缺乏特异性，但对于慢性 AKI 基础上的 AKI，有助于发现肾脏占位、多囊肾、慢性肾脏疾病导致的肾萎缩等基础肾脏病变和肝硬化等相关病变。泌尿系梗阻导致肾积水乃至肾后性 AKI 约占所有 AKI 的 5%，如果存在肾结石等基础疾病，发生泌尿系梗阻的概率则更高。泌尿系梗阻极易发生肾后性 AKI，并且及时解除梗阻后 AKI 也很容易恢复，因此为避免肾后性 AKI 的发生或加重，及时诊断泌尿系梗阻十分重要。而超声可及时简便地诊断泌尿系梗阻，其敏感性接近 95%。超声因其优势，成为医院诊疗 AKI 流程必需的影像学检查和排除泌尿系梗阻第一影像学选择，并被写进了 AKI 和放射学指南。

肾脏集合系统分离是泌尿系梗阻最重要的特征，表现为肾盂、肾盏扩张。根据肾皮质变薄的程度，肾盂积水可分成轻、中、重三级。轻度（一级）肾积水指的是集合系统轻微扩张；中度（二级）肾积水指肾盏圆钝，肾乳头消失，皮质轻微变薄；重度（三级）肾积水指肾盂肾盏显著扩张伴随皮质变薄。但是，重症患者中常见集合系统的扩张程度与梗阻的严重程度不相关。急性严重的梗阻可能早期在肾脏超声看不到显著的肾积水；持续使用利尿剂、感染、反流等也可见肾积水，但没有泌尿系梗阻。RRI 测定对除外梗阻有一定的帮助，存在梗阻时 RRI 往往大于 0.70。采用超声多普勒检测输尿管喷尿情况是判断梗阻的另一个办法。如果单侧输尿管"喷尿征"消失常常意味着泌尿系梗阻。但双侧输尿管"喷尿征"消失有可能是无尿，而不能确定为梗阻。联合使用 RI 和输尿管"喷尿征"可提高超声诊断泌尿系梗阻的准确性。超声可明确大部分梗阻的原因，如结石、腹膜后占位、妊娠期子宫等。泌尿系结石是泌尿系梗阻最常见的原因，但是输尿管结石有时不易被超声发现。缩小的肾脏提示长期慢性肾脏疾病，高且持续的 RRI 提示造成 AKI 的病因长时间得不到去除，均提示预后不良。

四、肾脏血流动力学评估

虽然全身的血流动力学稳定是肾脏血流动力学稳定的基础，但是全身的血流动力学状态并不能代表肾脏的局部血流动力学状态。感染性休克时，心输出量可能高于"正常值"，

但仍有可能不能满足肾脏的需要。另外即使在正常血压状态下，如果存在引起入球小动脉和出球小动脉对上述调节机制的反应性减弱，也可导致肾小球滤过率下降，引起急性肾损伤。

肾脏既可以是血流动力学不稳定的受害者，也可能是造成血流动力学不稳定的始作俑者。首先肾脏与水、电解质的平衡调节密切相关，当出现急性或慢性肾损伤时，患者可能有水钠潴留、全身水肿及心脏液体过负荷等表现，即为Ⅲ型和Ⅳ型心肾综合征，也即"急性肾心综合征"和"慢性肾心综合征"。其次，肾脏还会对全身的血管张力产生影响，肾素 - 血管紧张素 - 醛固酮系统与自主神经系统之间存在着正反馈。这些系统的异常将直接导致心血管系统的异常：当出现肾损伤时，酸性代谢产物的堆积将影响血管对儿茶酚胺的反应性；局部产生的炎性介质也会进入循环，导致血管通透性增加，出现毛细血管渗漏综合征，血管内的液体向组织间转移，有效循环血量减少。此外，肾脏还是分泌促红细胞生成素（erythrogenin，EPO）等激素的内分泌器官，当 EPO 分泌减少时，血红蛋白合成不足会直接对氧输送产生影响。可见肾脏对维持血流动力学稳定具有重要的作用。

随着血流动力学理念的不断更新，血流动力学支持的目标也在不断地变化，与肾脏相关的参数逐渐成为血流动力学连续与动态监测的项目之一。从组织器官灌注导向的血流动力学支持的层面上讲，肾脏灌注状况的监测不仅仅是诊治 AKI 的需要，更是血流动力学监测中重要的一部分。为实现对休克时微循环的监测，诸多学者专注于"正交偏振光谱成像（orthogonal polarization spectral imaging，OPS）"和"旁流暗场成像（side stream dark field，SDF）"等观察舌下微循环的变化以评估休克的程度和对治疗的反应。事实上，针对肾脏微循环的监测技术也在不断进步，在这方面，重症床旁超声的作用正不断地被开发和利用。

超声评估肾脏血流动力学虽然尚无成熟、统一的方案，但是国内外多个学者做了大量的探讨工作，有望探索出无创监测肾脏灌注的实用方案。重症肾脏超声不仅有助于肾脏血流动力学的监测，同时可将肾脏作为监测的窗口，辅助调控全身血流动力学。

第四节　分子成像技术在急性肾损伤中的意义

医学影像技术的发展可以分成结构成像、功能成像和分子成像三个阶段。分子成像技术的概念首先由 Weissleder 于 1999 年提出，它是用影像学的方法在活体的条件下反映细胞和分子水平的变化，可以实时、无创地获得系统信息。分子成像技术是分子生物学、化学、物理学、计算机科学以及影像学技术相结合的一门新技术。它将遗传基因信息、生物化学与成像探针进行综合，由精密的成像技术来检测，再通过图像处理技术，以期显示活体组织在分子和细胞水平上的生物学过程。为临床提供定位、定性、定量和对疾病分期诊断的准确依据。与其他常规医学影像学手段相比，分子成像技术具有高特异性、敏感性和图像分辨率等特点。

分子成像技术包括核医学分子成像、磁共振分子成像、超声分子成像、光学分子成像和 X 射线分子成像等。随着分子探针的发展和多模式融合成像技术的成熟，越来越多的分子成像技术将会运用于临床诊断和治疗。分子成像技术最关键的是高敏感性的探测技术和高特异性的分子探针。活体内的分子成像必须满足 4 个基本条件：①有适合药代动力学活性的高亲和力探针；②探针能够通过生物学屏障；③具有生物信号放大系统；④能够进行快速、敏感、高分辨成像。

已有学者开始关注分子成像技术在肾脏疾病中的诊断作用，但大多集中于慢性肾脏病或狼疮肾病，其中关于肾脏炎症的检测可作为 AKI 诊断的潜在策略。狼疮及其他存在免疫复合物沉积的慢性肾脏疾病和移植肾都存在局部炎症，利用纳米级大小的探针结合核磁或超声影像技术可很好地反映肾脏局部的炎症状态。

目前分子影像技术在 AKI 中的应用尚处于研究阶段，Hoyt 等利用超声微泡技术，结合 P 选择素或血管细胞黏附分子探针，研究缺血再灌注诱导的 AKI 大鼠肾脏在 4h、24h 的炎症状态，并在 24h 取大鼠肾脏行免疫组化检测验证。结果发现，超声微泡技术＋分子探针可较好地反应肾脏的局部炎症状态。这可能是未来 AKI 诊断的潜在方向。

AKI 的诊断和评估，是 AKI 得到有效治疗的前提。不管是依据临床症状、体征、肌酐和尿量的临床诊断标准，还是生物标志物、超声诊断技术及未来可能大有可为的分子影像学技术，目前都存在各自的优点和不足，需要临床医师甄别并合理运用。

（胡婕 周飞虎）

参 考 文 献

［1］CHAWLA L S，EGGERS P W，STAR R A，et al. Acute kidney injury and chronic kidney disease as interconnected syndromes［J］. N Engl J Med，2014，（371）：58-66.

［2］MOCCIA M，CICCARELLI O. molecular and metabolic imaging in multiple sclerosis［J］. Neuroimaging Clin N Am，2017，（27）：343-356.

［3］KRAJEWSKI KM，BRASCHI-AMIRFARZAN M，DIPIRO PJ，et al. molecular targeted therapy in modern oncology：imaging assessment of treatment response and toxicities［J］. Korean J Radiol，2017，（18）：28-41.

［4］BELLOMO R，RONCO C，KELLUM J A，et al. Acute renal failure-definition，outcome measures，animal models，fluid therapy and information technology needs：the Second International Consensus Conference of the Acute Dialysis Quality Initiative（ADQI）Group［J］. Crit Care，2004，（8）：R204-212.

［5］MEHTA R L，KELLUM J A，SHAH S V，et al. Acute kidney injury network：report of an initiative to improve outcomes in acute kidney injury［J］. Crit Care，2007，（11）：R31.

［6］KELLUM J A，SILEANU F E，MURUGAN R，et al. Classifying AKI by urine output versus serum creatinine level［J］. J Am Soc Nephrol，2015，（26）：2231-2238.

［7］BASTIN A J，OSTERMANN M，SLACK A J，et al. Acute kidney injury after cardiac surgery according to risk/injury/failure/loss/end-stage，acute kidney injury network，and kidney disease：improving global outcomes classifications［J］. J Crit Care，2013，（28）：389-396.

［8］HOSTE EA，BAGSHAWSM，BELLOMO R，et al. Epidemiology of acute kidney injury in critically ill patients：the multinational AKI-EPI study［J］. Intensive Care Med，2015，（41）：1411-1423.

［9］BHADADE R，DE'SOUZA R，HARDE M J，et al. A Prospective study of acute kidney injury according to KDIGO definition and its mortality predictors［J］. J Assoc Physicians India，2016，（64）：22-28.

［10］OSTERMANN M，JOANNIDIS M. Acute kidney injury 2016：diagnosis and diagnostic workup［J］. Crit Care，2016，（20）：299.

［11］KIM J H，KIM Y S，CHOI M S，et al. Prediction of clinical outcomes after kidney transplantation from deceased donors with acute kidney injury：a comparison of the KDIGO and AKIN criteria［J］. BMC Nephrol，2017，（18）：39.

［12］ CHU R，L I C，WANG S，et al. Assessment of KDIGO definitions in patients with histopathologic evidence of acute renal disease［J］. Clin J Am Soc Nephrol，2014，（9）：1175-1182.

［13］ OSTERMANN M，CHANG R W. Challenges of defining acute kidney injury［J］. QJM，2011，（104）：237-243.

［14］ ENDRE Z H，KELLUM J A，DI SOMMA S，et al. Differential diagnosis of AKI in clinical practice by functional and damage biomarkers：workgroup statements from the tenth Acute Dialysis Quality Initiative Consensus Conference［J］. Contrib Nephrol，2013，（182）：30-44.

［15］ LEGRAND M，MIK E G，BALESTRA G M，et al. Fluid resuscitation does not improve renal oxygenation during hemorrhagic shock in rats［J］. Anesthesiology，2010，（112）：119-127.

［16］ NEJAT M，PICKERING J W，DEVARAJAN P，et al. Some biomarkers of acute kidney injury are increased in pre-renal acute injury［J］. Kidney Int，2012，（81）：1254-1262.

［17］ UCHINO S，BELLOMO R，BAGSHAW S M，et al. Transient azotaemia is associated with a high risk of death in hospitalized patients［J］. Nephrol Dial Transplant，2010，（25）：1833-1839.

［18］ National Clinical Guideline Centre（UK）. NICE Clinical Guidelines［C］// Royal College of Physicians（UK）. Acute Kidney Injury：Prevention，Detection and Management Up to the Point of Renal Replacement Therapy，Aug，2013，National Clinical Guideline Centre（UK），London，UK：c2013：no169.

［19］ BAGSHAWSM，GIBNEY R T. Acute kidney injury：clinical value of urine microscopy in acute kidney injury［J］. Nat Rev Nephrol，2009，（5）：185-186.

［20］ BAGSHAWSM，HAASE M，HAASE-FIELITZ A，et al. A prospective evaluation of urine microscopy in septic and non-septic acute kidney injury［J］. Nephrol Dial Transplant，2012，（27）：582-588.

［21］ LUCIANO R L，CASTANO E，FOGAZZI G B，et al. Light chain crystalline kidney disease：diagnostic urine microscopy as the "liquid kidney biopsy"［J］. Clin Nephrol，2014，（82）：387-391.

［22］ SHARDA N，BAKHTAR O，THAJUDEEN B，et al. Manual urine microscopy versus automated urine analyzer microscopy in patients with acute kidney injury［J］. Lab Med，2014，（45）：e152-155.

［23］ PERAZELLA M A. The urine sediment as a biomarker of kidney disease［J］. Am J Kidney Dis，2015，（66）：748-755.

［24］ BAGSHAWSM，LANGENBERG C，WAN L，et al. A systematic review of urinary findings in experimental septic acute renal failure［J］. Crit Care Med，2007，（35）：1592-1598.

［25］ BAGSHAWSM，LANGENBERG C，BELLOMO R. Urinary biochemistry and microscopy in septic acute renal failure：a systematic review［J］. Am J Kidney Dis，2006，（48）：695-705.

［26］ PEPIN MN，BOUCHARD J，LEGAULT L，et al. Diagnostic performance of fractional excretion of urea and fractional excretion of sodium in the evaluations of patients with acute kidney injury with or without diuretic treatment［J］. Am J Kidney Dis，2007，（50）：566-573.

［27］ PROWLE J，BAGSHAWSM，BELLOMO R. Renal blood flow，fractional excretion of sodium and acute kidney injury：time for a new paradigm？［J］Curr Opin Crit Care，2012，（18）：585-592.

［28］ CARVOUNIS C P，NISAR S，GURO-RAZUMAN S. Significance of the fractional excretion of urea in the differential diagnosis of acute renal failure. Kidney Int，2002，（62）：2223-2229.

［29］ DISKIN C J，STOKES T J，DANSBY L M，et al. Toward the optimal clinical use of the fraction excretion of solutes in oliguric azotemia［J］. Ren Fail，2010，（32）：1245-1254.

［30］ HALL I E，COCA S G，PERAZELLA M A，et al. Risk of poor outcomes with novel and traditional biomarkers at clinical AKI diagnosis［J］. Clin J Am Soc Nephrol，2011，（6）：2740-2749.

［31］ FENSKE W，STORK S，KOSCHKER A C，et al. Value of fractional uric acid excretion in differential diagnosis of hyponatremic patients on diuretics［J］. J Clin Endocrinol Metab，2008，（93）：2991-2997.

［32］ LANGENBERG C，WAN L，EGI M，et al. Renal blood flow in experimental septic acute renal failure［J］. Kidney Int，2006，（69）：1996-2002.

[33] VANMASSENHOVE J, GLORIEUX G, HOSTE E, et al. Urinary output and fractional excretion of sodium and urea as indicators of transient versus intrinsic acute kidney injury during early sepsis[J]. Crit Care, 2013, (17): R234.

[34] MACIEL AT, VITORIO D. Urine biochemistry assessment in critically ill patients: controversies and future perspectives[J]. J Clin Monit Comput, 2017, (31): 539-546.

[35] MACIEL AT, PARK M, MACEDO E. Physicochemical analysis of blood and urine in the course of acute kidney injury in critically ill patients: a prospective, observational study[J]. BMC Anesthesiol, 2013, (13): 31.

[36] MACIEL AT, VITORIO D. Urine biochemistry in the early postoperative period after cardiac surgery: role in acute kidney injury monitoring[J]. Case Rep Crit Care, 2013, (2013): 103450.

[37] SCHNELL D, DARMON M. Bedside Doppler ultrasound for the assessment of renal perfusion in the ICU: advantages and limitations of the available techniques[J]. Crit Ultrasound J, 2015, (7): 24.

[38] GOCZE I, RENNER P, GRAF B M, et al. Simplified approach for the assessment of kidney perfusion and acute kidney injury at the bedside using contrast-enhanced ultrasound[J]. Intensive Care Med, 2015, (41): 362-363.

[39] SCHNEIDER A G, GOODWIN M D, SCHELLEMAN A, et al. Contrast-enhanced ultrasonography to evaluate changes in renal cortical microcirculation induced by noradrenaline: a pilot study[J]. Crit Care, 2014, (18): 653.

[40] KIRKPATRICK A W, ROBERTS D J, DE WAELE J, et al. Intra-abdominal hypertension and the abdominal compartment syndrome: updated consensus definitions and clinical practice guidelines from the world society of the abdominal compartment syndrome[J]. Intensive Care Med, 2013, (39): 1190-1206.

[41] AUGUSTO JF, LASSALLE V, FILLATRE P, et al. Safety and diagnostic yield of renal biopsy in the intensive care unit[J]. Intensive Care Med, 2012, (38): 1826-1833.

[42] LEGRAND M, DARMON M. Biomarkers for AKI improve clinical practice: yes[J]. Intensive Care Med, 2015, (41): 615-617.

[43] YONG Z, PEI X, ZHU B, et al. Predictive value of serum cystatin C for acute kidney injury in adults: a meta-analysis of prospective cohort trials[J]. Sci Rep, 2017, (7): 41012.

[44] DELANAYE P, CAVALIER E, MOREL J, et al. Detection of decreased glomerular filtration rate in intensive care units: serum cystatin C versus serum creatinine[J]. BMC Nephrol, 2014, (15): 9.

[45] LEELAHAVANICHKUL A, SOUZA A C, STREET J M, et al. Comparison of serum creatinine and serum cystatin C as biomarkers to detect sepsis-induced acute kidney injury and to predict mortality in CD-1mice [J]. Am J Physiol Renal Physiology, 2014, (307): F939-948.

[46] YE Y, GAI X, XIE H, et al. Impact of thyroid function on serum cystatin C and estimated glomerular filtration rate: a cross-sectional study[J]. Endocr Pract, 2013, (19): 397-403.

[47] SCHMITT R, BACHMANN S. Impact of thyroid dysfunction on serum cystatin C[J]. Kidney Int, 2003, (64): 1139-1140.

[48] FRICKER M, WIESLI P, BRANDLE M, et al. Impact of thyroid dysfunction on serum cystatin C[J]. Kidney Int, 2003, (63): 1944-1947.

[49] KNIGHT E L, VERHAVE J C, SPIEGELMAN D, et al. Factors influencing serum cystatin C levels other than renal function and the impact on renal function measuremen[J]t. Kidney Int, 2004, (65): 1416-1421.

[50] BOKENKAMP A, VAN WIJK J A, LENTZE M J, et al. Effect of corticosteroid therapy on serum cystatin C and beta 2-microglobulin concentrations[J]. Clinical chemistry, 2002, (48): 1123-1126.

[51] PIANTA T J, PICKERING J W, SUCCAR L, et al. Dexamethasone modifies cystatin C-based diagnosis of acute kidney injury during cisplatin-based chemotherapy[J]. Kidney & blood pressure research, 2017, (42): 62-75.

［52］ AMIN R P, VICKERS A E, SISTARE F, et al. Identification of putative gene based markers of renal toxicity［J］. Environ Health Perspect, 2004,（112）: 465-479.

［53］ PROZIALECK W C, VAIDYA V S, LIU J, et al. Kidney injury molecule-1 is an early biomarker of cadmium nephrotoxicity［J］. Kidney Int, 2007,（72）: 985-993.

［54］ ICHIMURA T, HUNG C C, YANG S A, et al. Kidney injury molecule-1: a tissue and urinary biomarker for nephrotoxicant-induced renal injury［J］. Am J Physiol Renal physiology, 2004,（286）: F552-563.

［55］ HAN W K, BAILLY V, ABICHANDANI R, et al. Kidney Injury Molecule-1（KIM-1）: a novel biomarker for human renal proximal tubule injury［J］. Kidney Int, 2002,（62）: 237-244.

［56］ PENNEMANS V, RIGO J M, FAES C, et al. Establishment of reference values for novel urinary biomarkers for renal damage in the healthy population: are age and gender an issue? ［J］ Clin Chem Lab Med, 2013,（51）: 1795-1802.

［57］ BAILLY V, ZHANG Z, MEIER W, et al. Shedding of kidney injury molecule-1, a putative adhesion protein involved in renal regeneration［J］. J Biol Chem, 2002,（277）: 39739-39748.

［58］ ICHIMURA T, BROOKS C R, BONVENTRE J V. Kim-1/Tim-1and immune cells: shifting sands［J］. Kidney Int, 2012,（81）: 809-811.

［59］ BONVENTRE J V. Kidney injury molecule-1（KIM-1）: a urinary biomarker and much more［J］. Nephrol Dial Transplant, 2009,（24）: 3265-3268.

［60］ ICHIMURA T, ASSELDONK E J, HUMPHREYS B D, et al. Kidney injury molecule-1is a phosphatidylserine receptor that confers a phagocytic phenotype on epithelial cells［J］. J Clin Invest, 2008,（118）: 1657-1668.

［61］ VAN TIMMEREN M M, VAN DEN HEUVEL M C, BAILLY V, et al. Tubular kidney injury molecule-1（KIM-1）in human renal disease［J］. J Pathol, 2007,（212）: 209-217.

［62］ LIANGOS O, PERIANAYAGAM M C, VAIDYA V S, et al. Urinary N-acetyl-beta-（D）-glucosaminidase activity and kidney injury molecule-1level are associated with adverse outcomes in acute renal failure［J］. J Am Soc Nephrol, 2007,（18）: 904-912.

［63］ TAN N S, SHAW N S, VINCKENBOSCH N, et al. Selective cooperation between fatty acid binding proteins and peroxisome proliferator-activated receptors in regulating transcription［J］. Mol Cell Biol, 2002,（22）: 5114-5127.

［64］ WANG G, GONG Y, ANDERSON J, et al. Antioxidative function of L-FABP in L-FABP stably transfected Chang liver cells［J］. Hepatology, 2005,（42）: 871-879.

［65］ YAMAMOTO T, NOIRI E, ONO Y, et al. Renal L-type fatty acid--binding protein in acute ischemic injury［J］. J Am Soc Nephrol, 2007,（18）: 2894-2902.

［66］ YOKOYAMA T, KAMIJO-IKEMORI A, SUGAYA T, et al. Urinary excretion of liver type fatty acid binding protein accurately reflects the degree of tubulointerstitial damage［J］. Am J Pathol, 2009,（174）: 2096-2106.

［67］ NOIRI E, DOI K, NEGISHI K, et al. Urinary fatty acid-binding protein 1: an early predictive biomarker of kidney injury［J］. Am J physiol Renal Physiology, 2009,（296）: F669-679.

［68］ WHEELER D S, DEVARAJAN P, MA Q, et al. Serum neutrophil gelatinase-associated lipocalin（NGAL）as a marker of acute kidney injury in critically ill children with septic shock［J］. Crit Care Med, 2008,（36）: 1297-1303.

［69］ ZWIERS A J, DE WILDT S N, VAN ROSMALEN J, et al. Urinary neutrophil gelatinase-associated lipocalin identifies critically ill young children with acute kidney injury following intensive care admission: a prospective cohort study［J］. Crit Care, 2015,（19）: 181.

［70］ CULLEN M R, MURRAY P T, FITZGIBBON M C. Establishment of a reference interval for urinary neutrophil gelatinase-associated lipocalin［J］. Ann Clin Biochem, 2012,（49）: 190-193.

［71］GOETZ D H，HOLMES M A，BORREGAARD N，et al. The neutrophil lipocalin NGAL is a bacteriostatic agent that interferes with siderophore-mediated iron acquisition［J］. Mol Cell，2002，（10）：1033-1043.

［72］FLO T H，SMITH K D，SATO S，et al. Lipocalin 2 mediates an innate immune response to bacterial infection by sequestrating iron［J］. Nature，2004，（432）：917-921.

［73］PARAGAS N，KULKARNI R，WERTH M，et al. alpha-Intercalated cells defend the urinary system from bacterial infection［J］. J Clin Invest，2014，（124）：2963-2976.

［74］MISHRA J，MA Q，PRADA A，et al. Identification of neutrophil gelatinase-associated lipocalin as a novel early urinary biomarker for ischemic renal injury［J］. J Am Soc Nephrol，2003，（14）：2534-2543.

［75］SUPAVEKIN S，ZHANG W，KUCHERLAPATI R，et al. Differential gene expression following early renal ischemia/reperfusion［J］. Kidney Int，2003，（63）：1714-1724.

［76］MISHRA J，MORI K，MA Q，et al. Neutrophil gelatinase-associated lipocalin：a novel early urinary biomarker for cisplatin nephrotoxicity［J］. Am J Nephrol，2004，（24）：307-315.

［77］SCHMIDT-OTT KM，MORI K，LI JY，et al. Dual action of neutrophil gelatinase-associated lipocalin［J］. J Am Soc Nephrol，2007，（18）：407-413.

［78］CHARLTON J R，PORTILLA D，OKUSA M D. A basic science view of acute kidney injury biomarkers［J］. Nephrol Dial Transplant，2014，（29）：1301-1311.

［79］HVIDBERG V，JACOBSEN C，STRONG R K，et al. The endocytic receptor megalin binds the iron transporting neutrophil-gelatinase-associated lipocalin with high affinity and mediates its cellular uptake［J］. FEBS Lett，2005，（579）：773-777.

［80］DEVARAJAN P. Review：neutrophil gelatinase-associated lipocalin：a troponin-like biomarker for human acute kidney injury［J］. Nephrology（Carlton，Vic），2010，（15）：419-428.

［81］NICKOLAS T L，O'ROURKE M J，YANG J，et al. Sensitivity and specificity of a single emergency department measurement of urinary neutrophil gelatinase-associated lipocalin for diagnosing acute kidney injury［J］. Ann Intern Med，2008，（148）：810-819.

［82］GARCIA-ALVAREZ M，GLASSFORD N J，BETBESE A J，et al. Urinary Neutrophil Gelatinase-Associated Lipocalin as Predictor of Short-or Long-Term Outcomes in Cardiac Surgery Patients［J］. J Cardiothorac Vasc Anesth，2015，（29）：1480-1488.

［83］HAASE-FIELITZ A，BELLOMO R，DEVARAJAN P，et al. The predictive performance of plasma neutrophil gelatinase-associated lipocalin（NGAL）increases with grade of acute kidney injury［J］. Nephrol Dial Transplant，2009，（24）：3349-3354.

［84］HAASE M，DEVARAJAN P，HAASE-FIELITZ A，et al. The outcome of neutrophil gelatinase-associated lipocalin-positive subclinical acute kidney injury：a multicenter pooled analysis of prospective studies［J］. J Am Coll Cardiol，2011，（57）：1752-1761.

［85］NICKOLAS T L，SCHMIDT-OTT K M，CANETTA P，et al. Diagnostic and prognostic stratification in the emergency department using urinary biomarkers of nephron damage：a multicenter prospective cohort study［J］. J Am Coll Cardiol，2012，（59）：246-255.

［86］SINGER E，ELGER A，ELITOK S，et al. Urinary neutrophil gelatinase-associated lipocalin distinguishes pre-renal from intrinsic renal failure and predicts outcomes［J］. Kidney Int，2011，（80）：405-414.

［87］AU V，FEIT J，BARASCH J，et al. Urinary neutrophil gelatinase-associated lipocalin（NGAL）distinguishes sustained from transient acute kidney injury after general surgery［J］. Kidney Int Rep，2016，（1）：3-9.

［88］BELLOMO R，KELLUM J A，RONCO C，et al. Acute kidney injury in sepsis［J］. Intensive Care Med，2017，43（6）：816-828.

［89］STRIZ I，Trebichavsky I. Calprotectin-a pleiotropic molecule in acute and chronic inflammation［J］. Physiol Res，2004，（53）：245-253.

[90] EHRCHEN J M, SUNDERKOTTER C, FOELL D, et al. The endogenous Toll-like receptor 4 agonist S100A8/S100A9（calprotectin）as innate amplifier of infection, autoimmunity, and cancer[J]. J Leukoc Biol, 2009,（86）: 557-566.

[91] FUJIU K, MANABE I, NAGAI R. Renal collecting duct epithelial cells regulate inflammation in tubulointerstitial damage in mice[J]. J Clin Invest, 2011,（121）: 3425-3441.

[92] DESSING M C, TAMMARO A, PULSKENS W P, et al. The calcium-binding protein complex S100A8/A9 has a crucial role in controlling macrophage-mediated renal repair following ischemia/reperfusion[J]. Kidney Int, 2015,（87）: 85-94.

[93] HAMMER H B, ODEGARD S, FAGERHOL M K, et al. Calprotectin（a major leucocyte protein）is strongly and independently correlated with joint inflammation and damage in rheumatoid arthritis[J]. Ann Rheum Dis, 2007,（66）: 1093-1097.

[94] FOELL D, WITTKOWSKI H, REN Z, et al. Phagocyte-specific S100 proteins are released from affected mucosa and promote immune responses during inflammatory bowel disease[J]. J Pathol, 2008,（216）: 183-192.

[95] ALTWEGG L A, NEIDHART M, HERSBERGER M, et al. Myeloid-related protein 8/14 complex is released by monocytes and granulocytes at the site of coronary occlusion: a novel, early, and sensitive marker of acute coronary syndromes[J]. Eur Heart J, 2007,（28）: 941-948.

[96] SCHREZENMEIER E V, BARASCH J, BUDDE K, et al. Biomarkers in acute kidney injury-pathophysiological basis and clinical performance[J]. Acta Physiol（Oxf）, 2017,（219）: 554-572.

[97] KASHANI K, AL-KHAFAJI A, ARDILES T, et al. Discovery and validation of cell cycle arrest biomarkers in human acute kidney injury[J]. Crit Care, 2013,（17）: R25.

[98] BIHORAC A, CHAWLA LS, SHAW A D, et al. Validation of cell-cycle arrest biomarkers for acute kidney injury using clinical adjudication[J]. Am J Respir Critical Care Med, 2014,（189）: 932-939.

[99] CHINDARKAR N S, CHAWLA L S, STRASESKI J A, et al. Reference intervals of urinary acute kidney injury（AKI）markers [IGFBP7][TIMP2] in apparently healthy subjects and chronic comorbid subjects without AKI[J]. Clin Chim Acta, 2016,（452）: 32-37.

[100] BELL M, LARSSON A, VENGE P, et al. Assessment of cell-cycle arrest biomarkers to predict early and delayed acute kidney injury[J]. Dis Markers, 2015,（2015）: 158658.

[101] GRACIE J A, ROBERTSON S E, MCINNES I B. Interleukin-18[J]. J Leukoc Biol, 2003,（73）: 213-224.

[102] NOVICK D, KIM S, KAPLANSKI G, et al. Interleukin-18, more than a Th1 cytokine[J]. Semin Immunol, 2013,（25）: 439-448.

[103] GAUER S, SICHLER O, OBERMULLER N, et al. IL-18 is expressed in the intercalated cell of human kidney[J]. Kidney Int, 2007,（72）: 1081-1087.

[104] DINARELLO C A. Interleukin-18 and the pathogenesis of inflammatory diseases[J]. Semin Nephrol, 2007,（27）: 98-114.

[105] CHEUNG H, CHEN N J, CAO Z, et al. Accessory protein-like is essential for IL-18-mediated signaling [J]. J Immunol, 2005,（174）: 5351-5357.

[106] LOCHNER M, FORSTER I. Anti-interleukin-18 therapy in murine models of inflammatory bowel disease[J]. Pathobiology, 2002,（70）: 164-169.

[107] GONZALEZ F, VINCENT F. Biomarkers for acute kidney injury in critically ill patients[J]. Minerva Anestesiol, 2012,（78）: 1394-1403.

[108] WU H, CRAFT M L, WANG P, et al. IL-18 contributes to renal damage after ischemia-reperfusion[J]. J Am Soc Nephrol, 2008,（19）: 2331-2341.

[109] ZHENG J, XIAO Y, YAO Y, et al. Comparison of urinary biomarkers for early detection of acute kidney injury after cardiopulmonary bypass surgery in infants and young children[J]. Pediatr Cardiol, 2013,（34）: 880-886.

[110] KRAWCZESKI C D, GOLDSTEIN S L, WOO J G, et al. Temporal relationship and predictive value of urinary acute kidney injury biomarkers after pediatric cardiopulmonary bypass[J]. J Am Coll Cardiol, 2011, (58): 2301-2309.

[111] NISULA S, YANG R, POUKKANEN M, et al. Predictive value of urine interleukin-18 in the evolution and outcome of acute kidney injury in critically ill adult patients[J]. Br J Anaesth, 2015, (114): 460-468.

[112] LIN X, YUAN J, ZHAO Y, et al. Urine interleukin-18 in prediction of acute kidney injury: a systemic review and meta-analysis[J]. J Nephrol, 2015, (28): 7-16.

[113] KOYNER J L, GARG A X, COCA S G, et al. Biomarkers predict progression of acute kidney injury after cardiac surgery[J]. J Am Soc Nephrol, 2012, (23): 905-914.

[114] PARIKH C R, MOLEDINA D G, COCA S G, et al. Application of new acute kidney injury biomarkers in human randomized controlled trials[J]. Kidney Int, 2016, (89): 1372-1379.

[115] ICHAI C, VINSONNEAU C, SOUWEINE B, et al. Acute kidney injury in the perioperative period and in intensive care units (excluding renal replacement therapies)[J]. Ann Intensive Care, 2016, (6): 48.

[116] CHAWLA L S, GOLDSTEIN S L, KELLUM J A, et al. Renal angina: concept and development of pretest probability assessment in acute kidney injury[J]. Crit Care, 2015, (19): 93.

[117] MISHRA J, DENT C, TARABISHI R, et al. Neutrophil gelatinase-associated lipocalin (NGAL) as a biomarker for acute renal injury after cardiac surgery[J]. Lancet, 2005, (365): 1231-1238.

[118] KRAWCZESKI C D, WOO J G, WANG Y, et al. Neutrophil gelatinase-associated lipocalin concentrations predict development of acute kidney injury in neonates and children after cardiopulmonary bypass[J]. J Pediatr, 2011, (158): 1009-1015 e1001.

[119] DENT C L, MA Q, DASTRALA S, et al. Plasma neutrophil gelatinase-associated lipocalin predicts acute kidney injury, morbidity and mortality after pediatric cardiac surgery: a prospective uncontrolled cohort study[J]. Crit Care, 2007, (11): R127.

[120] BENNETT M, DENT C L, MA Q, et al. Urine NGAL predicts severity of acute kidney injury after cardiac surgery: a prospective study[J]. Clin J Am Soc Nephrol, 2008, (3): 665-673.

[121] GOLDSTEIN S L, CHAWLA L S. Renal angina[J]. Clin J Am Soc Nephrol, 2010, (5): 943-949.

[122] BASU R K, ZAPPITELLI M, BRUNNER L, et al. Derivation and validation of the renal angina index to improve the prediction of acute kidney injury in critically ill children[J]. Kidney Int, 2014, (85): 659-667.

[123] SRISAWAT N, MURUGAN R, LEE M, et al. Plasma neutrophil gelatinase-associated lipocalin predicts recovery from acute kidney injury following community-acquired pneumonia[J]. Kidney Int, 2011, (80): 545-552.

[124] KOYNER J L, SHAW A D, CHAWLA L S, et al. Tissue Inhibitor Metalloproteinase-2 (TIMP-2) IGF-Binding Protein-7 (IGFBP7) Levels Are Associated with Adverse Long-Term Outcomes in Patients with AKI[J]. J Am Soc Nephrol, 2015, (26): 1747-1754.

[125] ZARBOCK A, SCHMIDT C, VAN AKEN H, et al. Effect of remote ischemic preconditioning on kidney injury among high-risk patients undergoing cardiac surgery: a randomized clinical trial[J]. JAMA, 2015, (313): 2133-2141.

[126] HELLER F, FRISCHMANN S, GRUNBAUM M, et al. Urinary calprotectin and the distinction between prerenal and intrinsic acute kidney injury[J]. Clin J Am Soc Nephrol, 2011, (6): 2347-2355.

[127] SEIBERT F S, PAGONAS N, ARNDT R, et al. Calprotectin and neutrophil gelatinase-associated lipocalin in the differentiation of pre-renal and intrinsic acute kidney injury[J]. Acta Physiol (Oxf), 2013, (207): 700-708.

[128] CHANG C H, YANG C H, YANG H Y, et al. Urinary Biomarkers Improve the Diagnosis of Intrinsic Acute Kidney Injury in Coronary Care Units[J]. Medicine (Baltimore), 2015, (94): e1703.

[129] HOSTE E A, MCCULLOUGH P A, KASHANI K, et al. Derivation and validation of cutoffs for clinical

use of cell cycle arrest biomarkers[J]. Nephrol Dial Transplant, 2014, (29): 2054-2061.

[130] MEERSCH M, SCHMIDT C, VAN AKEN H, et al. Urinary TIMP-2 and IGFBP7 as early biomarkers of acute kidney injury and renal recovery following cardiac surgery[J]. PLoS One, 2014, (9): e93460.

[131] PILARCZYK K, EDAYADIYIL-DUDASOVA M, WENDT D, et al. Urinary [TIMP-2]*[IGFBP7] for early prediction of acute kidney injury after coronary artery bypass surgery[J]. Ann Intensive Care, 2015, (5): 50.

[132] WETZ A J, RICHARDT E M, WAND S, et al. Quantification of urinary TIMP-2 and IGFBP-7: an adequate diagnostic test to predict acute kidney injury after cardiac surgery? [J] Crit Care, 2015, (19): 3.

[133] GUNNERSON KJ, SHAW AD, CHAWLA LS, et al. TIMP2*IGFBP7 biomarker panel accurately predicts acute kidney injury in high-risk surgical patients[J]. J Trauma Acute Care Surg, 2016, (80): 243-249.

[134] SHAO X, TIAN L, XU W, et al. Diagnostic value of urinary kidney injury molecule 1 for acute kidney injury: a meta-analysis[J]. PLoS One, 2014, (9): e84131.

[135] XIE Y, WANG Q, WANG C, et al. High urinary excretion of kidney injury molecule-1 predicts adverse outcomes in acute kidney injury: a case control study[J]. Crit Care, 2016, (20): 286.

[136] AGUADO-FRAILE E, RAMOS E, CONDE E, et al. A Pilot Study Identifying a Set of microRNAs As Precise Diagnostic Biomarkers of Acute Kidney Injury[J]. PLoS One, 2015, (10): e0127175.

[137] DOI K, NEGISHI K, ISHIZU T, et al. Evaluation of new acute kidney injury biomarkers in a mixed intensive care unit[J]. Crit Care Med, 2011, (39): 2464-2469.

[138] BOLIGNANO D, BASILE G, PARISI P, et al. Increased plasma neutrophil gelatinase-associated lipocalin levels predict mortality in elderly patients with chronic heart failure[J]. Rejuvenation Res, 2009, (12): 7-14.

[139] RALIB AM, PICKERING JW, SHAW GM, et al. Test characteristics of urinary biomarkers depend on quantitation method in acute kidney injury[J]. J Am Soc Nephrol, 2012, (23): 322-333.

[140] COCA S G, GARG A X, THIESSEN-PHILBROOK H, et al. Urinary biomarkers of AKI and mortality 3 years after cardiac surgery[J]. J Am Soc Nephrol, 2014, (25): 1063-1071.

[141] LE DORZE M, BOUGLE A, DERUDDRE S, et al. Renal Doppler ultrasound: a new tool to assess renal perfusion in critical illness[J]. Shock, 2012, (37): 360-365.

[142] DARMON M, SCHORTGEN F, VARGAS F, et al. Diagnostic accuracy of Doppler renal resistive index for reversibility of acute kidney injury in critically ill patients[J]. Intensive Care Med, 2011, (37): 68-76.

[143] LEROLLE N, GUEROT E, FAISY C, et al. Renal failure in septic shock: predictive value of Doppler-based renal arterial resistive index[J]. Intensive Care Med, 2006, (32): 1553-1559.

[144] TUBLIN M E, BUDE R O, PLATT J F. Review. The resistive index in renal Doppler sonography: where do we stand? AJR Am J Roentgenol[J], 2003, (180): 885-892.

[145] BAROZZI L, VALENTINO M, SANTORO A, et al. Renal ultrasonography in critically ill patients. Crit Care Med[J], 2007, (35): S198-205.

[146] TENANT S C, GUTTERIDGE C M. The clinical use of contrast-enhanced ultrasound in the kidney[J]. Ultrasound(Leeds, England), 2016, (24): 94-103.

[147] WEISSLEDER R. Molecular imaging: exploring the next frontier[J]. Radiology, 1999, (212): 609-614.

[148] WEISSLEDER R, MAHMOOD U. Molecular imaging[J]. Radiology, 2001, (219): 316-333.

[149] CHARLTON J R, BEEMAN S C, BENNETT K M. MRI-detectable nanoparticles: the potential role in the diagnosis of and therapy for chronic kidney disease[J]. Advances in chronic kidney disease, 2013, (20): 479-487.

［150］ PARIKH S V，MALVAR A，SONG H，et al. Molecular imaging of the kidney in lupus nephritis to characterize response to treatment［J］. Translational research：J Lab Clin Med，2017，（182）：1-13.

［151］ THURMAN J M，SERKOVA N J. Nanosized contrast agents to noninvasively detect kidney inflammation by magnetic resonance imaging［J］. Adv Chronic Kidney Dis，2013，（20）：488-499.

［152］ HOYT K，WARRAM J M，WANG D，et al. Molecular Ultrasound Imaging of Tissue Inflammation Using an Animal Model of Acute Kidney Injury［J］. Mol Imaging Biol，2015，（17）：786-792.

［153］ RONCO C，BELLOMO R，KELLUM J A. Acute kidney injury［J］. Lancet，2019，（10212）：1949-1964.

［154］ CHAWLA L S，BELLOMO R，BIHORAC A，et al.Acute Disease Quality Initiative Workgroup 16.Acute kidney disease and renal recovery：consensus report of the Acute Disease Quality Initiative（ADQI）16 Workgroup［J］. Nat Rev Nephrol，2017，13（4）：241-257.

第三章　急性肾损伤的治疗

第一节　急性肾损伤的集束化治疗

一、集束化治疗的定义

AKI 的发病率和病死率均较高，显著恶化了患者的预后，同时造成了医疗资源的大量占用。随着对 AKI 认识的深入和相关诊治指南的推出，AKI 的临床诊治水平得到提高。但普遍而言，AKI 的临床诊治工作并不能令人完全满意，这与 AKI 的易感因素多、患者分布在不同临床科室，医师不能早期识别 AKI 和提供有效的基于循证医学证据的处理措施等因素相关。2009 年英国一项针对 976 例 AKI 患者的临床结局和死亡的调查显示超过半数患者没有得到恰当的临床处置，并指出在这些患者的诊治过程中存在系统性的错误和认知缺陷。2013 年，Aitken 的一项研究也显示，住院 AKI 患者诊疗中普遍存在的问题包括：对 AKI 的识别延迟或完全忽视，未进行尿量监测，未停用肾毒性药物，未及时识别异常生化检测结果并进行合理处置。造成这些问题的原因包括：临床医师对 AKI 认知不足，监护失当和反应不及时。研究同时指出，医源性损害和诊疗不当是造成 AKI 高发病率和病死率的原因之一。这表明，AKI 的临床诊疗距离科学、规范、合理仍存在差距，整体诊疗质量堪忧。

集束化治疗（care bundle，CB）最早由美国健康促进研究所（Institute of Healthcare Improvement，IHI）提出，指为了改善特定患者群体的诊疗质量和临床结局而制订的结构化的治疗措施的集合。它由数项有循证医学证据支持的直接干预措施组成，他们的共同实施比单独执行更能提高患者的医疗质量和临床结局。在中心静脉导管管理和呼吸机相关性肺炎患者中的应用显示，CB 可改善患者的诊疗质量和预后。

二、集束化治疗对急性肾损伤的意义

迄今为止，仍然没有针对 AKI 的特异的治疗药物及措施。所有的治疗措施均围绕识别和纠正病因、器官支持治疗、避免进一步恶化因素和防治并发症展开。因此，AKI 的诊治措施不是单一的，AKI 诊疗质量的提高不是单一诊疗措施、单一学科的质量提升，而是需要多学科的团队合作，全面、高质量地贯彻各项有循证医学证据支持的诊疗措施。

CB 具有以下几个特点：

1. CB 体现的是疾病诊治的核心措施。与疾病诊疗指南全面关注疾病诊疗的各个环节不同，CB 仅由数项有充分循证医学证据支持，对疾病发生、发展起到关键干预作用的治疗措施组成。

2. CB 作为一个诊疗措施集合应用于临床。CB 的目的不是将疾病的重点诊疗措施罗列出来，而是要求这些诊疗措施必须全面地应用于患者的诊疗过程。因此，对 CB 的贯彻与

否，我们采用"全或无"的方式进行评价：只执行了 CB 中的一项或几项治疗措施将被认为 CB 未得到执行；只有 CB 的所有诊疗措施均得到执行，才能被认定为 CB 得到落实。

3. CB 的目的是改善医疗行为，提高诊疗质量。从 CB 的"全或无"特性不难理解，推动 CB 的目的不单纯是推动一项或几项诊疗措施的落实，而是通过诊疗措施的集束化，克服诊疗行为中的不全面、不准确和不及时，推动多学科的团队合作，从而改善医疗团队的整体医疗行为，提高诊疗质量。

所以，CB 不单纯是诊疗措施的集合，还是推动医疗质量改进的工具。由此我们可发现，对于 AKI 这一致病因素广泛、涉及学科众多、诊疗措施繁杂的疾病，CB 可能是推动诊疗质量提高的手段之一，而这也是近年来，CB 在 AKI 诊疗中愈发受到重视的原因所在。

三、急性肾损伤集束化治疗的内容

多个专业学会和医疗质量促进组织发布了 AKI 相关 CB，其内容基本囊括以下几方面：

1. 血流动力学管理

（1）对 AKI 或存在罹患 AKI 高危因素的患者，建议使用晶体液而不是胶体液来进行容量复苏。充分的血管内容量是防治 AKI 的基础，目前暂没有随机对照研究（randomized controlled trial，RCT）直接比较不同类型液体用于 AKI 患者容量复苏对临床结局的影响。但几项大型 RCT 比较了不同液体类型对重症患者临床结局的影响，其中涵盖了部分肾脏相关结局指标，如 AKI 的发病率，对肾脏替代治疗（renal replacement therapy，RRT）的需求等。这些间接证据显示：相比晶体液，采用胶体液作为复苏液体，并未进一步改善患者临床结局，且某些人工胶体液如羟乙基淀粉存在肾毒性。因此，除外某些特殊患者（如肝硬化失代偿期、大面积烧伤等），晶体液被推荐作为首选复苏液体。

（2）对血管舒缩障碍，合并 AKI 或存在 AKI 高危因素的休克患者，推荐联合应用缩血管药物与液体治疗。对于经过液体复苏后仍存在休克的患者，联合应用缩血管药物是改善血流动力学表现，优化器官灌注的措施之一。关于缩血管药物在 AKI 或存在 AKI 高危因素患者中的应用，现有的研究显示：①对血管舒缩障碍，合并 AKI 或存在 AKI 高危因素的休克患者，使用缩血管药物不会导致肾脏灌注减低；相反，在容量复苏充分的基础上，恰当使用缩血管药物可改善肾脏灌注。②没有哪种缩血管药物对 AKI 的防治作用优于其他缩血管药物，因此去甲肾上腺素、多巴胺等均可应用于 AKI 患者。但相比去甲肾上腺素，使用多巴胺更易出现心律失常。

2. 代谢管理　AKI 患者往往存在严重的分解代谢，因此，营养支持与代谢管理是 AKI 防治的重要方面，其主要内容包括：

（1）将患者血糖控制在 110～149mg/dl（6.1～8.3mmol/L）。

（2）肠内营养是 AKI 患者的首选营养方式，AKI 患者的每日总热量摄入目标为 20～30kcal/kg。

（3）不以防止或推迟 RRT 为目的而限制 AKI 患者蛋白摄入。对不需要 RRT 的非高代谢状态的 AKI 患者，每日摄入蛋白量为 0.8～1.0g/kg；对需要 RRT 的非高代谢状态的 AKI 患者，每日摄入蛋白量为 1.0～1.5g/kg；对需要连续性肾脏替代治疗（continuous renal replacement therapy，CRRT）的高代谢状态 AKI 患者，最大可供给蛋白量为每日 1.7g/kg。

3. 药物治疗

（1）利尿剂没有预防和治疗 AKI 的作用：袢利尿剂（如呋塞米）和渗透性利尿剂（如甘

露醇)常应用于 AKI 的防治，但多项研究均证实，袢利尿剂不能预防 AKI 的发生、不能延缓 RRT 的需求，同时也不能促进 RRT 的撤离和改善 AKI 患者预后。与之类似，甘露醇对 AKI 的防治作用也未得到高质量循证医学证据支持，因此，不推荐将利尿剂用于预防和治疗 AKI。

（2）不推荐使用血管舒张剂如多巴胺、非诺多泮（fenoldopam）和心房利钠肽预防和治疗 AKI：既往观点认为，小剂量多巴胺能够通过改善肾脏血供而发挥肾脏保护作用，但这一观点已被多个研究证伪。非诺多泮是一种高选择性多巴胺 1 型受体激动剂，对肾血流的调节作用与小剂量多巴胺类似，但没有多巴胺的 α 和 β 肾上腺素能作用。理论上，非诺多泮比多巴胺具有更纯粹地增加肾脏血流的作用，但非诺多泮对 AKI 的预防和保护作用暂未得到高质量的研究支持，且非诺多泮可能诱导低血压，因此，权衡非诺多泮暂不确切的获益和潜在的风险，暂不推荐非诺多泮应用于 AKI 的预防和治疗。一部分小型临床研究报道心房利钠肽具有预防 AKI，减少 RRT 需求的作用，但对相关研究的荟萃分析却没有证实心房利钠肽对 AKI 具有预防和治疗作用，且这些研究存在样本量小，研究对象不同质和证据不直接等问题，因此，目前暂不支持将心房利钠肽用于 AKI 的防治。

4. 避免肾毒性药物 肾毒性药物是导致患者 AKI 发生和恶化的重要医源性因素，其中氨基糖苷类药物和两性霉素 B 是被研究较多的药物，相关循证医学证据也较为充分，但需要注意的是，肾毒性药物并不仅限于此两类。避免肾毒性药物，杜绝药物不合理使用是 AKI 诊治中需要重点关注的问题。

（1）不推荐使用氨基糖苷类药物进行抗感染治疗，除非没有合适的无肾毒性的药物作为替代。

（2）对肾功能正常的患者，推荐采用每日一次的给药方式使用氨基糖苷类药物，而不是每日多次。已有大量的研究对氨基糖苷类药物的给药方式进行了比较，对这些研究结果进行荟萃分析显示，相比一日多次的给药方式，每日一次给药可降低 AKI 的发病率。

（3）对采用每日多次给药方式使用氨基糖苷类药物，用药时间超过 24h 的患者，建议监测氨基糖苷类药物的血药浓度；对采用每日一次给药方式使用氨基糖苷类药物，用药时间超过 48h 的患者，同样建议监测氨基糖苷类药物的血药浓度。氨基糖苷类药物的峰浓度与谷浓度分别与其抗菌效果和肾损害相关。因此，对于使用氨基糖苷类药物的患者，建议药物峰浓度要达到致病菌最低抑菌浓度的 10 倍以上；而在用药 18～24h 后，药物谷浓度应低至无法测出以避免肾损害。

（4）在临床许可的情况下，推荐采用局部给药的方式（如雾化吸入）使用氨基糖苷类药物，而不是静脉注射。理论上，局部用药时，血液中氨基糖苷类药物浓度较低，因此肾损伤发生的风险相对较小。但也有研究报道雾化吸入妥布霉素导致 AKI 的发生。此外，局部给药对细菌耐药的诱导仍需要进一步评估，因此，局部使用氨基糖苷类药物不作为一种常规给药方式作为推荐，只作为一种替代选择。

（5）在需要使用两性霉素 B 时，推荐使用两性霉素 B 脂质体而不是其他剂型。

（6）在疗效相当的情况下，推荐使用唑类或棘白菌素类药物治疗真菌或寄生虫感染，而不是两性霉素 B。

5. 其他需要关注的问题

（1）不建议单独为减少 AKI 的发生或降低 RRT 的需求而选择非体外循环下冠状动脉旁路移植术。相比体外循环下冠状动脉移植术，有部分研究报道非体外循环手术能降低

AKI 的发生和降低 RRT 的需求,但并不降低患者的整体病死率。考虑到已有证据存在发表偏倚、研究人群异质性和对 AKI 定义不准确等问题,因此,基于现有证据,不建议单纯因肾脏目的而选择手术方式。

（2）不建议对伴有低血压的重症患者使用 N- 乙酰半胱氨酸预防 AKI 的发生。

（3）不建议口服或静脉使用 N- 乙酰半胱氨酸预防外科术后 AKI。

（4）避免使用造影剂,确需使用时,考虑使用低渗或等渗造影剂。

（5）在使用造影剂前后,可使用生理盐水或含碳酸氢钠溶液进行水化。

四、集束化治疗的效果评价

如上所述,AKI 诊治 CB 的内容主要包括血流动力学管理,代谢管理,避免肾损伤因素和药物治疗等几个方面,基于以上内容,不同医疗机构分别开发和制定了适合自己需求的 CB。迄今为止,共有 5 项研究对 CB 的作用进行了评价。

Forde 等在一个 30 张床位的外科病房推行了一个由 5 项干预措施（药物评价,处理低血压,监测液体平衡,尿液分析,排除泌尿系梗阻）组成的 CB。对 CB 施行前后进行比较,AKI 的识别率由 31% 提升至 100%,CB 的 80% 完成率由 20% 提升至 67%。Tsui 等在一项类似研究中纳入 100 名 AKI 患者,对一个由 11 项内容（包括记录基础肌酐值,评估容量状态,尿液分析、药物评价、监测尿蛋白 / 肌酐比,监测尿量、肾脏超声等）组成的 CB 进行了评价。研究同样显示:CB 的实施促进了对 AKI 的识别、对容量状态的评估和及时停用肾损伤药物。Joslin 等考虑到 AKI 的易感因素众多,各个临床科室的患者均可能发生 AKI,因此在全院范围内推动一项由 8 项内容（液体治疗、处理高钾血症、尿液分析、药物评价、肌酐监测、肾脏超声、出入量监测）组成的 CB。他们的研究结果显示:CB 施行前后,AKI 的识别率由 59% 升至 75%,容量状态的评估由 37% 升至 65%,出入量监测由 32% 升至 45%,肾毒性药物的停用由 27% 升至 61%。Kolhe 等同样在全院范围内推行了一项由 6 项内容组成的 CB（包括液体评估、尿液分析、病因分析、初始治疗措施等）。研究共纳入了 2 297 名 AKI 患者,其中 306 名完成了 CB。完成 CB 患者的病死率（18% 比 23.1%,P=0.046）和进展到更高级别 AKI 的比例（3.9% 比 8.1%,P=0.01）低于未完成患者。2016 年,Kolhe 等再次在 3 518 名 AKI 患者中评估了同一 CB 方案对患者结局的影响,共有 939 名患者完成了 CB,相比未完成 CB 的患者,完成 CB 降低了病死率（20.4 % 比 24.4%,P=0.017）和进展到更高级别 AKI 的比例（4.2% 比 6.7%,P=0.02）。

以上研究结果显示,虽然 CB 内容有所差异,但 CB 的实行均推动了各项诊治措施的实施,并对患者预后有所改善。因此,CB 的实施对改善 AKI 患者的诊疗质量,改善 AKI 患者预后存在积极作用。

五、AKI 集束化治疗的进一步研究方向

CB 的作用主要体现在两个方面:一是集合核心诊疗措施,通过实行 CB 以提高核心诊疗措施的依从性和完成度,从而改善患者预后;二是诊疗质量改进工具,通过集束化、流程化的手段改善医疗行为,促进医疗质量提高。而要实现以上两个目的,以下问题值得思考。

（一）如何制定一个好的 CB？

从 IHI 最早推出关于中心静脉导管管理和呼吸机相关性肺炎防治的 CB 以来,关于 CB 如何开发,应该囊括哪些诊疗措施,CB 内容合理性的争议就持续存在。上述研究中,AKI

的 CB 内容多由研究者或医疗机构根据自己的需求，从众多诊疗措施中进行选择和组合。这样的 CB 制定方式存在一些问题，如：诊疗措施是否有循证医学证据的支持？是否直接与患者关键临床结局相关？成本 / 效益比如何？是否易于接受和实施？是否有相应的质量评定标准和改进措施？一个好的 CB 需要基于对临床诊疗现状的充分认识，对核心诊疗措施的科学评价和高度凝练，对医疗资源的低占用和消耗，并具有相应的培训、检验、反馈和质量改进计划。所以，CB 的制定可能也需要一套类似于指南制定的方法学，帮助研究者和医疗机构去科学合理地制定 CB。图 3-1 为推荐的 AKI 集束化管理流程。

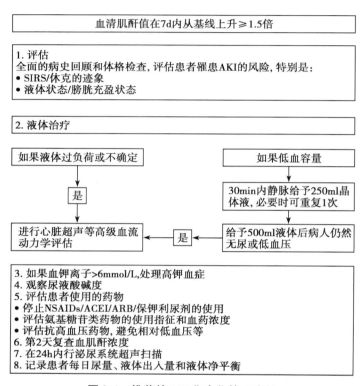

图 3-1　推荐的 AKI 集束化管理流程

ACEI. 血管紧张素转换酶；AKI. 急性肾损伤；ARB. 血管紧张素 Ⅱ受体阻断剂；NSAIDs. 非甾体抗炎药；SIRS. 全身炎症反应综合征。

（二）如何评价 CB 的作用

前文已反复强调 CB 的目的不单纯是推动诊疗措施的落实，而是一项医疗质量改进工具。因此，对于 CB 作用的评价应该是双方面的：一方面是传统的生物医学评价模式，即在特定人群中研究干预措施的效应，如在 RCT 研究中探讨小剂量多巴胺治疗是否降低了脓毒症患者 AKI 的发病率；另一方面则是社会医学评价模式，需要评价 CB 的依从性、完成度、完成质量、成本 / 效益比、对医疗流程和医疗质量的改善作用等。如动态监测血肌酐值提高了医务人员对 AKI 的早期识别率，但监测血肌酐增加的医疗成本是否与其对患者结局的改善程度相匹配？在同一 CB 的多个干预措施中，哪些对患者结局和医疗质量的改进作用较大，哪些作用较小？生物医学模式显然无法对 CB 的这些作用进行充分和全面的评价。所以,更多的评价模型、评价维度和评价方法需要引入到对 CB 作用的评估当中。而这是目前已有的研究中较为欠缺的。

综上所述,提高 AKI 诊疗质量,是降低 AKI 发病率,改善 AKI 患者临床结局的必经之路。而 CB 体现了 AKI 诊治中的核心诊疗措施,CB 的实施不仅可以促进核心诊治措施的落实,改善患者预后,同时也可以优化和改善医疗行为,促进医疗质量提升。因此,CB 对于 AKI 的诊治可能具有重要意义。如何科学开发和制定 AKI 诊治 CB,促进 CB 实施,并对 CB 的效果进行全面检验和优化,将是下一步需要重点关注的问题。

(刘畅 彭志勇)

第二节 急性肾损伤的非肾脏替代治疗

由于 AKI 常继发于全身低灌注、全身感染等全身或其他器官疾病,因此,其治疗的第一步是积极处理原发病,祛除病因,控制感染,优化全身血流动力学,停止使用导致肾损害的药物,维持内环境稳定等,防止急性肾损伤进一步加重。

急性肾损伤的分期及分级标准与患者的预后密切相关,即肾损伤程度越重,患者的死亡率越高。因此,AKI 的防治不仅仅是防止 AKI 的出现,还在于如何阻止 AKI 由轻向重进展。对于 AKI Ⅰ期和Ⅱ期,我们要做的是采取有效的非肾脏替代治疗,阻止其向Ⅲ期发展;对于 AKI Ⅱ期和Ⅲ期,我们需慎重决定是否进行肾脏替代治疗;如果暂时不做肾脏替代治疗,对非肾脏替代治疗要求更高,如液体管理等;即使已经开始肾脏替代治疗,也应在肾脏替代过程中保证血流动力学稳定,以防止 AKI 向尿毒症发展,减少患者对透析的依赖和改善预后。

一、血流动力学监测及管理

全身或肾脏血流动力学不稳定是导致 AKI 的重要因素之一,因此,需要格外关注 AKI 高危患者或合并 AKI 患者的血流动力学状态。伴有循环不稳定的重症 AKI 患者需要谨慎应用补液和血管活性药物。当循环容量不足时,缩血管药物会减少组织血流量。相反,AKI 患者也面临容量超负荷的风险,不考虑血管内容量状态而一味补液也会导致肾损伤加重,乃至影响预后。AKI 时应在严密监测血流动力学指标的前提下滴定补液和使用血管活性药物。

(一)AKI 时的血流动力学监测

AKI 时既存在全身血流动力学改变,也存在肾脏血流动力学改变。需要尽可能对全身和肾脏血流动力学进行准确、充分的评价,这有助于指导 AKI 的正确治疗。

1. 全身血流动力学监测 全身血流动力学监测内容包括心脏前负荷、后负荷、心输出量和组织灌注监测等。

前负荷的评价对 AKI 患者尤其重要,将患者的前负荷维持在恰当的水平,有利于避免肾脏发生新的低灌注和损伤,从而有助于肾脏的恢复。前负荷主要的监测方法包括:中心静脉压等压力指标、心脏舒张末容积等容积指标、每搏量变异等心肺相互作用指标以及超声血流动力学监测等。前负荷的评价没有"金标准",需对上述指标进行动态监测、联合使用以及结合患者的病理生理学特点和组织灌注指标,才有助于提高前负荷判断的准确性。

心输出量的监测是宏观循环监测的核心,对于 AKI 患者有助于判断肾脏损伤与心脏功能的相关性。比如心肾综合征患者，需要很好地监测和评估其心脏功能，通过积极改善心脏功能来促进肾脏的恢复。

心脏的后负荷评估有助于判断休克的类型并指导血管活性药物的使用。临床上经常可见到不合理的大剂量去甲肾上腺素泵入影响肾脏灌注的情况发生。因此，对于 AKI 患者，后负荷的监测和评估也会有助于防止肾脏发生进一步损害。

2. 肾脏血流动力学监测　肾脏排泄功能的正常进行有赖于肾脏血流动力学的平稳。肾脏血流动力学主要包括压力灌注和流量灌注两个方面。一般情况下，压力灌注降低超过生理范围也会引起流量灌注的下降。但在一些特殊病理情况下，两者并不同步，如全身感染的高动力情况下，可以出现压力灌注降低而流量灌注升高的情况；在存在肾动脉狭窄的情况下，虽然压力灌注很高，但流量灌注可以低于正常水平。压力灌注和流量灌注任何一方降低即可引起肾小球滤过率下降及肾功能改变。

肾脏的灌注压等于平均动脉压减去肾脏组织压力，在肾脏无明显水肿的情况下，肾脏的灌注等于平均动脉压减去中心静脉压。流量灌注通常用肾血流量（RBF）来衡量。在动物实验中，RBF 可以用超声血流量仪准确地测量出来。但目前对人的 RBF 监测尚无理想的监测方法，常用体表超声测定肾血管阻力指数或通过对氨基马尿酸（PAH）清除率监测肾血浆流量，体表超声法虽然无创，但准确度有限；PAH 则需在肾静脉内留置导管，为有创性检查，对患者损伤大，重复性差。超声造影最近被用于评估及监测 AKI 患者的肾脏灌注，它不仅可以用于监测整体肾脏灌注，还可以监测肾脏微循环，但目前其还仅作为研究工具，其相关衍生指标与肾功能标志物变化情况的具体关系还需进一步明确，但也为未来床旁动态监测肾脏微循环提供了希望。决定肾血流量的一个重要参数是肾血管阻力（RVR），它可以用体表超声测定肾血管阻力指数来间接衡量，也可以用公式计算出来：RVR=（MAP−CVP）/RBF。

由于肾脏血流动力学参数的准确监测存在困难，临床上常根据患者的病理生理情况及全身血流动力学的变化间接地估计肾脏血流动力学的变化。目前公认的观点是优化血流动力学状态和纠正容量不足对肾功能有益，它有助于 AKI 恢复及减少残余肾单位的进一步损伤。

（二）AKI 时的血流动力学管理

1. 液体管理　液体管理是 AKI 治疗中最基本的一个环节，无论是在少尿期还是多尿期，无论是防止 AKI 的加重还是促进 AKI 的恢复，都离不开恰当的液体管理。

液体复苏是临床上治疗休克及改善组织灌注最常用的手段，容量不足会导致低灌注，加重肾脏损伤甚至增加死亡率，但除了绝对容量不足外，补液治疗并无其他绝对指征；然而临床工作中，在没有肾血流量的改变、没有进行肾脏氧供或肾小球滤过率监测的前提下，仍然有大量基于防治 AKI 目的进行超指征补液的情况发生，这样发生液体过负荷的概率明显增加。一项大型多中心研究显示液体正平衡与 AKI 患者 60d 死亡率增加相关。因此，容量过负荷同样会加重 AKI，甚至影响预后。

容量过负荷为什么会加重 AKI 呢？首先，容量过负荷会引起腹腔脏器水肿，导致腹腔高压的发生，腹腔高压会引起肾静脉回流障碍，从而导致囊内压力增高和肾血流减少，引起或加重已经存在的 AKI。其次，即使不发生腹腔高压，液体过负荷引起的静脉压力增高和肾脏间质水肿也会导致肾脏纤维囊内压力增高，从而降低肾血流和肾小球滤过率。肾小管压力增加也会影响肾脏功能的恢复。若液体过负荷持续存在，则会导致 AKI 持续加重，甚至最终难以恢复，并使患者死亡率增加。

可见，重症 AKI 患者无论容量不足还是容量过多都会导致 AKI 加重，甚至影响预后。因此，重症 AKI 患者应该进行无创或有创血流动力学监测，认真评估患者的容量状态，加强对液体的管理，避免医源性容量不足或液体过负荷的发生。

在肾损伤的不同时期，液体管理的策略是不同的。对于轻度 AKI，主要是评估患者容量状态，一方面防止低灌注的发生，另一方面防止容量过负荷的出现。在肾损伤的少尿期，应保持液体平衡，在纠正了原有的体液缺失后，坚持"量出为入"的原则。在肾损伤的多尿期：尿量明显增多后要特别注意水及电解质的监测，尿量过多可适当补给葡萄糖、林格氏液等。

液体复苏时采用何种液体，胶体溶液和晶体溶液孰优孰劣，一直存在争议。有研究表明，10% 羟乙基淀粉的使用可能会影响凝血功能及增加 AKI 的发生；明胶溶液输注的获益和风险研究较少，仅有小样本试验显示与明胶相关的 AKI 风险增加了 35%；SAFE、ALBIOS 等研究及相关 mate 分析均显示白蛋白复苏效果不优于等张盐水。对于没有失血性休克等特殊病情存在的 AKI 患者或 AKI 高危患者，首选等张晶体液复苏。对于一些需要快速达到特定补液目标或需要大量补液但避免液体输入过多的患者及肝硬化合并自发性腹膜炎等特殊患者，仍可考虑使用胶体液。因此，临床上复苏时选用何种液体常常需要根据患者的病理生理情况和每种液体的特点制定个体化方案。

2. 利尿剂的利弊　重症患者由于液体复苏和水、溶质的排泄障碍，常发生体内液体容量过多。越来越多的证据表明，液体负荷过多会影响重症患者的预后。重症患者如果发生急性肾损伤和少尿，治疗选择很有限：主要包括优化全身血流动力学、液体治疗或开始肾脏替代治疗。袢利尿剂（特别是呋塞米）是目前合并急性肾损伤的重症患者临床上最常用的药物之一，有研究表明，70% 的 ICU 急性肾损伤患者接受了利尿剂治疗，其中 98% 使用呋塞米。

临床上应用呋塞米的主要目的是改善少尿患者的液体管理，和维持电解质的平衡。但呋塞米对肾脏本身有何影响，尚不完全清楚。从理论上讲，袢利尿剂可能通过抑制钠离子转运降低 Henle 袢的氧耗，减轻最脆弱的外髓肾小管的缺血性损伤，呋塞米还能对阻塞肾小管的坏死组织进行冲刷，并通过抑制前列腺素脱氢酶来降低肾内血管阻力、增加肾脏血流量。因此，呋塞米可能在肾脏的缺血性损伤中起到保护作用。少数研究提示利尿治疗可以缩短急性肾损伤的持续时间或减少患者对肾脏替代的需求。但多数临床研究表明袢利尿剂不能预防 AKI 的发生，对已经发生 AKI 的患者，呋塞米对其生存率及肾脏的恢复并无改善作用，甚至可能有危害。因此，尚需要大样本及设计合理的前瞻实验进一步明确袢利尿剂在急性肾损伤中的作用。除用于防治容量过负荷之外，2012 KDIGO 指南不推荐用利尿剂来防治 AKI。

临床上使用利尿剂之前首先要对机体的容量情况正确进行评估，如果存在血容量不足，则不宜使用利尿剂，否则可能会加重肾脏灌注不足，从而加重急性肾脏损伤。使用过程中必须避免低血压的发生，因为已经损伤的肾脏对灌注压的降低等进一步损害非常敏感。呋塞米可静脉注射或静脉泵入，剂量从小到大。大剂量使用呋塞米可导致耳鸣、耳聋等副作用，因此要注意总量不宜过大。如果患者对大剂量的利尿剂敏感性变差，即发生耐药，尤其是当利尿剂容积与尿量的比值大于 1 时，应停止使用利尿剂，考虑开始肾脏替代治疗，以避免耳毒性的发生。

最近有研究表明：呋塞米负荷试验（furosemide stress test，FST）可以很好评估肾小管损伤程度和急性肾损伤的严重程度,并指导 RRT 治疗。即一次性静脉给予 1.0mg/kg 或 1.5mg/kg 负荷量呋塞米,2h 内尿量小于 200ml 提示肾损伤程度严重,容易快速进展至 AKI Ⅲ期或需要 RRT 治疗。

3. 缩血管药物的选用　各种原因的休克是导致肾脏低灌注、引起肾损伤的主要原因之一。由于分布性休克存在外周血管扩张,单纯补液容易引起容量过负荷,因此,对于已出现 AKI 的血管扩张性休克,应该在维持血管内容量的基础上联用缩血管药物。治疗休克的常用缩血管药物包括多巴胺、去甲肾上腺素及血管升压素等。

小剂量的多巴胺或者说肾脏剂量多巴胺[2～5μg/(kg·min)]曾在临床上广泛用于急性肾衰的防治。因为一些动物及小规模临床研究认为这个剂量的多巴胺具有兴奋肾内 D1、D2 和 D4 受体,选择性扩张肾血管增加肾血流的同时发挥利钠利尿的作用,因此可能用来预防和治疗 AKI。相反的研究认为,虽然小剂量多巴胺能够增加患者的尿量,但主要与其抑制近曲小管 Na-K ATP 酶的活性,减少钠的重吸收有关,并不会增加肌酐清除率,反而因抑制了对肾脏起保护作用的管 - 球反馈及增加外层髓质的氧耗,可能引起肾损伤加重。几个循证医学分析也都得出小剂量多巴胺不能预防 AKI 的发生,不能减少透析需求和死亡率,甚至会使肾脏灌注恶化。因此感染性休克指南指出,在治疗严重感染过程中,小剂量多巴胺不应该用于肾脏保护。故小剂量多巴胺并无肾脏保护作用,临床上不应常规用来防治 AKI。但作为血管活性药物的一种,中大剂量的多巴胺也常作为临床上心源性休克和感染性休克的一线用药之一,中剂量的多巴胺可明显提高心输出量、平均动脉压、尿量及肌酐清除率。

去甲肾上腺素有着很强的 α- 肾上腺素能兴奋作用,是一种非常有效的血管收缩药物,在严重感染等分布性休克的治疗中使用非常普遍。虽然有部分研究发现去甲肾上腺素会减少肾血流量和尿量,但它们的研究对象往往是正常或低血容量性休克的患者,而非血管扩张性休克。很多关于去甲肾上腺素对严重感染时肾脏血流动力学的实验性研究提示:在严重感染时应用去甲肾上腺素不仅能够提高血压,增加尿量,改善肾小球滤过率,肾血流量常不会减少,甚至往往可见提高;也有很多临床研究提示应用去甲肾上腺素治疗感染性休克不会加重肾脏损伤,而有助于改善感染性休克患者的预后。但去甲肾上腺素对 RBF 的影响除了受到是否存在全身感染影响外,还与药物剂量有关。有研究用去甲肾上腺素将平均动脉压从 65mmHg 升至 85mmHg,发现肌酐清除率和尿量并没有明显增加,而肾血管阻力指数在平均动脉压为 75mmHg 时最低,说明血压目标的合理设定对严重感染所致 AKI 的预防和治疗非常重要。

血管升压素(vasopressin)是一种多肽激素,其作用于血管平滑肌上的 V1 受体,可引起血管平滑肌显著收缩,其强度超过去甲肾上腺素及血管紧张素Ⅱ。目前在去甲肾上腺素抵抗的休克治疗中,血管升压素的地位日益凸显。目前证据证明,与去甲肾上腺素相比,血管升压素能增加血压及尿量,但无证据显示其能改善预后或降低对肾脏替代治疗的需要。近期一项研究比较血管升压素与去甲肾上腺素对 AKI 的影响:RIFLE-Risk 期患者,血管升压素组较去甲肾上腺素组进展至 Loss 期或 Failure 期发生率更低、肾脏替代治疗使用率也更低,证明血管升压素能减少肾衰竭发生、降低死亡率。目前的研究也表明,顽固性休克患者,在使用去甲肾上腺素效果不佳的情况下[剂量大于 0.4μg/(kg·min)]及早使用血管升压素可改善患者的预后。

血管紧张素Ⅱ(angiotensin Ⅱ)为一种内源性收缩血管的配体,主要在血管内皮细胞中由血管紧张素Ⅰ转变而成。在顽固性感染性休克时，由于血管内皮细胞的损伤，使得内源性血管紧张素Ⅱ的生成减少，同时肾素 - 血管紧张素系统激活，血管紧张素Ⅰ合成增加，使血管紧张素Ⅰ/ 血管紧张素Ⅱ的比例增加，导致顽固性休克，此时补充外源性血管紧张素Ⅱ，可打断这个恶性循环，改善血管紧张素Ⅰ/ 血管紧张素Ⅱ，从而改善血压。最近的 ATHOS 3（angiotensin Ⅱ for the treatment of high-output shock 3）研究发现：血管紧张素Ⅱ可以改善顽固性休克患者的血压，亚组分析中，对于已合并 AKI 的患者，可以减少肾脏替代治疗的比例及改善患者的预后。

但目前证据仍无法说明哪种血管活性药物对于预防 AKI 效果更为理想，出于对降低肾脏灌注的担忧，休克患者使用血管活性药物应慎重，应在补足容量的基础上，适当应用血管活性药物。

二、肺肾交互与呼吸治疗

越来越多的证据表明，肺肾之间存在交互影响。1947 年，Drury 等人第一次描述气道正压对健康个体肾功能的影响，之后的研究相继证明机械通气（mechanical ventilation，MV）能影响肾功能。目前研究发现，不仅机械通气对肾功能存在影响，急性呼吸窘迫综合征（acute respiratory distress syndrome，ARDS）同样影响肾功能。最近相关的 meta 分析发现，ARDS 及 MV 均可使患者发生 AKI 的风险增加 3 倍。体外膜氧合（extracorporeal membrane oxygenation，ECMO）作为一种改良的体外循环及呼吸支持系统在越来越多的医院开展，AKI 在 ECMO 支持的患者中经常遇到，并被证明是这些重症患者死亡率增加的独立危险因素，就发生率而言不同报道差异很大，有单中心研究统计接受 ECMO 支持的患者 AKI 发生率高达 70%～85%；因此，其也应包含于广义上的肺肾交互与呼吸治疗中。关注重症患者的肺肾交互影响、给予恰当的呼吸治疗，成为急性肾损伤非肾脏替代治疗的重要方面。

（一）肺 - 肾交互作用的病理生理机制

1. 正压通气与心肾交互　正压通气使胸内压升高从而降低心脏的静脉回流，即降低心脏前负荷，使心输出量下降、血压降低，导致肾血流量、肾小球滤过率及尿量下降，这在气管插管后正压通气初更为常见。正压通气同时可增加右心后负荷，导致急性肺心病和右心衰竭的发生，也可使心输出量及肾灌注下降；相类似的，胸内压（外伤、肺及胸壁顺应性下降）或腹内压（严重肥胖、腹腔高压综合征）增高的患者，正压通气可通过增加肾静脉压、降低肾灌注压、降低肾血流量从而导致 AKI 的发生。然而，正压通气对心输出量和肾灌注的影响不足以完全解释其引起少尿及肾功能障碍的机制。因此，进一步研究发现，正压通气可激活交感神经和肾素 - 血管紧张素 - 醛固酮系统、抑制心房钠尿肽的释放，使肾内血流从皮质转移至髓质，导致在不同的肾脏灌注条件下均使肾小球滤过率下降、液体潴留。

2. 二氧化碳分压和氧分压水平的变化　已有研究证明，二氧化碳分压和氧分压水平的变化可影响肾脏的灌注及水钠的清除。无论在低气压或是正常气压条件下，低氧血症可使尿量、钠盐、钾盐及碳酸氢盐的排泄增加。对急性缺氧的复杂肾脏反应是一种保护性机制，有利于适应高海拔，减轻因液体潴留导致的高山病。其具体机制包括：第一，低氧性通气反应，包括分钟通气量的增加、通气过度引起的呼吸性碱中毒，导致碳酸氢钠排泄增加；第二，分钟通气量增加可导致吸气相胸腔内负压增加，引起尿量和尿钠增加，低氧时尿钠增加似乎与肾小球滤过率变化无关。上述机制在一定程度上可以解释肾脏对低氧血症的反应，然而在接受了肌松剂的动物中也观察到了相同现象，证明低氧对肾脏的影响还包括其他机制。目前研究发现，低氧对肾脏的影响还可能与肾素-血管紧张素-醛固酮系统的活性降低、心房钠尿肽的作用及内皮缩血管肽有关。低氧分压及高二氧化碳分压还可通过影响平均动脉压、肾血流量和肾血管阻力等影响肾脏功能。然而，一些肾段如 Henle 环和近端肾小管，氧气消耗大、血流量相对较小，导致其极易受到低氧血症的影响，即使肾脏存在灌注自动调节机制以确保氧气供应及代谢需要，但在低氧血症发生时，上述肾段仍极易受损。

3. 炎症反应　生物性损伤和全身炎症反应均与危重患者的远隔器官功能障碍以及肾损伤相关。已有几项研究表明，全身炎症反应不仅影响到肺，还会通过炎症介质、细胞因子及免疫反应加速多器官功能障碍的发展。目前研究发现，机械通气可以改变肾脏中调控血管紧张性及上皮/内皮通透性的核苷酸及嘌呤受体的表达，从而影响肾脏功能。给予高潮气量、低水平 PEEP 等有害的机械通气策略可诱导多种细胞因子如 IL-8、单核细胞趋化蛋白-1 等的产生，使肾脏及小肠绒毛上皮细胞凋亡率显著升高。

4. AKI 对肺功能的影响　尽管 AKI 合并 ARDS 有极高的死亡率及明确的临床关系，但探讨肾脏在 ARDS 发生和发展中的作用的研究很少，仅有动物实验及有限的人体研究描述了 AKI 及血液净化治疗对肺功能的影响。目前普遍认为 AKI 影响肺功能的机制包括以下几方面：第一，AKI 导致液体过负荷；第二，AKI 导致心源性肺水肿加重；第三，AKI 导致的非心源性肺损伤，即 20 世纪 50 年代就提出的"尿毒症肺"，各种损伤及炎症反应可导致体内产生大量的化学介质，如 IL-1、IL-6、IL-8、TNF-α、肿瘤坏死因子受体 1（TNFR1）、Caspase-3、T 细胞及其他细胞因子，因肾功能部分或全部丧失，导致上述化学介质在体内积累，使肺血管通透性增加、加重炎症反应及氧化应激、细胞凋亡，同时导致肺出血、肺泡上皮细胞钠钾 ATP 酶及水通道蛋白表达减少，引起不同程度的肺损伤。然而，AKI 的任何影响都难以独立识别和量化，且肺肾交互是由因到果还是互为因果目前仍难以明确。

（二）呼吸治疗

针对上述肺肾交互机制的研究，目前有研究试图通过优化呼吸支持条件，改善 AKI 的预后。最新的 meta 分析发现：有创机械通气较无创机械通气使 AKI 风险增加 3 倍，其可能与有创机械通气对患者血流动力学影响更大有关。针对机械通气的相关参数对 AKI 的影响目前研究较少，且结论并不一致。ARDS Network 研究发现：6ml/kg 的低潮气量组较 12ml/kg 的高潮气量组无肾衰竭的天数更多（20d±11d vs 18d±11d，$P=0.005$），然而该项研究采用的肾衰竭的标准与目前 KDIGO 指南的标准并不一致。EXPRESS 研究显示，当使用≥3.4mg/dl 的血清肌酐（serum creatinine，Scr）作为临界值时，在无肾衰竭天数方面，低 PEEP 组（5~9cmH$_2$O）与高 PEEP 组（28~30cmH$_2$O）无显著差异。但也有 meta 分析发现，潮气量及 PEEP 均不影响 AKI 发生风险。

接受 ECMO 支持的患者中 AKI 的发生率很高，其可能由体外循环引起或与之相关，后述会介绍其可能的病理生理学机制，目前仅有极少的研究讨论 ECMO 时单一因素对 AKI 的影响。SungWooLee 等人研究发现：ECMO 离心泵转速每增加 1 000 转/min，AKI 发生风险增加 33%，其可能与增加溶血发生率有关。因此建议在保证充足的血流量的情况下给予合适的转速。需要 ECMO 支持的患者多病情危重，而 ECMO 技术相对复杂，大量的可变因素导致难以准确识别引起 AKI 的主要病理生理学机制，因此希望通过单一优化某一环节减少 AKI 的发生并不现实，其需要通过多环节的调整、优化；Claudio Ronco 等人认为，接受 ECMO 支持的患者通常需要联合血液净化治疗，通过更好地管理液体平衡、溶质控制及清除炎症介质等方面改善患者预后。

经过半个多世纪的研究，已证明肺肾之间相互影响。然而，危重患者预后影响因素众多，肺肾交互的因果关系复杂，导致目前呼吸治疗研究相对较少，证据并不充分，KIDGO 指南也未给出建议。

三、心肾交互及液体管理

（一）心肾交互作用

心脏和肾脏之间存在复杂的关系，心功能不全时的神经体液激活、低血压、利尿剂治疗等可影响肾脏灌注和功能；肾功能不全伴随的炎症反应、电解质紊乱、容量负荷增加等因素反过来使心功能进一步恶化。肾功能不全水平越重，发生症状性心力衰竭风险和死亡率越高。血肌酐的轻度升高（26.5μmol/L，即 0.3mg/dl）即可导致心血管死亡率的显著升高。随着对心肾相互作用研究的深入，心肾综合征（cardiorenal syndrome，CRS）的概念也从狭义走向广义。2010 年 KDIGO 和 ADQI 联合发表专家共识，明确将心肾综合征定义为心脏或肾脏其中一个器官的急性或慢性功能障碍可能导致另一器官的急性或慢性功能损害的临床综合征。根据此概念，将 CRS 分为 5 个亚型。Ⅰ 型：急性心肾综合征，是指急性心功能不全导致的急性肾损伤；Ⅱ 型：慢性心肾综合征，是指慢性心功能不全导致的慢性肾功能不全；Ⅲ 型：急性肾心综合征，指急性肾功能恶化导致的急性心功能不全；Ⅳ 型：慢性肾心综合征，是指慢性肾功能不全导致的心功能不全；Ⅴ 型指全身系统性疾病（如败血症、糖尿病、系统性红斑狼疮、淀粉样变、血管炎等）导致心肾功能同时异常。有关心肾综合征详见第四章第二节。本节重点讨论心肾交互与液体管理。

（二）心肾综合征的液体管理

1. 容量过负荷与容量不足同样有害　正确的液体管理在 CRS 的治疗中起到非常关键的作用。在临床上，对心力衰竭患者的常规治疗是利尿，以减轻心脏的前负荷；而对于肾功能不全患者的常规治疗是补液，以保证肾脏足够地灌注。那么，对于 CRS 患者，我们应该如何进行液体管理呢？人们越来越多地认识到容量不足或容量过负荷均可能会使 Ⅰ 型和Ⅱ 型 CRS 患者肾功能恶化及预后变差。例如，右房压虽然不能很好地代表心排出量及左室充盈压，但它是心力衰竭患者肾功能障碍的一个重要预测指标。有研究发现心力衰竭患者的中心静脉压与肾小球滤过率呈负相关；中心静脉压越高，肾功能损害越严重。因此，急性心力衰竭的患者发生肾功能障碍不完全依赖于心排出量或平均动脉压的降低，还与容量过多、静脉淤血及组织水肿有关。急性心力衰竭时应重视高血容量的预防和处理，迅速有效地处理血容量过多有助于改善肾脏的预后。

在急性或慢性心力衰竭时血容量过多和水肿是如何导致肾脏损伤的呢？右心压力增高有可能通过增加静脉压导致肾脏水肿，从而降低肾脏灌注。肾脏的灌注压等于平均动脉压减去中心静脉压，静脉压增加会引起肾脏低灌注并激活肾素 - 血管紧张素 - 醛固酮系统。此外，由于肾脏是一个有包囊的器官，器官水肿会产生更高的静脉静水压形成"囊内填塞"，进一步降低肾脏灌注、减少尿量，引起更多的液体潴留和水肿。这一恶性循环很容易导致利尿剂耐药。对于这样的患者，即使给予大量的袢利尿剂也可能达不到液体平衡或负平衡。液体潴留会引起心肌扩张、心排量和血压下降，从而使肾脏功能进一步恶化。

2. 容量（心脏前负荷）的评价　对 CRS 患者进行容量评价是实施正确液体管理的基础和前提。但由于没有任何一种方法或指标能够完全准确地告诉我们患者的容量状态，临床上对患者容量的准确评价尚存在困难。如何正确地评价心脏的前负荷也是重症医学探讨的一个永恒的话题。

临床上评价容量首先是查体判断患者是否存在水肿或脱水的体征，并询问患者最近的液体出入情况。但对心脏前负荷的准确评价常需要借助一些客观指标来进行。随着医学技术的不断发展，目前临床上使用的评价方法与指标越来越多。

（1）压力指标：包括经中心静脉导管测得的中心静脉压（CVP）以及肺动脉导管测得的肺毛细血管嵌楔压（PCWP）、右房压（RAP）等。虽然有研究表明CVP及PCWP与心排出量相关性较差，并不能准确地反映心脏的前负荷，但补液试验时这些压力指标的动态变化对容量的判断还是有重要意义的。

（2）容量指标：包括用食道超声测量的左心室舒张末容积（LVEDV）、肺动脉导管测得的右心室舒张末容积/射血分数（RVEDV/RVEF）及PiCCO测得的全心舒张末容积/血管外肺水/胸腔内总血容积（GEDV /EVLW/ ITBV）等。容量指标虽然从理论上可以更加准确地反映心脏的前负荷，但对于心脏体积增大的心力衰竭患者，其准确性受到影响。

（3）液体反应性的评价：包括PiCCO测得每搏量变异（SVV）、脉压差变异（PPV）、收缩压变异（SPV）；超声所测得的主动脉血流及其峰流速（ΔABF或Δvpeak）、上腔静脉塌陷指数（SVC-CI）和下腔静脉扩张指数（dIVC）、被动下肢抬高实验（PLR）等。动态指标可能比静态指标更能反映患者容量的变化。

（4）生物电阻抗向量分析：生物电阻抗向量分析（BIVA）是通过电阻抗测量阻力和电感应来估计体重和水构成的一种无创技术。BIVA能够迅速评估在"正常"、极度肥胖和营养不良状态下的体重，并在液体含量正常（72.7%～74.3%）、水过多或脱水情况下评价液体状态，以防止肾脏和心脏功能的恶化。最近，这项技术在很多涉及重症患者的医学领域开始使用，如急诊医学、重症医学、透析及心脏等学科。对于危重患者，达到最佳液体状态是临床治疗的一个重要目标。最近的研究显示，BIVA在液体平衡管理方面起到一定作用。在心力衰竭引起的液体过负荷的情况下，电阻抗与BNP水平及NYHA心功能分级明显相关。还有研究发现在重症患者阻抗与中心静脉压呈正相关。

（5）用生物标志物来评价容量：评价心肾综合征患者的容量状态是否适当可以借助于生物标志物，有研究发现对心力衰竭患者使用BNP或NT-pro BNP指导治疗可比常规治疗改善预后。因此，BNP等生物标志物可以帮助临床医师滴定利尿治疗。

3. 利尿剂的使用　临床上常使用利尿剂来对CRS患者的容量进行调控。CARRESS-HF研究表明，对于急性失代偿心力衰竭患者，以利尿剂为基础的药物治疗方案优于超滤；超滤会引起更多的并发症，主要包括肌酐升高等。

当CRS患者出现容量过负荷或有容量过负荷倾向时，应首先使用利尿剂，使液体出入量实现平衡目标，减轻患者的心脏前负荷。利尿剂的剂量要根据液体平衡目标来调整。如果患者存在明显肺水肿，氧合下降，应给予负荷量的利尿剂，以迅速改善氧合。如果没有明显肺水肿，短时间内去除大量容量可能发生循环不稳定及肾脏低灌注等潜在风险，组织水肿没必要在几分钟甚至几小时内纠正，应根据患者的循环稳定程度、液体过负荷的程度及前负荷指标等情况综合决定每天的液体平衡目标，并以此来滴定利尿剂的剂量。

利尿剂持续输注的效果优于间断给药，可保证稳定、平顺地利尿。如果需要大剂量利尿，避免迅速推注以降低一过性耳聋的风险。

利尿剂耐药是一种相对的状态，有可能通过增加持续泵入袢利尿剂的剂量或在袢利尿剂基础上加用作用于肾小管其他段的利尿药物（如噻嗪类、碳酸酐酶抑制剂或醛固酮拮抗剂）改善。

必须值得关注的是一些专家对心力衰竭时使用袢利尿剂提出质疑。他们认为袢利尿剂并未证明能改善心力衰竭或急性肾损伤患者的预后，相反，大剂量使用利尿剂会增加 AKI 风险及死亡率。但是由于袢利尿剂能使多数患者缓解症状及解除淤血状态，它仍在多种类型的 CRS 中被广泛使用。而且大剂量使用利尿剂与不良结局相关很可能表明利尿剂耐药是 CRS 严重性的一个很有力的标志物。

最近也尝试使用新型利尿药物。奈西立肽是一种重组的脑利钠肽（BNP）的类似物，由于它能够对抗肾素 - 血管紧张素 - 醛固酮系统和优化液体管理而被推荐用于急性心力衰竭的治疗，但结果并不理想。奈西立肽在治疗急性心力衰竭和液体过负荷中的作用尚不明确。

当利尿剂治疗无效，液体潴留严重时，临床医师应进一步寻找利尿剂耐药的原因并纠正，必要时应借助于其他技术（如超滤或肾脏替代治疗）来缓解液体过负荷，重建安全的生理学状态。肾脏替代治疗的液体管理详见相关章节。

四、营养支持治疗

目前研究证实 AKI 患者营养不良或热量摄入不足会影响其肾脏功能恢复、延长住院时间、增加死亡率；充足的营养支持可以改善免疫功能、减轻炎症反应和氧化应激、降低病死率；因此，营养支持治疗成为 AKI 患者非肾脏替代治疗中重要一环。

AKI 往往继发于创伤、大手术、感染、心力衰竭等其他严重疾病，因此合并 AKI 的重症患者的营养状态评估十分困难。AKI 患者常存在液体过负荷、代谢紊乱等情况，临床上常用的体重、体重指数和血清蛋白水平等营养状态评估的标准参数是不可靠的，多个评估参数的组合用于指导营养支持治疗似乎更加安全。KIDGO 指南的 AKI 分期对指导营养支持治疗有一定帮助。AKI I 期对患者静息能量代谢的影响较小，因此 AKI I 期患者的能量需求应针对患者潜在疾病的严重程度、既往的营养状况和合并症进行适当调整。AKI II、III 期的患者能量消耗通常会增加，比如使用机械通气，使用机械通气的 AKI 患者能量需求约 27kcal/（kg·d），仍在 KIDGO 指南推荐的各阶段 AKI 患者的总能量摄入量 20～30kcal/（kg·d）的范围内，因此可以根据患者的具体情况在 KIDGO 指南推荐的能量摄入范围内进行调整。目前普遍推荐使用间接量热法对患者能量需求进行评估，该方法相对单一性指标更为准确，但是其在血液净化治疗期间、使用含有碳酸氢钠成分液体的患者中不能使用，因相关操作及成分会干扰测量结果，所以间接量热法也存在其局限性。AKI 患者特别容易受到与营养支持相关的并发症的影响，如高血糖、高甘油三酯血症、电解质紊乱及酸碱失衡等，因此营养支持应个体化，根据患者病情变化随时进行评估、调整。

AKI 多作为多器官功能障碍的一个环节，很少单独出现，该类患者多存在营养物质代谢紊乱。糖代谢紊乱表现为胰岛素抵抗及肝脏糖异生增加所致的高血糖，AKI 患者糖的氧化利用能力明显降低，骨骼肌和脂肪组织无法利用糖，需分解氨基酸合成糖，蛋白质分解代谢明显增强而合成下降。相对而言，脂肪代谢受影响较少，可作为 AKI 患者的主要能量来源。因此，对于急性肾损伤的患者，要提供糖和脂肪双能源非蛋白热量。有研究发现更高的能量摄入不仅不能带来期望的正氮平衡，反而会导致高血糖和高甘油三酯血症的发生率明显升高，同时易造成液体负荷增加。因此，推荐各阶段 AKI 患者的总能量摄入为 20～30kcal/（kg·d），其中包括 3～5g/kg（最高 7g/kg）的碳水化合物及 1.2～1.5g/kg 的脂肪，并使用胰岛素将血糖控制在 6.11～8.27mmol/L。

AKI 患者的蛋白质摄入应严格管理，过多摄入蛋白质会加重肾脏负担，蛋白质摄入不足会导致营养不良及其他并发症影响患者预后，因此应根据患者具体情况补充相应蛋白质。AKI Ⅰ 期对患者静息能量代谢的影响较小，此期患者多不需血液净化治疗也非高分解代谢状态，推荐蛋白质摄入量为 $0.8\sim1.0g/(kg\cdot d)$。AKI Ⅱ、Ⅲ 期的患者可能需要血液净化治疗，2012 年的 KIDGO 指南建议 RRT 治疗的 AKI 患者蛋白质摄入量为 $1.0\sim1.5g/(kg\cdot d)$（2D）；连续性肾脏替代（CRRT）患者和高分解代谢患者的蛋白质摄入量可高达 $1.7g/(kg\cdot d)$。有前瞻性研究显示，接受 CRRT 治疗的患者，正氮平衡每增加 1g/d，生存率提高 21%。目前推荐肠内蛋白质摄入应选用高生物学价值的优质动物蛋白，如鸡蛋、鱼、牛奶和精肉等，以补充必需氨基酸为主，这对于采用非透析治疗的少尿期急性肾损伤患者尤为重要；对于需要静脉补充氨基酸的患者，目前无证据显示必需氨基酸配方较混合氨基酸配方有更大获益，因此目前推荐使用混合氨基酸配方。同时指南建议不应该为了避免或推迟 RRT 而严格限制蛋白质入量（2D）。

　　目前针对微量元素补充的相关证据及推荐较少。在尚未接受血液净化治疗的患者中，推荐根据相关电解质及矿物质元素的血清浓度监测来调节摄入量，特别是钾、镁、钙、磷。接受 CRRT 治疗期间的维生素损失情况尚未被具体量化，目前专家共识建议，无论使用肠内或肠外营养的患者均应每日补充水溶性维生素；同时建议补充叶酸 1mg/d、维生素 B_6 10mg/d；虽然无可靠证据证实需额外补充维生素 B_1，但因其中毒风险低，仍推荐接受 CRRT 的患者每日补充 $25\sim100mg$；因维生素 C 可增加肾脏负担，在未接受 CRRT 治疗的患者建议每天补充量不超过 100mg，接受 CRRT 治疗的患者每天不超过 200mg；针对锌、硒、铝、铜等微量元素，目前推荐补充标准的复合微量元素制剂即可。目前针对微量元素及矿物质元素的补充缺乏大型研究支持，还需根据患者的具体情况进行个体化调整。谷氨酰胺在重症患者中的应用已得到广泛研究，其能调节应激期间的胰岛素抵抗，通过诱导热休克蛋白及增强伴侣蛋白的作用发挥细胞保护作用；对于 AKI 患者，谷氨酰胺通过减弱肾小管上皮细胞的氧化应激及下调炎症反应发挥肾脏保护作用；目前研究发现 CRRT 的超滤液中谷氨酰胺的含量很高，因此建议接受 CRRT 治疗的 AKI 患者额外补充谷氨酰胺。

　　AKI 患者胃肠动力下降、肠道水肿，同时可能存在使用镇静剂、使用血管活性药物、机械通气、电解质紊乱等对胃肠道功能带来不利影响的因素，导致实现肠内营养具有一定难度。然而给予肠内营养有助于维持肠道的完整性、减少肠黏膜萎缩、降低细菌及内毒素移位、降低应激性溃疡和消化道出血风险。临床研究证实，肠内营养能够改善 ICU 患者的预后及生存率。因此，KIDGO 指南推荐 AKI 患者优先选用肠内营养（2C）。若不能经口进食，应在 24h 内启动鼻饲饮食。

　　AKI 患者因其多合并多种其他疾病，致其能量需求评估及补充均存在相当难度，目前指南推荐证据等级较低，仅供临床参考，还需根据患者具体情况进行个体化治疗。

五、其他治疗及新型治疗

　　急性肾损伤的非肾脏替代治疗除了上述章节介绍的相关内容外，还包括维持内环境稳定、纠正贫血、根据肾脏损伤情况调整药物种类及使用剂量、预防压疮、控制感染等管理。因急性肾损伤发病率高、增加住院时间并严重影响患者预后，如何改善其预后、促进肾脏恢复成为目前研究的热点，下面内容也将介绍目前新型治疗的相关进展。

（一）维持内环境稳定

轻度高钾血症（K^+<6mmol/L）只需密切观察及严格限制含钾量高的食物和药物的应用。如 K^+>6.5mmol/L，心电图出现 QRS 波增宽等不良征兆时，应及时处理。措施有静注 10% 葡萄糖酸钙 10～20ml，2～5min 内注完；静注 5% 碳酸氢钠 100ml，5min 注完，有心功能不全者慎用；50% 葡萄糖 40ml 静脉注射，并皮下注射普通胰岛素 10U；或及早行肾脏替代治疗。多尿期应注意钾的丢失，防止低钾血症的出现。

血钠的监测为补液量提供依据。不明原因的血钠骤降提示入液量过多，尤其是输入水分过多，导致稀释性低钠血症。血钠快速增高表明处于缺水状态，引起浓缩性高钠血症，则不必过分严格限制低张液体的摄入。轻度的水过多，仅需严格限制水的摄入。明显的水过多，上述措施无效，应立即行肾脏替代治疗。

（二）远程缺血预处理

1986 年由 Murry 等人提出缺血预处理的概念，是指延长的局部缺血 / 再灌注损伤之前进行短暂的局部缺血事件可降低器官损伤的程度。目前研究发现，这种保护作用不仅在缺血局部发挥作用，而且可以保护远隔组织，该方法被称为远程缺血预处理（remote ischemic preconditioning，RIPC）。目前该方法被实验性应用于急性肾损伤的预防及治疗。但其具体机制仍未完全明确，有研究发现，诱导肾小管上皮细胞周期停滞是其可能的机制之一。Zimmerman 等人对 120 名接受心脏手术的患者行随机对照研究发现，RIPC 可以降低进行体外循环的心脏手术患者 AKI 的发生率。Zarbock A 等人的研究也得出类似结果。两项小型的随机对照研究还发现 RIPC 可以降低造影剂诱导的 AKI（contrast-induced AKI，CI-AKI）发生率；相关研究的样本量较少，Gallagher SM 等人的研究结果与上述结果相矛盾，因此目前还没有确切的建议使用 RIPC 来预防 AKI。

（三）药物治疗

目前已对多种药物用于 AKI 治疗进行了研究，也得出部分阳性结果，但因证据不足、结论相互矛盾，没有一种药物纳入临床实践中的标准治疗，下面介绍研究较多的几种药物。

1. **N- 乙酰半胱氨酸（N-acetyl-L-cysteine，NAC）** NAC 是由 L- 半胱氨酸衍化而成的一种氨基酸，后者还是还原性谷胱甘肽的前体。NAC 是一种强有力的抗氧化剂，能够清除体内的氧自由基，还可以通过增强一氧化氮诱导肾髓质血管舒张，许多动物实验证实 NAC 能降低缺血及毒物性 AKI 的发生。然而，NAC 还没有被证明可以预防与心脏手术或脓毒症患者相关的 AKI；在 CI-AKI 中，其结果也存在矛盾，但一些荟萃分析证明对 CI-AKI 高危患者中 NAC 可以发挥一定的保护作用。因此，KIDGO 指南不建议 NAC 用于伴有低血压的重症患者预防 AKI 的发生（2D）；不建议使用口服或静脉注射 NAC 预防术后 AKI（1A）；建议对 CI-AKI 的高危患者采用口服 NAC 联合等张晶体溶液的方法进行预防（2D）。

2. **碳酸氢钠** 碳酸氢钠已用于治疗和预防与肌红蛋白、血红蛋白和胆红素相关的 AKI 以及肿瘤溶解综合征。其被认为可以增加上述物质的溶解性，防止高铁血红蛋白及其复合物于肾小管中形成导致肾小管阻塞、坏死。此外，碳酸氢钠被认为可以减轻氧化应激和减少自由基生成。上述机制使碳酸氢钠预防及治疗 AKI 成为可能。一项包含 100 例心脏手术患者的随机对照研究证实碳酸氢钠组较晶体组可明显降低 AKI 发生率。然而目前的研究结论也存在差异，因此 KIDGO 指南给出的建议是推荐在 CI-AKI 的高危患者给予静脉扩容治疗，可以应用等渗氯化钠溶液或碳酸氢钠（1A）。

3. **他汀类药物** 用于预防心血管事件的他汀类药物被认为可以减少肾小管中的游离

氧自由基、调节炎症反应，因此提出了他汀类药物可能预防 AKI 的假设。2012 年发表的一篇论文发现，在给予造影剂之前给予高剂量（80mg）的阿托伐他汀与 CI-AKI 的低风险相关。而另一项随机对照研究发现围手术期给予阿托伐他汀治疗对心脏手术后 AKI 没有预防作用。此外，还有研究发现使用瑞舒伐他汀治疗组围手术期 AKI 风险增加。同样，另一项关于脓毒症相关急性呼吸窘迫综合征患者的随机对照试验得出结论，瑞舒伐他汀与持续性 AKI 的次要结局相关。关于 CI-AKI，最近一项关于对使用他汀类药物接受冠状动脉造影的患者的荟萃分析显示，造影剂暴露前接受他汀类药物治疗可以降低 CI-AKI 的风险。由于这些结果存在矛盾，使用他汀类药物预防或治疗 AKI 目前尚不推荐。

4. 其他药物　还有一些目前在临床上被用于治疗其他疾病的药物都存在潜在的肾脏保护功能，如果临床试验证明其对治疗 AKI 有效，则可快速应用于临床，这些药物包括：脑梗塞时使用的神经保护剂依达拉奉、选择性维生素 D 受体拮抗剂、四环素类抗生素、血管紧张素 II 受体拮抗剂、一些免疫抑制剂和类固醇激素等。还有一些具有肾脏保护作用的化学成分目前正处于动物实验阶段，包括：血红素加氧酶 -1（HO-1）及其激活剂、蛋白激酶 C（PKC）抑制剂、部分抗氧化剂及线粒体保护剂（如谷胱甘肽、重组锰超氧化物歧化酶、GSK3β 抑制剂 TDZD-8）等。

（四）生物治疗

生物治疗主要包括细胞因子、生长因子、针对基因表达的靶向药物及细胞治疗等。

1. 在 AKI 发生、发展过程中发挥重要作用的炎症反应与部分细胞因子如趋化因子、TNF-α、ICAM-1 等明显升高有关；因此，ICAM-1 单克隆抗体、CXC 趋化因子受体 4 抑制剂 Plerixafor 和 TNF-α 抑制剂等通过抑制相关细胞因子产生、阻断其受体或信号传导减轻炎症反应，其在 AKI 时发挥肾脏保护作用已被证实。

2. 生长因子是细胞之间的信号分子，通过与靶细胞表面的特异性受体结合而促进细胞增殖和分化。目前发现生长因子介导的信号传导途径的激活对 AKI 期间肾小管上皮细胞的生存、迁移和增殖以及随后肾脏的修复和肾功能恢复极为重要，胰岛素样生长因子、表皮生长因子、肝细胞生长因子等生长因子对肾脏保护均发挥有益作用。这些生长因子当被外源性添加时，能防止 AKI 初始损伤、增强肾脏修复和加速肾功能恢复。

3. 部分转录因子、MicroRNA、表观遗传调节因子可以从基因及其转录、表达层面对 AKI 产生影响，从而发挥治疗作用。

4. 干细胞、内皮祖细胞因其多项分化能力在 AKI 后肾脏的修复和肾功能恢复阶段可发挥作用。碱性磷酸酶是天然存在于人体内的去磷酸化酶，它在宿主防御及先天免疫中起重要作用。目前研究发现人重组碱性磷酸酶可显著降低 AKI 患者肌酐水平、降低 AKI 患者血液净化治疗需求及血液净化治疗持续时间，人重组碱性磷酸酶治疗 AKI 目前正进行 II 期临床试验。

上述治疗方式多处于实验室研究阶段，部分进入临床试验阶段，其安全性及有效性均需要进一步证实。

（葛冬　杨荣利）

第三节　肾脏替代治疗

各种病因所致的 AKI 可致机体在短时间内（数小时或数日）肾小球滤过率迅速恶化，进行性的血尿素氮和血肌酐升高以及引起水、电解质和酸碱平衡紊乱。目前，肾脏替代治疗是当前 AKI 治疗的重要手段，也是严重 AKI 患者治疗的基石。

一、理论基础

肾脏替代治疗主要包括血液透析、血液滤过、血液灌流、血浆置换、免疫吸附等血液净化模式。血液净化对溶质清除主要有弥散、对流、吸附三种方式。治疗模式不同，溶质清除的机制也不相同：血液透析以弥散清除为主，血液滤过以对流及部分吸附清除为主，而血液灌流和免疫吸附则以吸附为主。此外，不同血液净化模式对溶质清除效果也不相同，小分子物质弥散清除效果好，而中大分子物质则以对流和吸附清除效果好。

随着重症医学的不断发展和成熟，血液净化技术在重症患者的救治过程中起到了越来越重要的作用，并逐渐融入重症医学的理念和特征，目前也称之为重症血液净化（critical care blood purification，CCBP）。它是将血液净化技术与重症医学的救治理念和监测技术有机结合起来，表现出与传统血液净化不同的特点。

（一）血液净化对溶质清除原理

1. 弥散清除 在一个限定的分布空间，半透膜两侧的物质有达到相同浓度的趋势。溶质依靠浓度梯度从高浓度一侧向低浓度一侧转运的过程称为弥散。溶质弥散转运能源来自于溶质分子或微粒自身不规则运动（布朗运动），主要驱动力是浓度梯度。影响溶质弥散清除的因素主要有溶质的分子量大小、半透膜两侧溶质的浓度梯度差以及膜面积和通透性等。相比较中、大分子，小分子量溶质运动速度快，撞击半透膜频率高，其弥散速率也高，溶质清除效果较好。表面积越大和膜阻力越小的透析器溶质弥散清除效率越高。

2. 对流清除 对流是在跨膜压（TMP）的作用下，液体从压力高的一侧通过半透膜向压力低的一侧移动，液体中的溶质也随之通过半透膜，驱动力是膜两侧的压力差，不受溶质浓度梯度差的影响。水分子小，能自由通过所有半透膜，当水分子在静水压或渗透压的驱动下通过半透膜时就发生超滤，溶质随水分子等通过滤过膜而被清除。血液滤过是采用对流的原理来清除溶质。影响对流溶质清除的因素有溶质的分子量、膜两侧的静压力差、膜的厚度和表面积以及膜所带的电荷等。

3. 吸附清除 吸附是利用溶质的电荷、疏水性及亲水性等物理特性，用吸附材料将溶质吸附清除的方法。溶质分子可以通过正负电荷的相互作用或范德华力与半透膜发生吸附作用，为部分中分子物质清除的重要途径之一。但吸附只对某些溶质才起作用，与溶质浓度关系不大，而与溶质和膜的化学亲和力及膜的吸附面积有关。与弥散或对流的膜材料类似，吸附所能清除的溶质大小取决于膜吸附孔径的大小。按照吸附孔的大小，可将膜孔径分为三类：微孔（<2nm）、中孔（2～50nm）和大孔（>50nm）。微孔主要用于吸附小分子溶质；15nm 左右的中孔适合于吸附细胞因子等中分子物质，30nm 左右的中孔适合于吸附蛋白结合毒素；大孔由于能吸附纤维蛋白原等凝血因子，临床上一般不宜采用。

临床上常用的吸附材料包括活性炭和树脂，与活性炭相比，树脂的吸附孔径相对比较均匀，可根据要求制成不同孔径的吸附器，用以吸附不同大小的溶质。按照吸附材料的选择性可将吸附分为非特异性的吸附与特异性的免疫吸附；按照血液净化方式又可将吸附分为血液吸附与血浆吸附。

（二）基本血液净化技术

1. 血液透析（hemodialysis，HD） 血液透析时，血液和透析液间的物质交换主要在滤过膜的两侧完成,弥散作用是溶质转运的主要机制。由于常规的血液透析是间歇进行的,每周数次,每次 3～4h,故又称间歇性血液透析(intermittent hemodialysis,IHD)。HD 模式的特点是对小分子物质,包括尿素氮、肌酐、钾、钠等清除效率高,但对炎症介质等中分子物质清除能力差。

2. **血液滤过(hemofiltration,HF)** 血液滤过是利用高通量滤过膜两侧的压力差,通过对流的方式清除水和溶质,同时用与血浆晶体成分相似的置换液对容量进行补充。

HF 和 HD 对溶质清除的主要机制不同,对不同分子量溶质的清除效率也不一样。HD 模式有利于小分子物质(MW<500D)的清除,而 HF 模式有利于中分子物质(MW 500～50 000D)的清除。因此应根据治疗目标恰当选择治疗模式,例如:为减轻全身炎症反应或治疗挤压综合征,应选择 HF;为纠正高钾血症或氮质血症,则应选择 HD。

3. **血液滤过透析(hemodiafiltration,HDF)** 血液滤过透析是在 HF 的基础上发展而来的,其溶质转运机制在对流的基础上增加了弥散,既能有效清除中分子溶质,又弥补了HF 对小分子溶质清除效率低的不足。

4. **血浆置换(plasma exchange,PE)** 血浆置换是通过血浆分离器分离出血浆,将含有毒物或致病因子的血浆弃去,同时补充等量冰冻血浆,以达到治疗目的。血浆置换可用于肝功能衰竭、药物过量或中毒以及血小板减少性紫癜、格林 - 巴利综合征和重症肌无力等自身免疫性疾病的治疗。

5. **血液灌流(hemoperfusion,HP)** 血液灌流是指将患者的血液从体内引出,经灌流器将毒物、药物或代谢产物吸附清除的一种血液净化治疗方法。常用于各种中毒的抢救。

(三)重症血液净化技术

重症患者最常用的血液净化方式是连续性肾脏替代治疗,主要包括连续性静脉 - 静脉血液滤过(continuous veno-venous hemofiltration,CVVH)、连续性静脉 - 静脉血液透析(continuous veno-venous hemodialysis,CVVHD)、连续性静脉 - 静脉血液滤过透析(continuous veno-venous hemodiafiltration,CVVHDF)、高容量血液滤过(high volume hemofihration,HVHF)等技术。可以说 CRRT 是重症血液净化的基石。同时一些相对复杂的血液净化模式开始走入重症医学科,如双重滤过血浆置换(double filtration plasmapheresis,DFPP)、血浆免疫吸附(immunoadsorption,IA)、配对血浆滤过吸附(coupled plasma filtration absorption,CPFA)以及一些高级人工肝技术如分子吸附再循环系统(molecular adsorbent recirculating system,MARS)、成分血浆分离吸附(fractionated plasma separation and adsorption,FPSA)等,这些技术多为几种不同基本血液净化技术组合而成。我们将两种或两种以上原理或技术组合 / 结合在一起形成的技术称之为集成式血液净化技术。

上述这些重症血液净化技术除了可用于急慢性肾衰竭外,还可救治肝功能衰竭、各种毒物和药物中毒、重症胰腺炎、严重全身性感染、严重高脂血症以及药物治疗无效的重症肌无力、格林巴利综合征、多发骨髓瘤及系统性红斑狼疮等重症患者。

1. **连续性血液净化技术** 连续性血液净化(continuous blood purification,CBP)也称连续性肾替代治疗(continuous renal replacement therapy,CRRT),是利用弥散、对流、吸附等原理,连续性地清除体内各种代谢产物、毒物、药物和致病性生物分子,调节体液电解质及酸碱平衡,保护和支持器官功能的治疗方法。由于它具有良好的溶质清除效应和血流动力学稳定性,为各种药物治疗和营养支持等提供平台,对多脏器功能起支持作用,已成为重症医学科中的重要治疗手段。在重症医学领域，连续性血液净化并不仅仅应用于 AKI，而且还用于很多非肾脏疾病的治疗，如重症感染、感染性休克、重症胰腺炎、ARDS、急慢性心力衰竭、多脏器功能障碍（MODS）以及药物或食物中毒等。

2. **集成式（hybrid）血液净化技术**　鉴于重症疾病的复杂性和多因性，单纯使用某一种血液净化方式或技术有时达不到治疗效果，需要集合多种血液净化技术进行肝肾等脏器功能支持，这种将不同原理、不同方式的血液净化技术组合或有机集合起来的技术统称 Hybrid 血液净化技术，也是重症血液净化技术今后发展趋势和方向。狭义上，Hybrid 血液净化技术临床上通常是指延长间歇性肾脏替代治疗（prolonged intermittent renal replacement therapy，PIRRT），是介于 CRRT 与 IHD 之间的肾脏替代治疗方式。PIRRT 在维持患者血流动力学稳定性方面，已被证实与 CRRT 相当，但其治疗费用较 CRRT 低廉、治疗时间具有弹性且能克服 CRRT 为维持滤器寿命所需面临的抗凝血问题，因此临床上越来越广为使用。PIRRT 主要包括持续缓慢低效每日透析（sustained low-efficiency daily dialysis，SLEDD），持续缓慢低效透析滤过（sustained low-efficiency diafiltration，SLED-f）、每日延长透析（extended daily dialysis，EDD）等模式。广义上 Hybrid 血液净化包括所有不同原理、不同方式的血液净化技术组合，也可将 RRT 技术和新的人工肝技术整合一起，以满足病情复杂交错的重症患者，常用的 Hybrid 血液净化方式包括连续血液透析滤过（CHDF）、血液灌流（HP）+CRRT、联合血浆滤过吸附（CPFA）、非生物型人工肝如分子吸附再循环系统（MARS）、成分血浆分离吸附（FPSA）、血浆置换（PE）+CRRT、CRRT+ 胆红素吸附等。这些 Hybrid 血液净化技术的组成技术有的是在同一治疗操作中同步进行，有的则是先后序贯进行。

二、机器、膜器、缓冲液

（一）血液净化机器

血液净化机器是进行血液净化治疗的硬件条件，现代意义上 CRRT 机器的特征是机器性能完整，能够满足 ICU 中重症患者对不同急性肾脏替代治疗的需要，既可行连续肾脏替代治疗，也可进行间断性治疗，可以进行 CVVH、CVVHD 以及 CVVHDF 等多种治疗模式选择。血液净化机器的基本构造包括泵、压力监测系统、液体平衡监测装置、安全报警系统、显示操作界面以及加热装置。多数 CRRT 机型配置预充好的一次性体外循环管路系统，这使得安装以及治疗前预充更加简单。临床上常用的血液净化机器有 Prisam 和 Prismaflex 机型、Diapact 机型、Aquarius/Accura 机型和 4008S/MultiFiltrate Ci-Ca 机型。

CRRT 机器泵是提供动力的装置，其中，至少包含一个驱动血液流动的血泵，并配置透析液泵、置换液泵、滤出液泵以及血浆泵，以满足不同治疗模式选择和治疗目的。越复杂的治疗模式，所需要的泵越多，泵的数量是实现不同血液净化方式所需的必要条件。现代 CRRT 机器为实现治疗一体化，部分多功能机型还配备有附加肝素泵、枸橼酸 - 钙泵等。

平衡监测系统是监测治疗过程中置换液、透析液及滤出液之间的平衡状态，多数机型是以称或天平的形式出现，通过称重量变化计算平衡，而一些新的机型采用电子计量平衡监测系统。

血液净化治疗过程中需要进行体外循环管路各部位的压力监测，包括采血和回血压力监测、滤器前压力监测、滤器液压力监测、血浆入口压力监测等。通过直接监测压力数值以及通过计算的压力数值的变化，充分了解管路、滤器、吸附器等部分的工作状态。血液净化设备具有压力报警设置，当压力超过其预设范围时会出现报警。其他安全装置包括空气探测、漏血监测装置。当探测到管路内出现气泡时报警并停止治疗，可防止气泡经静脉回血至患者体内。同样，漏血监测可通过光波探测原理，检测破膜时滤出液／透析液／废液端的血液渗漏。

（二）膜器

血液净化器是血液净化治疗的核心部分，通过不同的材质及结构设计，可对血液成分进行滤过、透析、成分分离、非特异性及特异性吸附等处理，实现清除水分或致病性溶质的治疗目的。血液净化器根据物理形态和清除溶质原理不同，可分为模式血液净化器和吸附器两大类。按照不同血液净化方式可分为：透析器、滤器、血浆分离器、血浆成分分离器、血液灌流器、免疫吸附柱等。血液净化器所采用的高分子材料需具备以下要素：良好的血液相容性；无致畸、致癌、致突变反应；具有良好的通透性、吸附性和机械强度。

临床上常用的膜式血液净化器主要包括透析器、滤器、血浆分离器等，其利用对流或弥散原理对溶质进行清除。近年来，膜式血液净化器的膜材料在不断更新和改进。目前临床上常用的有铜仿膜、醋酸纤维素膜、血仿膜、聚丙烯腈膜（PAN）、聚酰胺膜、聚甲基丙烯酸甲酯膜（PMMA）、聚碳酸酯薄膜、聚砜膜（PS）等。根据膜材料的生产原料不同可分为三类：未修饰的纤维素膜、改性或再生纤维素膜和合成膜。不同类型膜之间在生物相容性、水通透性、毒素清除方面存在较大差别。未修饰的纤维素膜包括铜仿膜和双醋酸纤维素膜，其膜性能良好，价格低廉，但通量低、生物相容性较差，目前已基本不用。改性或再生纤维素膜如血仿膜、醋酸纤维素膜等生物相容性和清除小分子毒素能力增加。合成膜包括聚丙烯腈膜、聚酰胺膜、聚甲基丙烯酸甲酯膜、聚砜膜等，与纤维素膜相比，合成膜对中分子物质的清除能力强，生物相容性好，同时兼有良好的耐菌、耐有机溶剂等特性，目前在临床上应用越来越广泛。

透析器／滤器的膜根据其清除中大分子的能力不同，可分为低通量膜、中通量膜和高通量膜。一般认为膜超滤系数（Kuf）＞25ml/（h·mmHg·m²）为高通量膜；Kuf＜10ml/（h·mmHg·m²）为低通量膜；Kuf在10～25ml/（h·mmHg·m²）之间为中通量膜。如根据膜孔径大小判定，高通量膜平均孔径为2.9nm，最大直径为3.5nm；低通量膜平均孔径为1.3nm，最大直径为2.5nm。高通量、生物相容性好的合成滤过膜应用是RRT技术的重要进展，因为滤过膜是RRT时物质交换的直接界面，是决定治疗效果和避免不良反应的关键因素。除了超滤系数外，最大截留分子量和筛选系数也是反映血滤器效能的参数。普通的血滤器均属于高通量滤器，截留分子量一般在30kDa左右，虽然能清除分子量在10～30kDa的中分子溶质，但清除效率并不高。为了提高中分子致病溶质的清除率，近年来又出现了截留分子量在50kDa左右的高截留分子量滤器。目前临床上用于重症CRRT治疗的血滤器种类有百特PSHF系列、金宝AN69系列和费森尤斯AV系列滤器。

血浆分离器的膜孔径较一般滤器大，可以将血浆与血细胞分离开来，达到血浆分离的目的。血浆成分分离器的膜孔径介于血浆分离器和血滤器之间，可将血浆中分子量相对较小的白蛋白滤过回收，而将血浆中分子量较大的致病蛋白如免疫球蛋白、免疫复合物或脂蛋白分离在膜内丢弃，用于双重血浆置换。

吸附器是通过吸附原理对致病溶质进行清除，主要针对大分子溶质、脂溶性强或与蛋白质结合的毒物并对透析和滤过清除率差而应用。根据吸附剂制造原料及功能分为：离子交换树脂、活性炭吸附剂、吸附树脂和免疫吸附剂。血液灌流器内含有很多由活性炭或树脂等吸附材料做成的吸附柱，这些吸附柱表面有很多吸附孔，可以吸附各种分子量的溶质。近年来，针对清除脓毒症患者体内细胞因子和内毒素的吸附治疗，采用固定多黏菌素 B 的纤维载体（PMX）吸附剂和固定化人血清白蛋白的内毒素吸附系统，能有效降低机体细胞因子水平和内毒素水平。

（三）缓冲液

血液净化的过程就是通过液体的各种方式转运清除溶质和水分的过程。在血液净化过程中，液体的跨膜流动实现了溶质和水分的清除，但是在体液流出的同时，需要不断地补充与体液相同的液体成分，这种补充的液体就称为置换液 / 透析液。

置换液 / 透析液是血液净化治疗的重要组成部分，其中缓冲液选择、电解质的组成成分以及置换液给予途径是血液净化治疗管理中至关重要的部分。置换液 / 透析液的主要成分是缓冲液和电解质，原则上其浓度与生理浓度相符，同时需兼顾考虑到患者机体已存在的成分缺失或过多等因素。缓冲液不仅对维持血液净化治疗时的酸碱平衡有重要意义，同时对临床预后有一定影响。

缓冲液类型及置换液 / 透析液配置：　常用缓冲液系统有碳酸氢盐缓冲液、乳酸盐缓冲液、枸橼酸盐缓冲液及醋酸盐缓冲液。醋酸盐缓冲液因其缓冲效率低和增加 CRRT 过程中低血压、心排指数降低等风险，目前已不推荐使用。乳酸盐缓冲液由于增加高乳酸血症的风险，增加死亡率，仅适用于肝功能正常患者，也限制了在重症患者中的应用。

置换液 / 透析液的配置应遵循以下原则进行：①无菌和不含致热源；②置换液与正常人血浆 pH 值、渗透压相近；③电解质浓度应保持在人体血浆电解质范围之内。此外人体 pH 值范围为 $7.35 \sim 7.45$，血浆渗透压约为 $300mOsm/(kg \cdot H_2O)$。

（1）碳酸氢盐缓冲液：HCO_3^- 是人体内最主要的缓冲剂，直接参与体内酸碱平衡的调整，碳酸盐缓冲液最符合机体的生理状态，且研究显示碳酸氢盐缓冲液可降低心血管事件风险，故 2012 年 KDIGO 指南推荐首选碳酸氢盐作为 RRT 的缓冲液。由于 HCO_3^- 易分解，且易与钙离子和镁离子形成结晶，故需临时配制。碳酸氢盐置换液的配方有较多种，应用较为普遍的为 Kaplan 配方、Port 改良配方（表 3-1），其最终的成分基本相同。Port 改良配方中的 $NaHCO_3$ 在整个治疗过程中需单独输注，可根据测得的酸碱度进行调整。对合并酸中毒的患者，可逐步纠正。其缺点是葡萄糖含量较高，容易导致高血糖；也有其他的改良 Port 配方中，用较少容积的 50%GS 取代 5%GS，同时补充注射用水，从而使得配方中的葡萄糖浓度调整为接近人体的血糖水平。

表 3-1　改良 Port 配方

配方	含量 /ml	成分	浓度 /(mmol·L^{-1}）
NS	3 000	Na$^+$	143
5% GS	1 000	Cl$^-$	116
10% CaCl$_2$	10	Ca^{2+}	2.07
25% MgSO$_4$	3.2	Mg^{2+}	1.56
10% KCl	5~12	HCO$_3^-$	34.9
5% NaHCO$_3$	250	葡萄糖	65
总液体量	4 270		

注：氯化钾根据血钾水平而调整。

（2）枸橼酸盐缓冲液：枸橼酸盐可降低局部 Ca^{2+} 浓度，抑制凝血酶原转化，从而具有抗凝作用，被广泛用于高出血风险患者的局部抗凝。由于其他缓冲液需使用肝素抗凝，肝素易导致出血和肝素相关血小板减少等不良后果，且与肝素抗凝相比，枸橼酸盐抗凝的管路凝血发生率更低，故而目前指南更推荐使用枸橼酸盐缓冲液。其缺点为可能引起低钙血症、高钠血症、代谢性碱中毒甚至代谢性酸中毒。

（3）乳酸盐缓冲液：乳酸可经过肝脏、心脏、骨骼肌及肾脏代谢，在体内产生 HCO_3^- 离子而对酸碱平衡进行调整。其在体外存在稳定，其商品成品置换液易于保存。但重症患者常合并休克和肝功能衰竭等疾病，多数情况下乳酸生成增加，清除减少。此时再应用乳酸盐置换液，会增加额外的乳酸负荷。此外，使用乳酸盐缓冲液而导致的医源性高乳酸血症可能妨碍化验结果解读。因此，在伴有高乳酸血症的重症患者中，不建议使用乳酸盐置换液。

三、血管通路

良好的血管通路是顺利进行 RRT 的前提及基本保证。理想的血管通路应具备以下基本特征：建立血管通路方法简单，成功率高；迅速并容易建立体外血液循环，可以反复使用；血流量充分，并能达到 200～300ml/min 或更高；严重并发症和感染发生率低；不限制患者其他治疗。尽管 RRT 血管通路有多种选择，包括临时性、半永久性及永久性。永久性血管通路包括动 - 静脉内瘘、移植血管、中心静脉长期留置导管等；临时性血管通路为中心静脉导管。但由于长期血液净化置管较临时导管操作复杂，费时、费用高及并发症多等诸多缺点，而 AKI 患者 RRT 常需要紧急或尽早实施，因此多数选择临时性血液净化导管通路。

（一）血管通路的置管位置选择

重症患者临时血液净化置管部位的选择需要考虑重症患者的血管条件、操作者的置管技术和习惯以及导管感染风险等因素。临时中心静脉通路包括颈内静脉、锁骨下静脉、股静脉。锁骨下静脉和左侧颈内静脉置管导致的中央静脉狭窄的风险较右侧颈内静脉大，尤其锁骨下静脉置管同时合并血气胸等致命性并发症风险高，在凝血功能障碍者禁忌，应尽量避免选择锁骨下静脉置管。股静脉置管技术要求低，并发症少，但研究显示导管相关性感染风险可能性增加；此外，股静脉置管有易形成血栓和患者活动受限等缺点。目前KDIGO 指南推荐：首选右侧颈内静脉，其次选择股静脉，第三选择左侧颈内静脉；最后选择优势侧的锁骨下静脉，以降低中心静脉置管狭窄风险。

（二）血液净化导管的选择

良好的导管应具备体外部分稍硬，便于穿刺操作，体内部分柔软，可减少血管内膜损伤；生物相容性好，不易形成血栓；不透 X 线，可摄片观察位置等特点。目前常用的是聚氨酯、硅胶材质的导管。血液净化导管按照管腔的数量可分为单腔导管、双腔导管和三腔导管。目前除了婴幼儿可能用到单腔导管行血液净化治疗外，临床上使用最多的是双腔导管，相比较三腔导管，其可减少导管相关性感染的风险。如患者存在血流动力学不稳定，或需要较多输液通道，宜选用三腔血液净化导管，其优势是减少第 2 根中心静脉导管穿刺并发症及感染风险。

血液净化导管长度与外径的选择主要取决于置管位置和 RRT 所需的血流量。右颈内静脉临时导管长度应在 12～15cm，导管尖端以达到上腔静脉；左颈内静脉临时导管应选择15～19cm 长度导管；股静脉临时导管选择 20～25cm 长度导管，导管尖端以达到下腔静脉。

导管的口径是决定管路可通过的血流量的重要因素,为了满足 RRT 所需的血流量,通常选用的导管外径范围为 11～14Fr(French,Fr;3Fr=1mm),以 12Fr 导管最常用。如行高容量血液滤过治疗宜采用 13～14Fr 外径的导管,以保证较高的血流量。

(三)血液净化临时通路的建立

Seldinger 法是目前临床上最常采用的血液净化导管置管技术。为了提高穿刺置管成功率,需要对患者进行病情评估。研究显示:肥胖、气管插管、低血压或低血容量、水肿、穿刺部位局部结构畸形、凝血功能障碍、既往穿刺置管困难以及急诊穿刺者均是困难穿刺置管的预测因素。穿刺定位技术有体表标志定位法和超声定位技术,目前国内仍有较多单位采用体表标志定位法,为了提高穿刺成功率和减少穿刺并发症,包括 KDIGO 在内的多个国际指南均推荐应用超声引导技术建立血管通路。当完成穿刺置管后,应常规进行胸部 X 线或床旁超声检查以确定导管和导管尖端位置。恰当地留置导管尖端位置是保证血流量和减少再循环的重要因素,同时也是保障导管安全使用以及早期发现气胸或血胸等并发症。

如患者不能立即行血液净化治疗,则应及时封管,以防导管内血栓形成。无出血风险的患者一般采用肝素稀释液(10mg/ml 普通肝素稀释液)封管;有出血倾向者宜采用低浓度肝素稀释液封管;严重出血倾向者可用生理盐水正压封管。

(四)影响血液净化效率的血管通路因素

1. **血流量**　血流动力学稳定患者,RRT 血流量应设置在 200ml/min 左右。影响血流量的因素包括导管因素和患者因素。导管因素包括导管口径、长度、内壁光滑度、管壁弯曲顺应性、开口位置等。患者因素包括导管置入深度、穿刺部位、血液的凝固状态、血压、血管畸形等。血管畸形、迂曲,导管尖未到达腔静脉开口,导管走向与血管不一致,都可能导致导管测孔贴壁,从而严重影响血流量。

2. **再循环**　再循环是指双腔导管静脉端部分血流再回流至动脉端,可使血液净化的效率显著下降。血流量是影响再循环的重要因素,血流量越高,再循环率也越高。导管尖的位置也可影响再循环率,导管置入越浅,越容易形成再循环,因此需要导管尖端尽可能进入腔静脉。由于测孔贴壁等因素导致动脉端血流量不足时,可能需要将动脉端与静脉端反接,这种情况下也会大大增加再循环率。

四、抗凝选择

血液接触体外管路和滤器后可激活凝血因子,引起血小板活化和黏附,在滤过膜表面及管路内形成血栓,从而影响管路中血液流动的阻力和溶质的清除效率,或可导致严重的栓塞并发症。因此在血液净化治疗过程中应采取恰当的抗凝措施。目前所采用的抗凝技术有 3 种:全身抗凝、局部抗凝和无抗凝技术。

(一)抗凝技术

1. **全身抗凝技术**　对于无出血风险的重症患者可采用全身抗凝技术。全身抗凝一般采用普通肝素、低分子肝素、阿加曲班、前列腺素、水蛭素等抗凝剂。

(1)普通肝素抗凝:普通肝素抗凝仍是 CRRT 中最常用的抗凝方法。普通肝素首次负荷剂量 1 000～3 000IU 静注,然后以 5～15IU/(kg·h)的速度持续静脉输注。需每 4～6h 监测 APTT 或 ACT,调整普通肝素用量,维持 APTT 在正常值的 1.5～2 倍左右。优点是价格低廉,抗凝起效快,容易通过 APTT 和 ACT 监测,且鱼精蛋白拮抗可靠。缺点是肝素的不可预测及复杂的药代动力学特点,出血发生率高;容易诱发肝素诱导性血小板减少症

（HIT）；AT- Ⅲ 缺乏的患者禁忌。

（2）低分子肝素抗凝：低分子肝素首次静注负荷剂量 15～25IU/kg，其后静脉维持剂量 5～10IU/（kg·h）。因肾功能不全者低分子肝素容易蓄积，也可引起 APTT 延长，需要监测凝血功能指标；有条件者监测抗 Ⅹa 因子活性，持续给药时需维持抗 Ⅹa 活性在 0.25～0.35IU/ml。其优点是个体差异小，极少诱发肝素诱导性血小板减少症（HIT），出血副作用少；缺点为半衰期长，鱼精蛋白不能中和，监测手段复杂。

（3）阿加曲班抗凝：阿加曲班（argatroban）是一种合成的直接凝血酶抑制剂，其能与凝血酶的催化部位迅速、可逆地结合而抑制凝血酶。阿加曲班的蛋白结合率为 54%，主要通过肝脏代谢，不经肾脏清除，肾衰竭患者中其代谢基本不受影响。滤器前引血端连续输注能达到体外抗凝效果，进入体内很快被血液稀释并迅速代谢，停用后抗凝效应迅速消失。

阿加曲班抗凝尚无统一方案，普通患者推荐方案为负荷剂量 6～10mg，维持量 3～4mg/h；高出血风险患者负荷剂量 3～6mg，维持量 1～3mg/h。同样需要根据体内 APTT 监测结果调整剂量，维持 APTT 于正常值基线的 1.5～2.0 倍。KDIGO 指南推荐阿加曲班用于 HIT 患者。由于阿加曲班直接作用于凝血酶，也可用于先天性或获得性 AT 缺乏以及肝素耐受患者抗凝。

2. 局部抗凝技术　对接受 RRT 有出血风险的患者，可采用局部抗凝。局部抗凝可采用枸橼酸盐抗凝或肝素 / 鱼精蛋白法。

（1）枸橼酸盐抗凝：Ca^{2+} 是凝血过程中不可缺少的凝血因子。枸橼酸盐可以螯合钙，螯合物可溶且易于解离释放 Ca^{2+}，枸橼酸盐螯合钙可致血中 Ca^{2+} 浓度降低，从而阻止凝血酶原转化为凝血酶以及参与凝血过程的其他很多环节，从而达到抗凝目的。一般采用枸橼酸钠溶液，以 40～60mmol/h 滤器前输入或采用含枸橼酸的置换液以前稀释方式给入，同时在滤器后补充 10% 氯化钙或 10% 葡萄糖酸钙溶液，根据滤器后血液的 Ca^{2+} 浓度监测决定钙剂的用量。须同时监测体外及体内凝血指标和 Ca^{2+} 浓度，使滤器后的 Ca^{2+} 浓度维持在 0.25～0.40mmol/L，血清 Ca^{2+} 浓度维持在 1.0～1.2mmol/L。另外研究显示血清总钙 / 离子钙浓度比值与血浆枸橼酸水平相关性高，是反应枸橼酸浓度的有效指标，血清总钙 / 离子钙浓度比值超过 2.25，应该减少枸橼酸的输注，补充钙剂和碳酸氢盐。

枸橼酸盐抗凝优点为抗凝效应仅限于体外环路，出血风险低；不诱导 HIT 发生；延长滤器使用寿命。目前 KDIGO 指南推荐枸橼酸盐局部抗凝为 CRRT 首选抗凝方式。缺点为需要密切监测 Ca^{2+} 浓度、pH 值以及电解质变化，增加监测工作强度。由于枸橼酸盐主要经肝代谢，对于肝功能障碍的患者，应根据其严重程度适当减慢枸橼酸钠输注速度，以防造成体内蓄积导致枸橼酸中毒；此外，枸橼酸抗凝常见不良反应有代谢性碱中毒、高钙血症和低钙血症等（表 3-2）。

（2）肝素 / 鱼精蛋白抗凝：利用鱼精蛋白拮抗肝素实现局部抗凝，具体实施在血管通路的滤器前静脉端持续输注普通肝素，并在滤器后静脉端输注鱼精蛋白，利用鱼精蛋白在 1min 内迅速与肝素结合形成稳定的复合物，同时失去抗凝活性的特点而实现体外抗凝，其优点是抗凝发生在体外，不容易导致机体内出血，具体步骤如下：①在血管通路滤器前静脉注射泵输注肝素，剂量（mg/h）=0.003×QB×60，QB 为血流量（ml/min）；②在滤器后以鱼精蛋白 1mg：普通肝素 100～130U 的比例持续输注；③根据滤器前后 ACT 调整肝素剂量，使得滤器前血液 ACT＞250s，外周血 ACT＜180s。

表 3-2　根据滤器后和外周 Ca^{2+} 浓度调整枸橼酸盐及氯化钙方案

滤器后离子钙 / （ mmol·L^{-1} ）	4% 枸橼酸	外周血离子钙 / （ mmol·L^{-1} ）	5%CaCl$_2$
<0.2	降低 0.2mmol/L，并通知医师	>1.35	降低 0.4mmol/L，并通知医师
0.20～0.24	降低 0.1mmol/L	1.21～1.35	降低 0.2mmol/L
0.25～0.34	不变	1.12～1.20	不变
0.35～0.40	增加 0.1mmol/L	1.00～1.11	增加 0.2mmol/L
>0.40	增加 0.2mmol/L，并通知医师	<1.00	增加 0.4mmol/L，并通知医师

注：钙剂增加总量应≤3mmol/L。

需要注意的是在低剂量肝素应用时 ACT 监测是不精确的。由于滤过系数与肝素代谢的影响，普通肝素 / 鱼精蛋白抗凝法难以准确估算中和剂量，导致中和作用不确切，RRT 治疗结束后易引起肝素反跳；此外，大量鱼精蛋白的输注，可导致血小板功能异常、炎性反应加重以及低血压事件等不良反应的发生，因此，目前该抗凝方案临床上已不推荐使用。

（3）无抗凝技术：对于高危出血风险患者血液净化时可不使用抗凝剂，即无抗凝策略。无抗凝连续血液净化治疗容易发生凝血，可以采用下述措施减少管路内凝血：①预冲液加入 5 000～20 000IU 的肝素，延长预充时间；预冲后应用不含肝素的生理盐水将管路和滤器中的肝素预冲液排出弃掉。②治疗过程中，以生理盐水冲管路，每 1 小时 1 次，每次 100～200ml，但应在超滤中多负平衡 100～200ml/h。并应注意无菌操作，防止外源性感染。③减少血泵停止时间和次数，尽可能避免管路中进入空气。④适当提高血流速度，保证充足的血流量，但应避免抽吸现象的发生。⑤选择组织相容性好的滤器，如有可能，CVVH/HVHF 时尽可能采用前稀释模式。

（二）抗凝策略选择

AKI 患者 RRT 抗凝选择需要充分评估其出凝血风险、器官功能状态、血液净化目的以及 AKI 病因等因素，并结合不同抗凝技术的特点而制订抗凝方案，同时应强调个体优化和动态调整策略。迄今为止，已有 5 个随机对照研究比较枸橼酸局部抗凝与全身肝素抗凝的有效性和安全性。其中，2 个研究结果显示枸橼酸局部抗凝能延长滤器寿命。在随机对照、单中心、前瞻性研究中，2009 年 Oudemans-van Straaten 等研究比较枸橼酸抗凝（n=97）与低分子肝素全身抗凝（n=103）方式的安全性、有效性以及对临床预后影响，结果发现枸橼酸抗凝能降低接受 CVVH 治疗的 AKI 患者病死率。荟萃分析结果显示，相比较肝素全身抗凝，枸橼酸抗凝能降低患者出血风险，延长滤器寿命，减少输血。因此，对于接受 CRRT 患者，枸橼酸抗凝方案体现出更安全、廉价且有效率。2012 年 KDIGO 指南推荐接受 CRRT 患者如无枸橼酸抗凝禁忌证，推荐首选枸橼酸局部抗凝，而不是肝素全身抗凝或无抗凝方案，目的是延长滤器寿命。所以临床上，对于重症 AKI 患者首选枸橼酸局部抗凝，如存在枸橼酸抗凝禁忌证或不具备枸橼酸抗凝条件且出血风险高的患者，考虑无抗凝方案。如存在枸橼酸抗凝禁忌证且出血风险小的患者，肝素抗凝方案应该优先考虑。出血风险较小且需全身抗凝的患者，肝素全身抗凝方案应该优先其他抗凝剂；疑似或证实存在 HIT，除了停用肝素治疗，应首选阿加曲班全身抗凝，次选磺达肝癸钠或低分子肝素抗凝，也可采用枸橼酸局部抗凝作为补充。当然，具体抗凝方案的选择还要结合当地医院的设备情况、抗凝技术熟练掌握程度及患者经济状况等因素综合考虑。

五、治疗时机选择

RRT 作为器官功能支持的重要手段之一，在 AKI 患者救治中发挥着重要作用。目前 AKI 患者 RRT 不局限于清除机体过多液体负荷和溶质，维持血流动力学稳定，调整酸碱和电解质平衡作用，更多地作为 AKI 合并其他脏器功能障碍支持的一种重要手段。

（一）绝对适应证

在 RRT 开始时机方面，目前已经达成基本共识的是，患者存在危及生命的急性代谢紊乱，RRT 作为"挽救性治疗措施"需要立即开始。RRT 紧急开始指征：无尿、高钾血症（$K^+>$ 6.5mmol/L）；对利尿剂无效的液体过负荷或急性肺水肿；严重代谢性酸中毒（pH＜7.1）；高分解代谢（每日血尿素氮升高＞10.7mmol/L，血肌酐升高＞176.8mmol/L）；出现尿毒症相关的脑病、心包炎、神经或肌肉损伤等并发症。

（二）非绝对适应证的治疗时机

临床上除了有需要紧急行 RRT 指征外，对于重症 AKI 患者的 RRT 开始时机仍存在争议。以往观念认为患者发生 AKI 时应尽可能增加肾血流，提高肾小球滤过率为目标，因此 AKI 相关研究以接受 RRT 和住院死亡作为研究终点，结果造成了临床上尽可能避免早期行 RRT，更多地应用利尿剂、小剂量多巴胺及利尿钠肽等药物增加肾血流灌注，但研究结果并不支持上述观点。国内外学者针对 AKI 治疗提出类似 ARDS 和急性心肌梗死等疾病实施器官保护性治疗策略，对已发生的 AKI，应"允许性肾脏低灌注"，以减轻受损的肾脏超负荷的工作，因此提倡应尽早开始 RRT，避免容量过负荷、减少药物对肾脏的附加损害以及纠正内环境和电解质紊乱。然而目前研究对"早期"和"晚期"RRT 时机定义以及采用何种指标尚无统一结论，仍是研究和争论的热点。既往研究中常用的 RRT 时机判定指标主要包括尿量、生化指标如血肌酐和尿素氮、入 ICU 时间、容量负荷、AKI 严重程度分期以及肾损伤生物标志物等，得到比较认可的结论是"早期"开始 RRT 疗效优于"晚期"开始 RRT，有助于患者肾功能恢复及降低死亡率。然而，2016 年两项旨在探讨 RRT 最佳治疗时机的大样本 RCT 研究，分别来自法国多中心的 AKIKI 研究和德国单中心的 ELAIN 研究。两项研究均以 KDIGO-AKI 分期区分"早期"和"晚期"RRT 标准，结果 ELAIN 研究显示早期 RRT 能显著降低 AKI 患者 90d 病死率，而 AKIKI 研究表明早期 RRT 无益于改善 AKI 患者预后。尽管两项研究在入选患者来源、RRT 模式选择、RRT 实际治疗起始时间以及入选患者 AKI 严重程度等方面存在差异，但截然相反的研究结果还是提示临床上仅参考 AKI 分期来确定 RRT 时机的证据还不够充分。此外，在脓毒症休克早期合并 AKI 患者中，IDEAL-ICU 研究结果显示，早期启动 RRT 对比延迟启动 RRT 组在生存率及液体平衡方面并无显著差异，且在延迟启动组中，相当一部分的患者因肾功能自发恢复而无须接受 RRT，这也提示在重症 AKI 患者中，只要未出现紧急 RRT 指征，可延迟 RRT 干预至 AKI 确诊后 48h，并不增加患者的死亡风险。新近备受关注的大样本（$n=2\,927$）、国际多中心的 STARRT-AKI（Standard versus Accelerated Initiation of Renal-Replacement Therapy in Acute Kidney Injury）研究，入选标准符合 KDIGO 标准 2 或 3 期，结果显示，相比较延迟启动策略，加速启动 RRT 组（入组 12h 内启动 RRT）患者 90d 死亡率并未得到改善，且加速启动 RRT 组患者 90d RRT 依赖率显著高于延迟启动组。STARRT-AKI 研究依然未能证明"早期"优于"晚期"RRT 启动时机问题，或许 RCT 研究并不能为 RRT 时机问题带来答案。

除了上述 RRT 时机判定指标可提供参考外，选择启动 RRT 同时需要考虑患者的疾病需求及自身器官功能的代偿能力。2017 年 ADQI 专家共识意见指出，依据全身对肾脏的需求与肾脏能力之间是否存在失衡，有助于决定 RRT 启动时机。如果肾脏的能力能够满足全身的需求包括慢性疾病负担、急性疾病的严重程度以及溶质和容量负荷，则不需要行 RRT；如肾脏能力明显低于患者的全身需求，则应需要行 RRT。其中，慢性疾病负担是相对不变的，而疾病严重程度、溶质和容量负荷是动态变化的，应定期评估决定 RRT 时机。

（三）RRT 实施的流程方案

患者入 ICU 后，首先判断有无 RRT 的绝对指征；无绝对指征时，则评估 AKI 的存在与否、严重程度、发展变化及全身情况，重度 AKI 考虑行 RRT；轻中度 AKI 在综合评估后作出判断；当绝对指征和 AKI 都不存在时，需要考虑患者是否存在严重脓毒症、重症胰腺炎、挤压综合征等"非肾性"指征。临床实践中，除患者病情外，何时开始 RRT 还应综合考虑当地医疗资源、治疗习惯及经济等因素。

六、治疗模式选择

（一）RRT 模式分类及工作原理

常见 RRT 模式主要包括连续性肾脏替代治疗（CRRT）、间歇性肾脏替代治疗（IRRT）、腹膜透析（PD）及杂合式肾脏替代治疗（hybrid renal replacement therapy，HRRT）等多种模式。ICU 病房常采取的 CRRT 模式主要有缓慢持续超滤（SCUF）、连续静脉 - 静脉血液滤过（CVVH）、连续静脉 - 静脉血液透析（CVVHD）、连续静脉 - 静脉血液透析滤过（CVVHDF）以及高剂量血液滤过（HVHF）等连续模式。IRRT 模式主要有间歇性血液透析（IHD）等间断模式。HRRT 模式狭义概念是介于 IRRT 与 CRRT 之间的持续缓慢透析方式，也称 PIRRT（prolonged intermittent renal replacement therapies），主要包括持续缓慢透析（sustained low-efficiency dialysis，SLED）、持续缓慢透析滤过（SLED-f）、每日延长透析（EDD）、每日延长透析滤过（extended daily diafiltration，EDD-f），目前临床上广泛应用的是 SLED 模式。

不同 RRT 模式的工作原理并不相同，对水和溶质清除的效能也不尽相同，因此，需要根据不同的治疗目的选择合适的 RRT 模式。在 CRRT 模式中，SCUF 模式以清除水为主，适用于心力衰竭及水负荷过重的患者；CVVH 是最常用的 CRRT 模式之一，主要以清除中分子毒物或代谢产物为主；CVVHD 模式主要以清除小分子毒物或代谢产物为主；CVVHDF 兼顾中小分子毒物或代谢产物的清除；而 HVHF 模式能增加炎症介质的清除，对脓毒症休克患者可能有益。IHD 对清除小分子物质具有很好的效果，但其引起低血压、内环境紊乱等并发症较高，不能有效清除中分子、大分子物质，这也限制了其在血流动力学不稳定的重症患者中的应用。PIRRT 维持患者血流动力学稳定性方面，已被证实与 CRRT 相当，且其治疗费用低廉、治疗时间具有弹性以及能克服滤器的抗凝问题。

（二）RRT 模式选择

虽然理论上 CRRT 较 IRRT 模式更接近人体生理特点，CRRT 目前也是在 ICU 重症患者中应用最广泛的 RRT 模式，但迄今为止，仍未有充分的循证医学证据表明 CRRT 在降低 AKI 患者病死率上优于 IRRT。早在 2002 年，Kellum 等荟萃分析结果显示，在对疾病的严重度及研究质量进行校正后，接受 CRRT 的 ARF 患者死亡率显著低于接受 IRRT；在其中 6 个疾病严重度相似的研究中，同样观察到 CRRT 患者死亡率也显著降低。但同一年 Tonelli

等荟萃分析研究却得出不同的结论，ARF 患者接受 CRRT 与 IRRT 对其生存率并无差异。其后随着新的研究出现，2007 年后的 3 个荟萃分析均显示 CRRT 与 IRRT 不影响 ARF 患者预后。同样在肾功能恢复上，相关研究结果也不一致。2013 年 Schneider 等在一项共纳入 7 项 RCT 研究和 16 项观察性研究的荟萃分析研究中显示，在 16 项观察性研究亚组分析中，观察到接受 IRRT 的 AKI 患者比接受 CRRT 患者具有更高的透析依赖风险（RR=1.99，95%CI：1.53～2.59），而在 7 项 RCT 研究亚组分析中并未显示出两种治疗模式在透析依赖风险上存在差异（RR=1.15，95%CI：0.78～1.68），因此无法判定 CRRT 在提高 AKI 患者肾功能恢复上具有优势。上述循证医学证据显示，虽然 CRRT 和 IRRT 在对 ARF 重症患者病死率和肾功能恢复方面无显著差异，但 CRRT 在稳定血液动力学和清除过多体液方面的疗效优于 IRRT。由于 ICU 患者往往伴有血液动力学的紊乱和毛细血管渗漏导致的体液潴留，所以重症 AKI 患者 CRRT 治疗模式具有一定优势。目前 KDIGO-AKI 指南推荐：AKI 患者可选择连续性或间断性 RRT，对于血流动力学不稳定者，建议行 CRRT，不建议行 IRRT；合并急性脑损伤，或其他原因导致的颅内压增高，或广泛脑水肿的 AKI 患者，建议行 CRRT，不建议行 IRRT（2B）。

PIRRT 综合了 CRRT 和 IRRT 的优点，目前针对 PIRRT 的研究主要集中于比较 PIRRT 与 CRRT 在 AKI 患者中的疗效差异，较少涉及 PIRRT 与 IHD 的相关研究比较。Schwenger 等在一项前瞻性、随机对照研究中，共纳入 232 例重症 AKI 患者中，比较 SLED（n=115）与 CVVH（n=117）不同模式的疗效及对生存预后的影响，结果发现两组患者在血流动力学稳定性和 90d 生存率上无显著差异，但 SLED 组患者机械通气时间、ICU 住院天数和肾功能恢复时间均显著缩短，且输血率和护理时间也相应减少。2015 年 Zhang 等在一项纳入 7 项 RCT 研究和 10 项观察性研究、共包括 1 208 例 AKI 患者的荟萃分析中，结果显示 EDD 组与 CRRT 组患者在肾功能恢复率、ICU 住院时间、液体和血肌酐清除等方面未见显著差异；尽管在总体样本分析中，两组治疗模式对 AKI 患者病死率无显著差异，但在 10 项观察性研究亚组分析中显示 EDD 组患者死亡率显著降低。近年来，尽管临床上 PIRRT 模式已被逐渐重视及应用，但由于 PIRRT 模式相关研究证据不多。2012 年 KDIGO-AKI 指南也仅建议：对血流动力学不稳定的患者，仍应首选 CRRT，SLED 仅在 CRRT 不可获得时考虑采用。因此，结合现有的循证医学研究证据，对于一般 AKI 患者，PIRRT 可以替代传统的 CRRT 和 IHD，但对血流动力学不稳定的患者，仍应首选 CRRT，次选 PIRRT。对于新型冠状病毒感染相关性 AKI 患者，考虑到新型冠状病毒感染患者常合并高凝状态，建议采用 CVVHD 或 CVVHDF 模式降低滤过分数，减少环路血凝块形成风险；对于不能接受抗凝治疗的患者，急性腹膜透析（PD）可能也是一个有效的 RRT 模式选择。

七、治疗剂量及疗效评价

CRRT 治疗剂量是指 CRRT 过程中净化血液的总量，但实际应用中无法计量。由于临床上 CRRT 清除液体的主要机制是通过超滤作用，目前常用超滤率（UFR）来评价 CRRT 治疗剂量（透析除外），即单位时间内通过超滤作用清除血浆中的溶质量，单位为 ml/（kg·h）。CRRT 作用主要通过对溶质及溶剂调节而实现，理论上说治疗剂量对治疗效果会产生直接影响，但目前循证医学证据关于肾脏替代治疗确切剂量仍有争议。早期 Ronco 等提出"峰浓度假说"，在全身严重感染的炎性反应阶段，通过 CRRT 积极去除循环中机体过度释放的细胞因子和炎性介质，降低循环中的炎性因子峰浓度，减轻炎性介质对远隔器官的损害，从而可能降低患者死亡率。随后 Honore 和 Alexander 等分别提出"免疫调节阈值假说"和"介质传递假说",更好地诠释高通量血液滤过对炎性介质清除以及临床预后的影响。新近 Kellum 等提出的"细胞因子动力模型假说",即通过血液净化清除血液中炎症介质,恢复血液和感染部位中的炎性介质浓度梯度,促进单核细胞、中性粒细胞以及淋巴细胞到感染部位聚集,进行机体免疫功能重建。

在过去的近 20 年中,针对 RRT 的剂量和治疗强度对 AKI 患者预后的影响进行了深入的研究,结果提示 RRT 剂量和治疗强度并不能带来更多益处,也不改善 AKI 患者预后。早在 2000 年 Ronco 等进行一项单中心研究,比较采用 20ml/(kg·h)、35ml/(kg·h)和 45ml/(kg·h)治疗剂量对 ICU 中 AKI 患者临床预后影响,结果显示高剂量血液滤过可降低 AKI 患者死亡率(41% vs. 57% vs. 58%)。但该研究小组在随后的 CRRT 治疗全身性感染的 Ⅱ 期临床研究中,并未能证实高剂量血滤能降低血浆炎性介质浓度,也不能预防感染性休克和 MODS 的发生。同样,2008 年后的 ATN 和 RENAL 两项多中心、大样本、前瞻性、随机对照研究均未发现高治疗剂量能改善 AKI 患者生存率。其中,ATN 研究是美国退伍军人/国家健康研究所急性肾脏衰竭网络工作组在 1 124 例 AKI 患者中,按照血流动力学状态选择 RRT 模式,比较 2 种不同 RRT 治疗强度对 AKI 患者预后的影响:加强组[IHD 和 SLED 模式:6 次/周,每次治疗目标值为 Kt/Vurea1.2～1.4;CVVHDF 模式:透析液和置换液比为 1:1,废液流速为 35ml/(kg·h)]和非加强组[IHD 和 SLED 模式:3 次/周,每次治疗目标值为 Kt/Vurea1.2～1.4;CVVHDF 模式:透析液和置换液比为 1:1,废液流速为 20ml/(kg·h)],结果显示两组 60d 全因病死率、住院病死率、肾功能恢复情况均未见显著差异,而加强组低磷血症、低钾血症和低血压发生率显著增加。2009 年在澳大利亚和新西兰开展的 RENAL 研究,在 35 家 ICU 共纳入 1 508 例重症 AKI 患者,比较两种不同治疗剂量[40ml/(kg·h) vs. 25ml/(kg·h),治疗剂量按照 CVVHDF 后稀释废液流速计算]对 AKI 预后影响,结果表明两组患者 90d 病死率均为 44.7%,肾功能恢复相似,而高剂量治疗组低血磷发生率增加。针对高剂量血液滤过能清除脓毒症患者机体中血液和组织中的炎性介质,可能改善此类患者的临床预后。期待已久的 2013 年欧洲 IVOIRE 研究,在脓毒症致 AKI 患者中比较 70ml/(kg·h)与 35ml/(kg·h)治疗剂量的疗效,结果也未显示出高剂量治疗组能改善脓毒症致 AKI 患者预后(28d 死亡率:37.9% vs. 40.7%,P=0.94),但可减少去甲肾上腺素用量趋势。随后的几项荟萃分析研究也进一步支持 ATN 和 RENAL 的研究结果,并没发现增加 RRT 治疗剂量能改善重症 AKI 患者的生存预后。在一项纳入 8 个临床研究共包括 3 841 例 AKI 患者中,Jun 等报道了在接受 RRT 高治疗剂量[35～48ml/(kg·h)]与低治疗剂量[20～25ml/(kg·h)]组的 AKI 患者中,并没有发现两组总体死亡率(RR=0.89,95% CI:0.76～1.04,P=0.143)或肾功能恢复(RR=1.12,95%CI:0.95～1.31,P=0.181)存在显著差异;相反,接受高治疗剂量 RRT 能增加低磷血症的发生以及延长患者对 RRT 的依赖。

上述研究的阴性结果并不是意味着 RRT 治疗剂量不重要,可能提示 RRT 治疗剂量存在一个阈值剂量,当达到这一阈值后再提高治疗剂量可能意义不大。另一方面,由于上述研究都存在不同程度的局限性,考虑到 AKI 患者的复杂性,RRT 治疗剂量对极高危或极低危患者死亡率影响较小,可能对处于疾病的中等严重程度的患者其意义更大。此外,治疗剂量和时机是相互密切关联的指标,CRRT 时机早晚也会影响治疗剂量疗效。RRT 的"标准"剂量是难以统一,指南推荐的 20～25ml/(kg·h)的常规剂量是基于大样本循证医学研究所得出的结果，但在具体患者、具体疾病以及疾病不同阶段上，仍需要根据临床情况对治疗剂量进行个体化调整。有学者提出"肾脏剂量"和"非肾脏剂量"的概念，前者指 AKI 时进行肾脏支持治疗的剂量，一般常规剂量即可，而后者指用于调节全身炎症反应的剂量，相对较高。此外，治疗剂量选择应依据患者治疗需求和残存肾功能水平来决定。治疗剂量的处方应是动态的，每一次 RRT 前，提前制定好治疗剂量方案，并依据患者病情变化和对肾脏能力需求及时调整治疗剂量处方。当预期 CRRT 治疗时间不足 24h 时，可通过增加治疗剂量达到治疗目的，并至少每 24h 对 CRRT 的处方剂量和达成剂量进行评估，要求达成剂量至少大于 80% 的处方剂量。如采用前稀释治疗模式时，治疗剂量可适当增加 5%～10%。

目前指南不推荐 AKI 患者 CRRT 治疗常规采用高治疗剂量，而推荐常规剂量为 20～25ml/（kg·h）。对于重症患者合并 AKI 时，CVVH 的治疗剂量不应低于 25ml/（kg·h）；HVHF 用于感染性休克的辅助治疗时，建议治疗剂量不低于 35ml/（kg·h）；重症急性胰腺炎患者早期辅助治疗时，可采用高治疗剂量。新型冠状病毒感染相关性 AKI 患者，RRT 治疗剂量应基于 KDIGO 指南推荐的治疗剂量，且需根据患者临床的、生理的和 / 或代谢状态的变化及时调整治疗剂量；建议 CRRT 达成剂量 20～25ml/（kg·h），处方剂量 25～30ml/（kg·h）。

八、容量评估及疗效评价

血容量管理和控制是 CRRT 过程中最重要、也是最基础的环节。由于 CRRT 过程中血液与体外循环交换大量液体，最高可达 100～144L/d，即使容量控制中的细微偏差，也可导致患者容量极大波动，且多数重症患者存在心血管功能不全，对容量失衡的耐受性较差。因此，在 CRRT 过程需采取精准的容量管理策略，避免容量不足或容量过负荷等造成脏器功能损害。CRRT 实施过程中总体容量管理策略：清除过多液体，恢复患者体液的正常分布比率，不影响心排血量；维持肾小球正常滤过，保证尿量。CRRT 实施过程中总体容量管理目标：以目标为导向的滴定式治疗，制定患者溶质清除目标及液体平衡目标；设定置换液以达到溶质清除目标；设定超滤量以达到液体平衡目标；调整治疗参数以达到净平衡目标。如何达到 CRRT 精准的容量管理并维持机体稳态，除了通过 CRRT 调节维持液体平衡，同时需要综合考虑血浆中的组分和维持 CRRT 环路的完整性包括抗凝策略选择和滤过分数的设置。

（一）容量评估

重症患者合并 AKI 时，肾脏排水能力降低或丧失，患者容易发生容量过负荷。然而，由于重症患者的容量耐受区间比较狭窄，即使采用对血流动力学影响最小的 CRRT，也需要在血流动力学监测的指导下进行容量评估，采用目标导向性的容量管理策略，才能避免产生新的容量失衡，改善重症 AKI 患者的预后。目前对 RRT 期间常用的容量评估指标有反映心脏前负荷的指标包括压力指标和容量指标组成的静态前负荷指标以及功能血流动力学指标。静态前负荷指标包括中心静脉压（CVP）、肺动脉楔压（PAWP）、全心舒张末容积（GEDV）、右室舒张末期容积（RVEDV）等；功能血流动力学前负荷指标包括每搏输出量变异率（SVV）、脉压变异率（PPV）、收缩压变异率（SPV）、下腔静脉变异度等。

1. 中心静脉压（CVP）　CVP 本身是一个压力指标，代表体循环静脉回流的末端压力，静脉回流取决于体循环平均充盈压与 CVP 压力梯度差。CVP 作为压力指标来代替容量指标,其受影响因素较多,且众多研究表明 CVP 并不能很好地评估前负荷和反映容量反应性,但 CVP 仍具有重要的临床价值。其动态监测 CVP 变化能够比较准确地反映 CRRT 时血流动力学变化,对容量评估和管理具有一定价值,有利于指导脱水速率的调整。另一方面,CVP 作为器官保护的后向压力目标,通常临床上用 MAP-CVP 代表肾脏灌注压,而 CVP 作为肾脏后负荷其值越大,肾脏的回流阻力也越高。高的 CVP 并未能增加肾脏灌注血流却增加了其后负荷,从而降低了肾脏灌注。因此,CVP 可作为 CRRT 治疗期间首选的血流动力学治疗目标。

2. 肺动脉楔压(PAWP) PAWP 也是反映前负荷的一个压力指标,与 CVP 相比,其能更好地反映左心室前负荷。由于 PAWP 指标反映左室前负荷是基于肺小动脉楔入压≌肺静脉压≌左房压≌左室舒张末压≌左室舒张末容积这一生理假设而实现的,因此容易受到机械通气、二尖瓣瓣膜病变、心室顺应性以及血管张力等因素的影响。临床上同样需要动态监测其变化进行准确容量评估。

3. PiCCO 容量相关指标 脉搏指示连续心排血量(pulse-indicated continuous cardiac output,PiCCO)监测是一种较新的结合了经肺温度热稀释技术和动脉脉搏波形曲线下面积分析技术的微创血流动力学监测方法。其既能测定全心舒张末容积(GEDV)、胸腔内血容量指数(ITBVI)、血管外肺水指数(EVLWI)等容量性指标,也可连续监测 SVV 和 PPV 功能血流动力学指标的数据,通过这些容量指标能较为准确地评估 CRRT 患者容量状态及容量反应性,有利于指导患者的容量管理。然而,由于 CRRT 对 Swan-Ganz 漂浮导管和 PiCCO 等利用温度稀释法原理测定心排血量方法会产生干扰,影响其监测指标的准确性。但相比较 Swan-Ganz 漂浮导管,临床研究显示在 CRRT 治疗期间 PiCCO 动态监测能更为准确地评估 AKI 患者容量状态,并能指导预测患者容量反应性。

4. 床旁超声 床旁重症超声具有无创、便捷、动态及可重复性等特点,适合 CRRT 治疗全程的容量评估,具有极高的应用价值。重症超声能客观评估 CRRT 患者的容量状态及容量反应性,是传统有创血流动力学监测评估的有益补充。心脏超声对容量状态及容量反应性评估一般包括静态指标和动态指标,静态指标即单一地测量腔静脉内径、心脏内径、面积及容积大小和流速的快慢;动态指标,广义包括流量和内径对于动态手段的变化(自主或机械通气时呼吸胸腔压力的变化;被动抬腿试验(PLR);容量负荷试验等),狭义即指心肺交互关系引导的动态指标。

静态指标:超声静态前负荷指标包括左室舒张末期面积(LVEDA)和左室舒张末期容积(LVEDV)。左室舒张末期面积/容积减少常提示严重低血容量,可作为容量不足状态下指导液体治疗的一个前负荷指标。当出现左心舒张末面积明显减少或乳头肌"Kiss"征时,提示患者存在严重容量不足。此外,腔静脉内径与肺超对肺部 B 线定量评估肺水也能间接反映患者容量状态。

动态指标:左室流出道和主动脉流速变异以及下腔静脉(IVC)变异度。左室流出道和主动脉血流随呼吸变化引起的流速时间积分(VTI)也可预测容量反应性。左室流出道血流速变异>12% 或主动脉血流 VTI>10% 提示患者容量不足。这些动态指标结合 PLR 或容量负荷试验能更加准确地预测容量反应性。研究表明少量液体(50ml 晶体)、快速(10s)容量负荷试验下,主动脉血流 VTI 的变化,能更加准确地预测患者容量反应性。机械通气状态下,IVC 扩张指数可以用来评价容量反应性。IVC 扩张指数(dIVC)=(吸气时最大直径 - 呼气时最小直径)/吸气时最大直径。有研究提示 dIVC>18% 提示容量不足。但下腔静脉测量评价容量反应性存在局限性,其受腹内高压、高 PEEP 及心律失常等多种因素影响。

由于 CRRT 需要连续评价容量,需对前负荷指标动态进行监测。目前临床上通过整合静态与动态超声指标,建立起目标导向性的容量管理流程来对 RRT 患者进行精准的容量管理。

5. 氧代谢及乳酸水平监测 氧代谢监测指标是反映组织灌注与氧合状态改变的较为敏感的指标,包括全身灌注指标如氧输送(DO_2)、氧消耗(VO_2)、混合静脉血氧饱和度(SvO_2)或中心静脉血氧饱和度($ScVO_2$)和血乳酸以及局部组织灌注指标如胃黏膜内 pH 值(pHi)与胃黏膜内 CO_2 分压($PgCO_2$)。此外,血乳酸也常被用作监测患者组织灌注改善的指标。但在 CRRT 期间血乳酸极易被 CRRT 清除。另外,由于置换液中乳酸盐应用的影响,患者乳酸升高,但并不一定能表明组织灌注存在问题,所以血乳酸水平并不能正确反映患者组织灌注情况。

(二)容量分级管理

1. CRRT 容量管理目标 根据患者当前血流动力学和容量状态、肾功能恢复以及目前液体治疗情况确立当日容量管理目标,通常分为以下 3 种目标。

(1)总体负平衡:脱水治疗运用于所有液体超负荷的无尿或少尿的患者,近年来随着对液体超负荷危害性认识的加深,一些肾功能正常或轻度异常的容量超负荷患者应用血液滤过已被广泛接受。根据患者的容量状况和前期患者对超滤的反映情况,初步确定目标平衡量(即准备脱水的量)。

(2)总体平衡:当评估患者的容量状况在正常范围,或前期脱水治疗后容量超负荷状态纠正后,患者的容量需要维持在平衡状态,也就是目标平衡量为零。

(3)机器零平衡:对于急性肾功能衰竭的恢复期以及部分非肾衰重症患者,其尿量已恢复,可以维持自身的液体平衡,血滤仅仅用于清除机体代谢产物或炎性介质时,通常采用机器零平衡方式。即:血滤时超滤率=置换率。

2. CRRT 液体管理的三级方式 在重症患者中,为了更好地维持血流动力学稳定和保护残余肾功能,可根据患者循环状态、容量耐受程度以及溶质清除要求等,采用三级液体管理方式来制定 CRRT 处方并提供正确的超滤量。

一级水平:是最基本的液体管理水平,一般以 8~24h 作一时间单元,估计 8~24h 内应去除的液体量,然后计算超滤率设定超滤量。此级水平的液体管理从整个时间单元来看,患者达到预定容量控制目标,但可能在某一时间点容量状态存在一定波动,故一级水平的液体管理适用于治疗变化小,血流动力学稳定,能耐受暂时性容量波动的患者。

二级水平:是较高级的液体管理水平,将总体容量控制目标均分到每一时间段,以此确定超滤率,再根据即时的液体输入量来调整超滤率,以保证每小时患者都达到液体平衡,避免患者在某一时间点出现明显容量波动的现象。二级水平的液体管理适用于治疗计划变化大,血流动力学不稳定,难以耐受容量波动的患者。

三级水平:扩展了二级的概念,以精确的血流动力学指标随时指导调节每小时液体的净平衡。此级水平根据血流动力学指标,如中心静脉压(CVP)、肺动脉楔压(PWCP)或全心舒张末容积指数(GEDVI)、血管外肺水指数(EVLWI)等来调整液体出入量,以达到更符合生理要求的最佳容量状态。

(三)疗效评价

重症 AKI 患者往往同时合并其他脏器功能不全,因此需要根据患者不同基础疾病以及病程的不同阶段，对患者目前所面临的主要矛盾进行液体平衡目标调整。如感染性休克患者同时合并 AKI 和 ARDS，循环和呼吸均为主要矛盾，初始的液体平衡目标是将容量调至合适水平，既能维持循环稳定和组织灌注，也需保持氧合不恶化，此时可维持液体零平衡；随着患者血流动力学趋于稳定，血管活性药物撤离，但因肺水过多而导致呼吸机撤机困难，此时呼吸成为主要矛盾，应将液体平衡调整为负平衡，以减轻肺水肿，达到尽早脱机目的。此外，选用恰当的血流动力学监测指标，准确评价患者容量状态及容量反应性，设定正确的液体平衡目标与容量安全值也至关重要。床旁护理人员每小时估算患者的出入量，根据制定的脱水目标滴定式调节 CRRT 的脱水速率，实现每小时的液体平衡目标。当患者的指标触及容量安全值上限或下限时，及时调整和校正液体平衡目标及容量安全值。这一策略有助于避免容量不足或容量过多情况发生，从而保证 CRRT 顺利进行。综上所述，CRRT 目标指导容量管理是一个目标指导、持续监测和滴定调节的过程，这一策略实施将有助于实现 CRRT 的精准容量管理，从而提高 CRRT 的质量和改善患者预后。

九、转换与结束治疗的时机

对于 AKI 患者，无论是肾脏替代治疗还是肾脏支持治疗为目的，当 RRT 的临床问题得到解决之后，需要决定何时终止 RRT 治疗。众多研究已探讨了采用尿量（RRT 撤机前后 24h 尿量）、反映肾小球滤过率的传统生化指标（血肌酐和尿素氮、肌酐清除率、尿肌酐和尿素氮排泄率）以及新型生物标志物（胱抑素 C 和 NAGL）来预测 RRT 成功撤离时机，但迄今为止，RRT 撤离时机依据什么指标仍未达成共识。判断 AKI 患者是否需要停止 RRT 及何时停止 RRT，需要考虑其肾功能恢复情况，肾功能是否达到标准以及与肾功能密切相关的水电解质和酸碱状态是否得到改善。很明显这些指标受起始 RRT 的标准和患者个体差异的影响。目前对 RRT 撤机时机的相关研究资料有限，临床上更多的抉择是在于引起 AKI 的原发疾病得到控制，肾功能逐渐恢复正常，可考虑经验性选择撤机，但撤机标准仍不统一。尿量和血肌酐水平可以作为 AKI 患者 RRT 撤离的敏感参考指标。Uchino 等对 1 006 例行 CRRT 的 AKI 患者进行前瞻性观察性研究发现：尿量增加、代谢紊乱纠正、容量负荷过多改善、尿素氮或血肌酐水平下降以及血流动力学稳定均是临床考虑停止 CRRT 指征，上述因素进一步分析显示尿量显著增加和血肌酐下降是预测 CRRT 成功撤离的重要指标。在无利尿剂干预下 24h 尿量＞400ml，或在利尿剂干预下 24h 尿量＞2 300ml 的患者中，约80%患者能够成功撤离 CRRT。尽管利尿剂使用可能降低采用尿量标准预测 RRT 撤机的预测价值，然而，有研究表明在 RRT 停用 24h 期间肾功能未显示直接恢复，但患者存在呋塞米利尿反应能帮助预测其最终肾功能恢复。因此，我们需要患者更加准确反映其肾功能的内源性肌酐清除率，帮助抉择停用 RRT。目前倾向于患者内源性肌酐清除率在 15ml/min～20ml/min 可考虑停用 RRT。在 ATN 研究中，CRRT 时尿量超过 30ml/h 或血肌酐水平在下降，采用 6h 尿量收集评估肌酐清除率，当肌酐清除率＞20ml/min 停用 RRT，肌酐清除率在 12～20ml/min 范围，停用 RRT 指征需要留给临床医师根据患者具体病情抉择。这种策略是代表当前撤离 RRT 时机比较准确的评估方法。此外，CRRT 期间血浆 NAGL 清除率仅仅 5ml/min，这些不被 CRRT 清除的肾损伤生物标志物可能有利于帮助评估 CRRT 患者肾功能恢复。新近一项共纳入 23 个研究、涵盖了 16 个有效预测 RRT 撤机指标的荟萃分析结果显示，RRT 撤机前的尿量是临床上最常应用且较为准确地预测 RRT 成功撤机的指标（敏感性：66.2%；特异性：73.6%）。目前 KDIGO-AKI 指南推荐 RRT 撤机时机的条件：①当肾功能改善至可满足患者需求可考虑撤离 RRT；②撤离 RRT 的策略是建立在肾功能恢复情况、所患疾病以及 RRT 模式的基础上；③撤离 RRT 前后应评估患者肾功能；④不推荐使用利尿剂以达到肾功能恢复、缩短 RRT 时间和频率为目的。对于肾功能尚未恢复，但血流动力学稳定、肾脏之外的重要脏器功能恢复正常、水电解质和酸碱平衡紊乱以及容量负荷得以纠正的患者，可以停用 CRRT，改用 IRRT 并动态监测患者尿量、每日容量负荷及机体内环境的变化；如患者尿量增加可以满足营养治疗等容量负荷且肾功能逐渐恢复，可以暂停 RRT；如患者肾功能持续不恢复，可以继续血液透析或腹膜透析治疗，直到患者肾功能恢复或长期维持血液透析或腹膜透析治疗。

十、肾脏替代治疗的并发症

RRT 是一项有创治疗手段，常见的并发症大多较轻，容易得到防治；严重并发症已极其少见，但一旦发生可能会危及患者生命。常见的并发症有与 RRT 管路相关和与 RRT 治疗相关的并发症，主要包括血管穿刺及导管留置并发症、CRRT 管路及运行并发症、血流动力学不稳定、出凝血功能异常、电解质紊乱及酸碱平衡失调、营养物质和药物丢失、低体温及肾功能恢复延迟等并发症。

（一）RRT 管路相关并发症

1. **血管通路相关并发症**　与静脉穿刺相关的并发症有穿刺部位出血、渗血、血肿、动脉瘤及假性动脉瘤形成、血气胸，以及心包填塞等；与导管留置相关的并发症有血栓形成、导管相关性感染以及过敏反应。

2. **滤器并发症**　主要是血滤器形成血凝块，常导致跨膜压（TMP）升高而被动停止RRT；另外，血液长时间与人工膜及导管接触可激活多种细胞因子、补体系统，甚至引发全身性炎症反应综合征，对机体造成严重损伤。

3. **管路连接并发症**　导管破裂、空气栓塞、三通连接口血栓形成、管路渗血、低体温以及免疫系统激活等并发症。

（二）RRT 治疗相关并发症

1. **电解质紊乱及酸碱平衡失调**　电解质紊乱及酸碱平衡失调是 RRT 治疗中最常见的并发症，这主要是由于 RRT 时电解质的丢失而没有及时补充或采用枸橼酸抗凝引起。在长期 CRRT 治疗患者中，低磷血症及低钾血症是常见问题。通过透析液或置换液补充可避免电解质紊乱的发生。枸橼酸抗凝常可导致低钙血症或高钙血症，若透析液或置换液中 HCO_3^- 离子浓度不及时调整，可能导致代谢性碱中毒；在严重肝功能不全患者，可能导致代谢性酸中毒发生。

2. **出凝血功能异常**　出血是 RRT 常见的并发症之一，包括留置静脉导管相关的出血及抗凝引起的出血。RRT 肝素抗凝时出血是主要的并发症，出血发生率 10%～50%，而出血引起的死亡率高达 15%。

3. **心血管并发症**　CRRT 起始时，由于管路中约有 300ml 血液集聚，可引起患者血容量减少和血压下降。此外，由于超滤速度过快、液体不平衡、目标体重设置过低或患者基础心功能差等原因均可导致低血压发生。CRRT 期间心律失常发生多与原发疾病（如冠心病、心力衰竭、循环衰竭）和 CRRT 治疗（如电解质紊乱、酸碱平衡失调、药物应用等）有关。CRRT 期间密切监测生命体征，及时对症处理可减少心律失常导致不良后果的发生。

4. **其他**　CRRT 治疗中由于大量置换液或透析液的输入以及体外循环热量丢失造

成的低体温。CRRT 期间可引起患者体内氨基酸丢失和药物包括抗生素等被清除，故行 CRRT 患者更需要额外补充氨基酸，或根据抗菌药物血药浓度，调整抗生素药物应用剂量。

十一、肾脏替代治疗的管理

RRT 是一项较为复杂的治疗措施，为了能保障其连续运行实施以及质量与医疗安全，需要对 RRT 进行全面、有效的管理。一方面，严格遵守 RRT 相关技术操作规范和临床诊疗指南，严格掌握患者临床适应证；另一方面，要有相对统一的 RRT 实施流程和质量控制的方案，并能准确无误地计划、执行和监测。其中治疗处方，也就是血液净化参数设置至关重要，尤其是治疗模式、血流速、治疗剂量、抗凝方案、膜材料及缓冲液类型等因素，直接影响着重症患者的预后。不同病因的 AKI 患者，其治疗目的和目标均有不同，因此，治疗时机、模式选择、治疗强度以及抗凝方案等也不尽相同，需要制定合适的个体化 RRT 方案。在血液净化过程中，由于重症 AKI 患者对容量耐受区间变窄，精准的容量管理尤为重要。采用以精准的血流动力学指标随时指导调整脱水量的三级液体管理水平，滴定式调节 CRRT 脱水速率，以实现患者的液体管理目标。同样，重症 AKI 患者常合并凝血功能紊乱，在制定 RRT 抗凝方案之前，首先要充分抗凝评估，在对患者出凝血风险、器官功能状态、血液净化目的详细了解及评估基础上，强调个体优化和动态调整。抗凝方案实施后，监测极其重要，需要根据相应监测结果及时调整抗凝剂量及治疗方案。护理管理重点在 RRT 管路、RRT 运行过程中患者生命体征监测和 CRRT 机器维护以及报警的初步处理等方面。此外，在置换液配置中，需严格按照医嘱执行并校对，严格实施无菌操作并标识各种液体。不断加强医护之间沟通，密切配合，尤其在容量管理、抗凝管理、感染预防及培训方面。

为了改善 RRT 质量，需要建立 ICU 专业的重症血液净化团队和独立的重症血液净化质控小组。前者是基础，后者是监督和保障。血液净化团队是指具备重症血液净化相关专业知识，并有明确分工的医护人员组成的专门负责重症血液净化运作的医疗团队。高效的血液净化团队合作为 RRT 带来了系统化的管理和质量控制，在提高 RRT 效果的基础上，极大地保证了 RRT 的安全。在重症血液净化团队中，有必要在 ICU 专科护士的基础上培养 CRRT 专科护士。CRRT 专科护士除了具有独立管理 ICU 重症患者的能力，还需具备解决 CRRT 运行中的各种机器报警问题，独立处理相对复杂的抗凝、容量管理及并发症等能力，能预见可能出现的问题和并有相应的应对措施。此外，重症血液净化团队中的医护人员需要定期进行 RRT 基础理论与临床实践培训，培训后进行考核并量化评分。重症血液净化质控小组是对 RRT 实施监督和管理，一般由科主任带领下，根据当前 RRT 诊疗规范，并结合本科室具体实际情况，建立起本科室的工作制度和模式，确保 RRT 正确实施和患者安全。并定期开展 RRT 质控工作会议，及时发现临床操作过程中存在的问题和改进的措施，有助于改进 RRT 流程和监督机制。通过建立起的科学管理制度将进一步加深和明确医护人员在专业的重症血液净化团队中的位置，分工合作，保持 RRT 持续质量改进，从而降低治疗风险和改善 AKI 生存预后。

（呼邦传　孙仁华）

参 考 文 献

[1] NCEPOD. Acute kidney injury: adding insult to injury: 2009[R]. London: UK National Confidential

Enquiry into Patient Outcome and Death, 2009.

［2］ AITKEN E, CARRUTHERS C, GALL L, et al. Acute kidney injury: outcomes and quality of care［J］. QJM, 2013,（106）: 323-332.

［3］ Institute for Healthcare Improvement . Using Care Bundles to Improve Health Care Quality. IHI Innovation Series White Paper: 2012［R］. Cambridge, Massachusetts: UK Institute for Healthcare Improvement, 2012.

［4］ KELLUM J A, LAMEIRE N, GROUP K A G W. Diagnosis, evaluation, and management of acute kidney injury: a KDIGO summary（Part 1）［J］. Critical Care, 2013,（1）: 204-219.

［5］ HOSTE E A, DE C W. Implementing the Kidney Disease: Improving Global Outcomes/acute kidney injury guidelines in ICU patients［J］. Curr Opin Crit Care, 2013,（6）: 544-553.

［6］ CAROLINE F, JENNIFER M C, NIALL L. Acute Kidney Injury: It's as easy as ABCDE［J］. BMJ Quality Improvement Reports, 2012,（1）: u200370.w326.

［7］ TSUI A, RAJANI C, DOSHI R, et al. Improving recognition and management of acute kidney injury［J］. Acute Med, 2014,（13）: 108-112.

［8］ JOSLIN J, WILSON H, ZUBLI D, et al. Recognition and management of acute kidney injury in hospitalised patients can be partially improved with the use of a care bundle［J］. Clin Med, 2015,（5）: 431.

［9］ KOLHE NV, STAPLES D, REILLY T, et al. Impact of compliance with a care bundle on acute kidney injury outcomes: a prospective observational study［J］. PLoS One, 2015,（10）: e0132279.

［10］ KOLHE N V, REILLY T, LEUNG J, et al. A simple care bundle for use in acute kidney injury: a propensity score matched cohort study［J］.Nephrol Dial Transplant, 2016, 31（11）: 1846-1854.

［11］ SELBY N M, KOLHE N V. Care Bundles for Acute Kidney Injury: Do They Work?［J］. Nephron, 2016, 134（3）: 195-199.

［12］ BAGSHAW S M. Acute Kidney Injury Care Bundles［J］. Nephron, 2015,（4）: 247-251.

［13］ PENG Z, YU K, OSTERMANN M, et al. Pragmatic studies for acute kidney injury: Consensus report of the Acute Disease Quality Initiative（ADQI）19 Workgroup［J］. J Crit Care, 2017,（44）: 337.

［14］ RINALDO BELLOMO, CLAUDIO RONCO, RAVINDRA L. MEHTA, et al. Acute kidney injury in the ICU: from injury to recovery: reports from the 5th Paris International Conference［J］. Intensive Care, 2017, 7: 49.

［15］ HEUNG M, WOLFGRAM D F, KOMMAREDDI M, et al. Fluid overload at initiation of renal replacement therapy is associated with lack of renal recovery in patients with acute kidney injury［J］. Nephrol Dial Transplant, 2012, 27（3）: 956-961.

［16］ HERRLER T, TISCHER A, MEYER A, et al. The intrinsic renal compartment syndrome: new perspectives in kidney transplantation［J］. Transplantation, 2010, 89（1）: 40-46.

［17］ MUTTER T C, RUTH C A, DART A B. Hydroxyethyl starch（HES）versus other fluid therapies: effects on kidney function［J］. Cochrane Database Syst Rev, 2013, 7: CD007594.

［18］ KARAJALA V, MANSOUR W, KELLUM JA. Diuretics in acute kidney injury［J］. Minerva Anestesiol, 2009, 75（5）: 251-257.

［19］ KHWAJA A. KDIGO clinical practice guidelines for acute kidney injury［J］. Nephron Clin Pract, 2012, 120（4）: c179-184.

［20］ CHAWLA L S, DAVISON D L, BRASHA-MITCHELL E, et al. Development and standardization of a furosemide stress test to predict the severity of acute kidney injury［J］. Crit Care, 2013, 17（5）: R207.

［21］ DERUDDRE S, CHEISSON G, MAZOIT J X, et al. Renal arterial resistance in septic shock: effects of increasing mean arterial pressure with norepinephrine on the renal resistive index assessed with Doppler ultrasonography［J］. Intensive Care Med, 2007, 33（9）: 1557-1362.

［22］ HERTZBERG D, RYDE´N, L PICKERING J W, et al. Acute kidney injury—an overview of diagnostic methods and clinical management［J］.Clin Kidney J, 2017, 10（3）, 323-331.

［23］ CHAWLA LS, CHEN S, BELLOMO R, et al. Angiotensin converting enzyme defects in shock:

implications for futhere therapy[J].Crit Care, 2018, 22: 274.

[24] TUMLIN J A, MURUGAN R, DEANE A M, et al. Outcomes in patients with dilatory shock and renal replavement therapy treated with intravenous angiotensin Ⅱ[J]. Crit Care Med, 2018, 46: 949-957.

[25] VAN DEN AKKER J P, EGAL M, GROENEVELD A B. Invasive mechanical ventilation as a risk factor for acute kidney injury in the critically ill: a systematic review and meta-analysis[J]. Crit Care, 2013, 17 (3): R98.

[26] CHEN Y C, TSAI F C, FANG J T, et al. Acute kidney injury in adults receiving extracorporeal membrane oxygenation[J]. J Formos Med Assoc, 2014, 113 (11): 778-785.

[27] DARMON M, LEGRAND M, TERZI N. Understanding the kidney during acute respiratory failure[J]. Intensive Care Med, 2017, 43 (8): 1144-1147.

[28] DOMENECH P, PEREZ T, SALDARINI A, et al. Kidney-lung pathophysiological crosstalk: its characteristics and importance[J]. Int Urol Nephrol, 2017, 49 (7): 1211-1215.

[29] KOYNER J L, MURRAY P T. Mechanical ventilation and the kidney[J]. Blood Purif, 2010, 29 (1): 52-68.

[30] HADJIPHILIPPOU S, KON S P. Cardiorenal syndrome: review of our current understanding[J]. J R Soc Med, 2016, 109 (1): 12-17.

[31] RONCO C, HAAPIO M, HOUSE A A, et al. Cardiorenal syndrome[J]. J Am Coll Cardiol, 2008, 52 (19): 1527-1539.

[32] VIRZÌ G M, CLEMENTI A, BROCCA A, et al. Endotoxin Effects on Cardiac and Renal Functions and Cardiorenal Syndromes[J]. Blood Purif, 2017, 44 (4): 314-326.

[33] VIRZÌ G, DAY S, DE CAL M, et al. Heart-kidney crosstalk and role of humoral signaling in critical illness[J]. Crit Care, 2014, 18 (1): 201.

[34] LATINI R, ALEKSOVA A, MASSON S. Novel biomarkers and therapies in cardiorenal syndrome[J]. Curr Opin Pharmacol, 2016, 27: 56-61.

[35] COZZOLINO M, KETTELER M, ZEHNDER D. The vitamin D system: a crosstalk between the heart and kidney[J]. Eur J Heart Fail, 2010, 12 (10): 1031-1041.

[36] GRANATA A, CLEMENTI A, VIRZÌ G M, et al. Cardiorenal syndrome type 4: From chronic kidney disease to cardiovascular impairment[J]. Eur J Intern Med, 2016, 30: 1-6.

[37] UMANATH K, EMANI S. Getting to the Heart of the Matter: Review of Treatment of Cardiorenal Syndrome[J]. Adv Chronic Kidney Dis, 2017, 24 (4): 261-266.

[38] VERBRUGGE F H, DAMMAN K, WHW T. Diuretics in cardiorenal syndrome: what's new[J]. Intensive Care Med, 2017, 18 (5): 1-4.

[39] BART B A, GOLDSMITH S R, LEE K L, et al. Ultrafiltration in decompensated heart failure with cardiorenal syndrome[J]. N Engl J Med, 2012, 367 (24): 2296-2304.

[40] BROWN R, COMPHER C, ASPEN Board of Directors. ASPEN clinical guidelines: nutrition support in adult acute and chronic renal failure[J]. JPEN J Parenter Ent Nutr, 2010, 34: 366-377.

[41] KALISTA-RICHARDS M. The kidney: medical nutrition therapy—yesterday and today[J]. Nutr Clin Pract, 2011, 26: 143-150.

[42] GERVASIO J, GARMON W, HOLOWATYJ M. Nutrition support in acute kidney injury[J]. Nutr Clin Pract, 2011, 26: 374-381.

[43] FIACCADORI E, REGOLISTI G, MAGGIORE U. Specialized nutritional support interventions in critically ill patients on renal replacement therapy[J]. Curr Opin Clin Nutr Metab Care, 2013, 16: 1-8.

[44] GASSANOV N, NIA A M, CAGLAYAN E et al. Remote ischemic preconditioning andrenoprotection: from myth to a novel therapeuticoption? [J] JamSocNephrol, 2014, 25: 216-224.

[45] ZIMMERMAN R F, EZEANUNA P U, KANE J C et al. Ischemic preconditioning at a remote site prevents acute kidney injury in patients following cardiac surgery[J]. Kidney Int, 2011, 80: 861-867.

［46］ IGARASHIG，IINO K，WATANABE H et al. Remote ischemic pre-conditioning alleviate scontrast-induced acute kidney injury in patients with moderate chronic kidney disease［J］. Circ J，2013，77：3037-3044.

［47］ YAMANAKA T，KAWAI Y，MIYOSHI T et al. Remote ischemic preconditioning reduces contrast-induced acute kidney injury in patients with ST-elevation myocardial infarction：a randomized controlled trial［J］. Int J Cardiol，2015，178：136-141.

［48］ QUINTAVALLE C，FIORE D，DE MICCO F et al. Impact of a high loading dose of atorvastatin on contrast-induced acute kidney injury［J］. Circulation，2012，126：3008-3016.

［49］ YUAN YANG，MEIFANG SONG，YU LIU，et al. Renoprotective Approaches and Strategies in Acute Kidney Injury［J］. Pharmacol Ther，2016，163：58-73.

［50］ RINALDO，BELLOMO，CLAUDIO R RAVINDRA L. MEHTA，et al. Acute kidney injury in the ICU：from injury to recovery reports from the 5th Paris International Conference［J］. Intensive Care，2017，7：49.

［51］ FALKENHAGEN D，STROBL W，VOGT G，et al. Fractionated plasma separation and adsorption system：a novel system for blood purification to remove albumin bound substances［J］. Artif Organs，1999，23（1）：81-86.

［52］ 杨荣利，陈秀凯，王小亭，等. 重症血液净化：从连续肾脏替代治疗到集成技术［J］. 中华医学杂志，2013，93（35）：2769-2771.

［53］ SAITO A. Current Progresses in Methodology in Blood Purification in Critical Care［J］. Contrib Nephrol，2010，166：100-111.

［54］ MURUGAN R，HOSTE E，MEHTA R L，et al. Precision Fluid Management in Continuous Renal Replacement Therapy［J］. Blood Purif，2016，42（3）：266-278.

［55］ LIU C，MAO Z，KANG H，et al. Regional citrate versus heparin anticoagulation for continuous renal replacement therapy in critically ill patients：a meta-analysis with trial sequential analysis of randomized controlled trials. Crit Care，2016，20（1）：144.

［56］ RONCO C，RICCI Z，DE BACKER D，et al. Renal replacement therapy in acute kidney injury：controversy and consensus［J］. Crit Care，2015，19：146.

［57］ PALEVSKY P M，ZHANG J H，O'CONNOR T Z，et al. Intensity of renal support in critically ill patients with acute kidney injury［J］. N Engl J Med，2008，359：7-20.

［58］ BELLOMO R，CASS A，COLE L，et al. Intensity of continuous renal-replacement therapy in critically ill patients［J］. N Engl J Med，2009，361：1627-1638.

［59］ JUN M，HEERSPINK H J L，NINOMIYA T，et al. Intensities of renal replacement therapy in acute kidney injury：a systematic review and meta-analysis［J］. Clin J Am Soc Nephrol，2010，5（6）：956-963.

［60］ ZARBOCK A，KELLUM J A，SCHMIDT C，et al. Effect of early vs delayed initiation of renal replacement therapy on mortality in critically ill patients with acute kidney injury：the ELAIN randomized clinical trial［J］.JAMA，2016，315：2190-2199.

［61］ GAUDRY S，HAJAGE D，SCHORTGEN F，et al. Initiation Strategies for Renal-Replacement Therapy in the Intensive Care Unit［J］. N Engl J Med，2016，375：122-133.

［62］ BARBAR S D，CLERE-JEHL R，BOURREDJEM A，et al. Timing of Renal-Replacement Therapy in Patients with Acute Kidney Injury and Sepsis［J］. N Engl J Med，2018，379（15）：1431-1442.

［63］ BAGSHAW S M，WALD R，ADHIKARI N K J，et al. Timing of Initiation of Renal-Replacement Therapy in Acute Kidney Injury［J］. N Engl J Med，2020，383（3）：240-251.

［64］ KATULKA R J，AL SAADON A，SEBASTIANSKI M，et al. Determining the optimal time for liberation from renal replacement therapy in critically ill patients：a systematic review and meta-analysis（DOnE RRT）［J］. Crit Care，2020，24（1）：50.

［65］ ZHANG L，YANG J，EASTWOOD G M，et al. Extended daily dialysis versus continuous renal replacement therapy for acute kidney injury：a meta-analysis［J］. Am J Kidney Dis，2015，66（2）：322-330.

［66］ WANG A Y，BELLOMO R. Renal replacement therapy in the ICU：intermittent hemodialysis，sustained low-efficiency dialysis or continuous renal replacement therapy？［J］Curr Opin Crit Care，2018，24（6）：437-442.

［67］ NADIM M K，FORNI L G，MEHTA R L，et al. COVID-19-associated acute kidney injury：consensus report of the 25th Acute Disease Quality Initiative（ADQI）Workgroup［J］. Nat Rev Nephrol，2020，16（12）：747-764.

［68］ 孙仁华,黄东胜.重症血液净化学［M］.杭州：浙江大学出版社,2015.

［69］ 刘大为,杨荣利,陈秀凯.重症血液净化［M］.北京：人民卫生出版社,2017.

第四章　不同类型的急性肾损伤

第一节　脓毒症相关肾损伤

脓毒症是指由感染引起并由于宿主对感染的反应异常而导致的危及生命的器官功能障碍。脓毒症是临床常见的危重症，病死率高。肾脏是脓毒症器官功能障碍最常累及的器官之一，同时也有研究显示脓毒症也是引起 AKI 最常见的病因，高达 68.4%。据报道，脓毒症患者中 AKI 的发生率为 11%～31%，而在脓毒症休克患者中高达 41%～78%。AKI 是脓毒症患者死亡风险增加的独立危险因素，加强对脓毒症患者 AKI 的防治对改善患者预后具有重要意义。

一、流行病学

我国住院患者中 AKI 的检出率为 1%～3%，其中脓毒症相关 AKI 占 4.9%～6.4%，无论是 AKI 的检出率，还是脓毒症相关 AKI 的比例，均显著低于西方国家的相关报道（分别为 7%～18% 与 26%～50%）。由于现有国内研究多为回顾性横断面调查，因此对于疾病的诊断基本上依赖于病例资料的记载和患者的检验报告，推测很可能存在 AKI 与脓毒症的漏诊现象，同时也反映出临床医师对于这两类疾病的认识和关注度不足，这一问题在非 ICU 专业医师群体可能更为明显。在危重症患者中，脓毒症和脓毒症休克是 AKI 的主要原因，最新国内一项纳入了 1 255 例患者的多中心前瞻性队列观察研究显示 ICU 中 AKI 发病率为 31.6%，其中严重脓毒症 / 脓毒症性休克患者占 44.9%，90d 病死率为 41.9%。Piccinni 等人一项前瞻性观察研究在 10 个 ICU 病房收治的危重症患者，其中有 30.6% 的 AKI 患者为脓毒症。Sean M 等人的一项对全球 23 个国家 54 家医院危重病患者中脓毒症 AKI 与非脓毒症 AKI 比较的多中心研究显示，在研究期间有 1 753 例患者发生 AKI，其中脓毒症所致患者占 47.5%，伴有 AKI 的脓毒症患者病死率明显增加，高达 70.2%，而非脓毒症 AKI 患者病死率为 51.8%。脓毒症 AKI 患者住院时间更长，临床预后差，并且 AKI 分级越严重，病死率也越高。在生存病例中，脓毒症相关 AKI 患者的肾功能恢复比例与非脓毒症 AKI 患者相当，约 2/3 的 AKI 患者肾功能可以完全恢复，6%～8% 的患者进入维持性血液透析。

二、发病机制

详细发病机制见第一章第二节。本节主要介绍和脓毒症相关的急性肾损伤。虽然脓毒症是由感染引起，但是一旦发生后，其发生发展遵循其自身的病理过程和规律，故从本质上讲脓毒症是机体对感染性因素的反应。脓毒症相关 AKI 的发病机制非常复杂，至今尚未完全阐明。过去认为脓毒症导致的肾脏低灌注并因此导致急性肾小管坏死是引起 AKI 的主要原因，但是近年来的研究显示，脓毒症患者的肾脏血流并未下降甚至增多，而脓毒症患者在肾脏血流正常的情况下仍然发生了 AKI，因此提示脓毒症 AKI 是一种充血性损伤而非缺血性损伤。除了肾脏特殊的血流动力学因素以外，内皮功能障碍、肾实质炎症细胞浸润、肾小球内血栓形成以及坏死细胞的小管充血性变化等方面也是导致脓毒症 AKI 发生的重要机制。

1. **肾脏血流动力学** 脓毒症时肾脏血流动力学发生改变，细胞因子介导的一氧化氮（NO）诱导释放，使全身血管阻力降低，血管舒张，心脏前负荷降低，并激活了神经体液轴、交感神经系统、肾素 - 血管紧张素 - 醛固酮系统以及血管加压素的释放，导致肾血管收缩，肾血流量减少，肾脏灌注降低从而引起 AKI 的发生；释放去甲肾上腺素以响应交感神经系统的活化，可引起入球小动脉显著血管收缩，导致滤过压力降低，随后肾小球滤过率（GFR）下降。随着对脓毒症研究的深入，人们发现脓毒症患者存在低血流动力及高血流动力两种类型，低血流动力型患者其肾血流量减少可表现为类似缺血性 AKI，而高血流动力型中肾脏的血流量并没有减少甚至反而增多，提示这一类型肾血流减少不是肾脏损伤发生的主要机制。在严重脓毒症的早期阶段，即使肾脏血流正常的情况下仍然发生 AKI。在一项超过 1 800 名患者的大型前瞻性研究中，Murugan 等报道，AKI 常见于非重症肺炎患者，包括未转入 ICU 且无血流动力学不稳定的患者。因此，脓毒性 AKI 仅部分是由肾低灌注所致。Di Giantomasso 及其同事在绵羊的脓毒症模型中通过肾血流（RBF）的侵入性监测，有趣地发现脓毒症模型的 RBF 正常甚至增加，并提出了高动力脓毒症 AKI 的新模型。此外，使用热稀释和磁共振成像（MRI）在人类中也观察到脓毒性 AKI 中 RBF 增加。有学者认为，这种肾血流量与肾功能分离的现象可能与肾内分流和出球小动脉舒张有关。肾脏虽然灌注充足，但是由于肾小球出球小动脉的舒张程度较入球小动脉的舒张程度更甚，即使肾脏血流量增加，由于肾小球灌注压下降导致有效滤过压降低肾小球滤过率也随之下降。Marlies O 等在对肾小球平均灌注压（mean perfusion pressure，MPP）与 AKI 进展之间的关系进行回顾性观察研究发现，MPP= 平均动脉压（MAP）- 中心静脉压（CVP），MPP＜60mmHg 是 AKI Ⅰ期进展到Ⅲ期的独立危险因素，而 CVP 是决定 MPP 值的重要组成部分。Legrand M 等人对脓毒症相关 AKI 患者的回顾性观察研究也发现，CVP 6mmHg 时仅 30% AKI 发生风险，CVP 15mmHg 时近 80% 的新发或持续 AKI 风险，CVP 每升高 5mmHg，预测 2.7 倍的新发或持续 AKI，因此升高的 CVP 与肾功能障碍有显著相关性。其机制可能包括较高的体循环静脉回流压力传递到肾静脉，肾脏血管增加的压力导致肾小管受压，并减少经肾小球的净压力梯度，最终导致肾小球滤过减少。

2. **免疫炎症性损伤** 脓毒症本身是由感染引起的全身炎症反应，病原体入侵机体导致组织损伤，释放危险信号，包括来自感染本身的病原体相关分子模式（pathogen associated molecular patterns，PAMPs）和来自受损伤组织的损伤相关分子模式（damage associated molecular patterns，DAMPs）。免疫细胞、内皮细胞、肾小管上皮细胞等通过模式受体识别 PAMPs 和 DAMPs，启动天然免疫炎症反应，释放大量炎性介质，其中包括白细胞介素 -1、白细胞介素 -6、肿瘤坏死因子等，形成细胞因子风暴，导致毛细血管通透性增加、免疫系统持续激活，引起组织水肿和炎症损伤。肾脏作为炎症细胞因子攻击的靶器官之一，极易发生损伤。管状毛细血管与肾小管上皮细胞接近，离开管状毛细血管的活化白细胞可通过产生促炎介质和 DAMP 来影响肾小管上皮细胞。此外，DAMP、PAMP 和促炎细胞因子在肾小球中滤过并进入近端小管，其可以直接激活肾小管上皮细胞并导致这些细胞的代谢和功能状态的改变。炎症细胞的累积增加了肾小管和间质之间的压力,导致肾脏的微循环障碍,小管阻塞等。肾小球毛细血管和肾小管空间的压力梯度减小,从而降低 GFR。Cunning 等观察到 TNFα 受体 TNFR1 敲除小鼠对于腹腔注射脂多糖诱导的 AKI 具有较好的保护效果。

3. 肾小管上皮细胞的适应性反应　正常细胞凋亡对于维持机体细胞完整性及自身稳态十分重要,在脓毒症相关性 AKI 中,天冬氨酸特异型半胱氨酸蛋白酶 3(Caspase-3)的活化增加,凋亡诱导因子和细胞色素 C 释放,Bax 活化,Bcl-2 缺失,肾小管细胞可见凋亡小体及原位末端酶标记法(TUNEL)染色阳性,这说明凋亡存在于脓毒症引起 AKI 的过程中并发挥作用,而在非脓毒症所致 AKI 中肾脏细胞凋亡却很少。此外,肾小管上皮细胞线粒体功能障碍导致的氧化应激以及局部微循环障碍等均在脓毒症相关性 AKI 的病理过程中发挥了重要作用。肾小管上皮细胞线粒体功能异常、能量代谢障碍,细胞发生 G1-S 周期阻滞,最终细胞凋亡。

4. 凝血级联反应激活　内毒素和肿瘤坏死因子通过诱发巨噬细胞和内皮细胞释放组织因子,激活外源性凝血途径,此外,被内毒素激活的凝血因子Ⅶ也可进一步激活内源性凝血途径,形成微血管内血栓,加重免疫炎症反应和微循环障碍,最终可导致弥漫性血管内凝血。

三、诊断

1. 诊断标准

(1)脓毒症诊断标准:2016 年美国危重病学会(SCCM)、欧洲危重病学会(ESICM)专家共同探讨和修订了新的脓毒症定义与诊断标准,新的脓毒症 3.0 定义为感染引起的宿主反应失调所致的危及生命的器官功能障碍。脓毒症 3.0 的诊断标准,即满足感染或可疑感染患者序贯器官衰竭评分(SOFA)≥2 分即可诊断脓毒症。

(2)AKI 诊断标准:参考 KDIGO 标准,若患者 48h 内 Scr 绝对值升高≥26mmol/L,或 1 周内较基础值升高 1.5 倍,或至少 6h 尿量<0.5m/(kg·h),则患者为 AKI,并按 Scr 升高程度或少尿程度将 AKI 分为Ⅰ、Ⅱ和Ⅲ期。

(3)脓毒症 AKI 诊断标准:最新的 2016 年《严重脓毒症和脓毒症休克国际指南》中,将脓毒症肾功能障碍的判断标准设定为:尿量<0.5ml/(kg·h)持续 2h 以上,或 Scr 升高 44.2μmol/L(0.5mg/dl);严重脓毒症的肾功能指标是:尿量<0.5ml/(kg·h)持续 2h 以上,或 Scr 升高 176.8μmol/L(2mg/dl)。

2. Scr 和尿量作为传统观测指标,在疾病发生早期 24h 内没有特异性改变,当患者仅出现轻中度肾功能不全时,Scr 对微小的肾小球滤过率降低并无敏感性,近年来对 AKI 新生标志物的探讨取得了进展主要包括以下几种:中性粒细胞明胶酶脂质相关运载蛋白(neutrophil gelatinase-associated lipocalin,NGAL)、肾损伤分子 -1(KIM-1)、胱抑素 C(cystatin C,CysC)、白细胞介素 -18 等。尿 IGFBP-7 和 TIMP-2 的联合使用最近已被 FDA 批准为 AKI 的早期指标。这些新型的标志物具备较 Scr 敏感度特异性更高、检测更简单、有助于病情严重程度和预后判断等优点。

四、防治措施

目前为止,在 ICU 中,如果能建立自动预警系统提示患者有 AKI 风险,临床医师将可能会更早地给予干预措施（如利尿剂，液体，血管升压药等），而干预时间越早，患者肾功能恢复到基线的概率越高。AKI 风险增加的患者应适当调整，尽可能停用肾毒性药物，特别是氨基糖苷类抗生素和万古霉素，尽可能不应用造影剂检查。除了这种看似明显的干预措施之外，只有少量的预防性治疗方法是可行的。

1. **脓毒症相关 AKI 的风险评估和肾功能监测**　脓毒症患者是 AKI 的高危人群，因此所有脓毒症患者均应进行 AKI 的风险评估。高龄、合并创伤、大型手术或其他基础疾病（特别是慢性肾脏病、糖尿病、心力衰竭、肝病和恶性肿瘤）以及来源于血流、腹部、泌尿生殖系统或感染性心内膜炎的脓毒症患者更易发生 AKI。对于脓毒症患者均应该严密监测血肌酐和尿量改变，以尽早发现 AKI。ICU 患者可通过多普勒超声动态监测肾血管阻力的变化，无创性评估肾脏血流灌注情况；鉴于目前多数无创性尿生物学标志物尚未在临床应用，可以通过检测尿中中性粒细胞明胶酶相关脂质运载蛋白（NGAL、α1 微球蛋白）以及尿管型（如颗粒管型、肾小管上皮细胞）改变早期发现肾脏实质损伤。

2. **抗生素治疗和病因控制**　在脓毒症的治疗中至少包括抗生素治疗和生命支持，而找到感染源并尽早加强引流去除感染灶是治疗成功的关键。由于脓毒症病情危急，而病原菌常无法在短时间内检出，故在脓毒症临床诊断初步确认并留取血液和其他体液标本送培养后，根据患者原发病种类、免疫缺陷情况、流行病学资料、可能的侵入途径等，对病原菌种类作初步估计，选用合适的抗生素。严重脓毒症和脓毒症休克国际指南中强烈建议，确认脓毒症 1h 内需尽快、适量地静脉输注抗菌药物，且至少使用 2 种不同类的抗生素联合治疗。Bagshaw 等在一项多中心研究中收集并分析了 16 年间感染性休克危重患者的相关资料，结果证实早期适当的抗微生物治疗和脓毒症感染源的控制与 AKI 的发生风险降低有关，抗微生物治疗每延迟 1h，AKI 发生风险增加约 40%，故对脓毒症 AKI 患者尽早使用抗生素治疗以及对感染源的控制至关重要。Liu VX 等的一项大规模多中心回顾性研究也证实，对于急诊室脓毒症、严重脓毒症以及脓毒症休克患者每延迟 1h 使用抗生素其绝对病死率分别增加 0.3%，0.4%，1.8%。脓毒症患者除了及时有效抗生素治疗以外，感染病灶的充分及时有效地引流也是关键。对于不能有效咳嗽的重症肺部感染患者，需加强翻身、扣背，适当给予呼吸道分泌物吸引、体位引流等措施。而急性化脓性胆管炎患者，病情凶险，在应用足量、有效抗生素的同时创造条件及早手术解除胆管梗阻是关键。在导管相关性血流感染患者，则应在无菌条件下拔除导管，并作导管尖端培养。

3. **液体复苏**　对脓毒症休克的患者应尽早实施体液复苏，复苏的靶目标是平均动脉压达到 65～90mmHg（根据年龄、基础血压及合并症等情况进行调整），血乳酸水平改善，中心静脉氧饱和度（ScvO₂）>70%，尿量≥0.5ml/(kg·h)，且应该在复苏 6h 内达标。复苏初期应选用平衡晶体液，即主要电解质成分及晶体渗透压与血浆相似的晶体液如乳酸林格氏液，至少按 30ml/kg 的剂量输注。等张盐溶液（生理盐水）含氯高，目前认为其可能促使肾血管收缩，对肾脏有害。羟乙基淀粉和葡聚糖溶液可通过胞饮作用进入肾小管细胞而损伤肾脏，因此应避免用于脓毒症 AKI；白蛋白理论上可以提高血管内胶体渗透压，改善血流动力学，但综合现有研究其改善预后的证据并不充分。因此对存在 AKI 风险或合并 AKI 患者均建议首先使用等张晶体液进行扩容。此外，对脓毒症休克患者，要进行血流动力学、氧合指数及肾功能的密切监测。

4. **血管活性药的使用**　在脓毒症诱发的 AKI 患者中，血管活性药物仍然是低血压治疗的基石，可以恢复足够的器官灌注压力。常用的血管活性药物是去甲肾上腺素（NE），肾上腺素，血管升压素，多巴胺等。其中临床最常用的为去甲肾上腺素。Bai X 等人调查研究了脓毒性休克发生后去甲肾上腺素的作用及其对住院死亡率的影响。研究示脓毒性休克患者早期使用去甲肾上腺素可增加生存率。脓毒症相关性 AKI 发生时，全身血管扩张，外周阻力下降，肾出球小动脉张力大于入球小动脉，使肾微循环呈高流量低张力的状态，肾脏血流量增加，由于肾小球灌注压下降导致有效滤过压降低肾小球滤过率也随之下降，NE 则会收缩出球小动脉，同时收缩小静脉，增加静脉回血量，纠正休克，提高肾脏灌注压。

5. 肾替代治疗　一般来说，约 5% 的 AKI 患者需要使用 RRT。Hsu 等报道，从 2000—2009 年，需要 RRT 的 AKI 从 222 例增加到 533 例百万人 / 年，每年平均增长 10%。

（1）RRT 治疗 AKI 的目的：①维持液体和电解质平衡，溶质稳态；②防止对肾脏的进一步损害；③促进肾功能的恢复；④支持治疗并防止并发症（例如抗生素和营养）。

（2）RRT 治疗脓毒症的潜在目的：①清除炎症介质，重建免疫平衡；Ronco 等提出去峰值浓度和免疫调节阈值假说学说，CRRT 是以一种持续非选择性的方式除去促炎症和抗炎介质，"峰值浓度假说"是通过连续血液滤过可溶性介质的峰值的概念。研究表明由于峰值浓度假设概念引入，非选择性地控制炎症和免疫抑制的峰值可能有助于使患者处于较小程度或接近正常的免疫动态平衡。②能够降低巨噬细胞迁移抑制因子（macrophage migration inhibitory factor，MIF）水平，降低脓毒症 AKI 患者 30d 病死率；多项研究表明，CRRT 能够降低内毒素，TNF-α，IL-1β 等的水平，国内几项研究也证实 CRRT 能改善严重感染患者单核细胞分泌功能和抗原呈递功能，调节其过度活跃或过度抑制状态。在最近的文献中，MIF 被发现在脓毒症动物模型中具有促进炎症反应作用。

（3）脓毒症 AKI 患者使用 RRT 的启动时机和剂量。Wierstra BT 等人对 36 项涉及"早期治疗"和"晚期治疗"标准接受了血液透析的危重病 AKI 患者有关研究（7 项随机对照试验，10 项前瞻性队列和 19 项回顾性队列）的荟萃分析，结果表明在 AKI 复杂的危重疾病中"早期"启动 CRRT 不能改善患者的生存或减少 ICU 的住院时间。2016 年同时期分别在新英格兰医学杂志和 JAMA 上发表关于急性肾损伤（AKI）患者接受肾脏替代治疗（RRT）时机的临床研究（AKIKI 研究和 ELAIN 研究），AKIKI 研究入组的多为内科患者（约占 80%），而 ELAIN 研究入组的均来自外科，可能由于研究群体的异质性，最后出现不同结局。AKIKI 研究显示早期 RRT 治疗组（脓毒症休克占 67%）患者和晚期治疗组（脓毒症休克占 66%）60d 全因病死率无差异，而 ELAIN 研究显示 RRT 早期组患者 90d 全因病死率较 RRT 延迟组显著降低（39.3% vs 54.7%）。2018 年《新英格兰医学杂志》再次发表国际多中心 RCT 研究报告，认为脓毒症休克合并 AKI 患者早期启动 RRT 和晚期启动 RRT 其 90d 病死率无差异（58% vs 54%）。鉴于试验干预的复杂性，CRRT 早期治疗和晚期治疗的争议仍然存在，但对于发生 AKI 且进展迅速的脓毒症，宜尽早开始行 CRRT。2013 年一项国际大规模多中心的 IVOIRE 前瞻性研究表明，对于脓毒症休克合并 AKI 患者接受高剂量 70ml/（kg·h）与常规剂量 35ml/（kg·h）的 CVVH 治疗连续 96h，其 28d 和 90d 病死率没有差异，韩国 Park JT 等人的 HICORES 研究也显示 CVVHDF 模式 80ml/（kg·h）与 40ml/（kg·h）治疗剂量比较，对脓毒症伴 AKI 患者尽管高剂量能清除更多炎症因子，降低血液炎症因子水平，但是并没有改善患者的预后。因此，脓毒症 AKI 患者 CRRT 治疗剂量目前一般推荐 35ml/（kg·h），处方剂量 40ml/（kg·h）。

6. 集束化治疗　集束化治疗是指集合一系列有循证基础的治疗及护理措施，来处理某种难治的临床疾患。其目的在于帮助医务人员为患者提供尽可能优化的医疗护理服务和护理结果。研究显示，对患者进行集束化治疗管理后，可以降低患者的病死率，并显著改善预后。在 2017 年欧洲 AKI 防治专家共识中指出 AKI 集束化治疗具有一定益处，包括可能改善 AKI 结局。现在越来越多的研究证实集束化治疗对 AKI 的防治起到重要作用，为改善 AKI 预后提供了相当重要的方向。

（李静　赵双平）

第二节　心肾综合征

一、定义

2004 年 8 月美国国立卫生研究院（National Institutes of Health，NIH）的国家心肺和血液研究所（National Heart，Lung，and Blood Institute，NHLBI）召开专家会议讨论有关心脏疾病尤其是心力衰竭（heart failure，HF）时的急性或慢性肾脏反应，当时使用心肾综合征（cardiorenal syndrome，CRS）这个术语来描述心脏和肾脏同时出现功能障碍，之后机体的一系列反馈机制造成这两个器官的进一步损害。在 2007 年 4 月的世界肾脏病会议上，意大利重症肾脏病学家 Ronco 教授根据原发病和起病情况将心肾同时受累的情况分为 5 类，即心肾综合征的五种亚型，见表 4-1。2010 年 KDIGO 和 ADQI 联合发表专家共识，明确将心肾综合征（CRS）定义为心脏和肾脏其中一个器官的急性或慢性功能障碍可能导致另一器官的急性或慢性功能损害的临床综合征，并推荐 Ronco 的心肾综合征分类法。狭义心肾综合征的概念为：心力衰竭导致肾脏功能的减退，并且心力衰竭的治疗由于肾脏功能的减退或进一步下降而受到限制。因此，心力衰竭时，肾功能的减退或进行性下降将使预后进一步变差。然而，心脏疾病和肾脏疾病同时存在的情况并不局限在原发病是心脏疾病，原发病为肾脏病同样可以导致心脏疾病甚至心力衰竭。近年来，也有学者提出将肾脏病作为原发病引起心脏疾病的情况称为肾心综合征（renocardiac syndrome）。

表 4-1　心肾综合征的分类

亚型	名称	临床及病理生理特征
Ⅰ型 CRS	急性心肾综合征	心功能的突然恶化（如急性心源性休克或急性充血性心力衰竭）导致急性肾损伤（AKI）
Ⅱ型 CRS	慢性心肾综合征	慢性心功能不全（如慢性充血性心力衰竭）导致进行性和持续的慢性肾脏病（CKD）
Ⅲ型 CRS	急性肾心综合征	突然的肾功能恶化（如急性肾脏缺血或肾炎）导致急性心脏疾病（如心力衰竭、心律失常、心肌缺血）
Ⅳ型 CRS	慢性肾心综合征	慢性肾脏病（如肾小球或肾间质疾病）导致心功能减退、心室肥大和 / 或心血管不良事件危险性增加
Ⅴ型 CRS	继发性心肾综合征	系统性疾病（如糖尿病、全身感染）导致的心脏和肾脏功能障碍

因此，ADQI 将心肾综合征定义为：心脏和肾脏在病理生理上相互影响而产生的功能紊乱，其中一个器官的急性或慢性功能障碍会导致另一个器官的急性或慢性功能障碍。心肾综合征的这个新定义是一个广义的定义，更加突出了心肾之间的双向关系。

二、发病机制

心肾综合征的发病机制是一个复杂的多因素的病理生理过程，目前尚不完全明了。不同亚型的心肾综合征又具有不同的发病机制。心脏和肾脏关系密切，两者的作用是相互的和多方面的。两者在血压、血管张力、利尿、循环血容量、外周灌注和组织氧供等方面均起着重要作用；两者均有着重要的内分泌功能，发挥细胞和体液信号调节。在这些方面，两个器官有着重要的相互作用和协调平衡，其中一个器官的功能障碍会导致另一个器官的功能下降。例如，心源性休克时，由于心排量下降和神经 - 体液调节导致肾脏血流量的降低，从而引起急性肾功能损伤；而在肾脏功能减退时，心血管出现加速性动脉粥样硬化、左心室肥大和重塑、心肌微血管病变和血管钙化；急性肾衰则可通过容量和压力过负荷导致急性充血性心力衰竭。而且很多心血管病的危险因素也是肾脏病的危险因素，如吸烟、高血压、高脂血症、年龄和糖尿病等均可促使肾脏病的进展。另外，心脏病和肾脏病都可引起贫血，后者反过来又导致两种疾病的加重，形成恶性循环。心脏和肾脏对血流动力学的调节是一个复杂和动态的系统。两个脏器对话的桥梁是交感神经系统和肾素 - 血管紧张素 - 醛固酮系统（RAAS）的活化、一氧化氮（NO）、活性氧（ROS）、全身炎症、内皮素、前列腺素、血管升压素和利钠肽等。

1. 交感神经的过度激活　交感神经系统的不适当活化可引起心力衰竭及肾衰竭，在严重心肾综合征中起到重要作用。交感神经由压力感受器激活以调控心肌收缩和保持心输出量。然而，过度的交感激活会诱发心肌细胞凋亡、肥大以及局部心肌细胞坏死。长此以往，β- 肾上腺素能受体的敏感性降低，造成压力感受器反射失调、心律失常易感性以及心率可变性增加。肾脏交感神经元兴奋可刺激肾素从肾脏释放，此过程是在 ROS 产物的介导下进行的。在缺血再灌注损伤的肾脏中，过氧化氢（H_2O_2）可以通过单胺氧化酶的作用介导远端小管细胞凋亡的级联反应。

2. RAAS 激活　RAAS 系统由肾素、血管紧张素、醛固酮及在代谢中所需的酶和发挥生物学活性所需的受体组成。心力衰竭时心输出量和平均动脉压均减少，随之而来的肾脏灌注不足导致 RAAS 系统激活。同样，肾衰竭时神经内分泌和交感神经系统的紊乱亦会导致 RAAS 系统的不当激活。RAAS 过度激活可通过醛固酮和血管紧张素造成肾脏缺氧、血管收缩、水钠潴留、平滑肌增生、肾小球硬化、心肌和肾间质纤维化而进一步加重心肾衰竭。研究发现，血管紧张素 II 激活 NADPH 氧化酶促进 ROS 生成的现象在晚期心力衰竭患者中很明显，同时会激活交感神经系统。肾素、血管紧张素、醛固酮三者之间是一个相互关联的系统，一旦激活将引起一系列连锁反应，称为"RAAS 信号瀑布"，在 CRS 的发生发展中起到重要作用。

但有研究表明发现基础肾功能和心脏指数以及血流动力学指标之间并无关联，提高心脏指数并不能改善肾功能。唯一与肾功能有关的血流动力学变量是左室舒张功能异常，另一个与肾功能障碍密切相关的指标是腹腔内压。进展性充血性心力衰竭时，腹水以及肠壁水肿导致腹内压升高，进一步导致中心静脉压增高以及肾静脉淤血，这可能是导致肾功能恶化的因素。

3. NO/ROS 的失衡　NO 作为一种细胞内信使分子，具有扩张小血管、改善缺血心肌灌注、增加心肌收缩力、抗炎、抗凋亡等作用，并能促进钠的排泄和抑制管 - 球反馈。但 NO 的释放过量或不足，则产生一系列病理作用。心肾功能障碍会导致 ROS 生成增多、NO 利用率降低，NO/ROS 处于失平衡状态。NO/ROS 的失衡引起氧化应激及抗氧化应激的失衡，可增加交感神经节前纤维的活性，并通过破坏肾小管、内皮细胞激活 RAAS，是慢性肾损害及心力衰竭病理生理进程中的关键环节。

4. **炎症反应**　心力衰竭及肾衰竭均存在炎性反应状态。炎症反应在 CRS 的发生发展中也起到重要作用。肾衰竭患者不仅 CRP 水平上升，一些促炎症因子如 IL-18、IL-6 和 TNF-α 的浓度亦升高，这些预示着动脉粥样硬化的发生。另外，心力衰竭患者中血浆和心肌的 IL-6 和 TNF-α 浓度均升高，在一定程度上与病情进展相关。低水平的炎症反应通过激活中性粒细胞释放氧化剂从而促进 ROS 生成。

5. **其他**　除了交感神经过度激活、RAAS 系统激活、NO/ROS 失衡和炎症反应的作用外，其他方面的因素也影响着 CRS 的发生发展。精氨酸加压素（AVP）有水钠潴留、血管紧张素Ⅱ增效和刺激心肌肥厚的作用，对 CRS 的病情进展起着不良影响。一些药物的使用不当会影响 CRS 的进展，如血管收缩药物增加神经内分泌活性；大剂量的利尿剂造成血容量不足；静脉注射的血管扩张剂有可能导致低血压。

总之，以上多种致病因素在心肾综合征的发病中互为因果，互相影响，互相叠加，产生放大的病理效应，进一步加速心脏、肾脏及其他重要器官脏器的衰竭，致使病死率增加。图 4-1 总结所有导致心肾相互作用的机制。

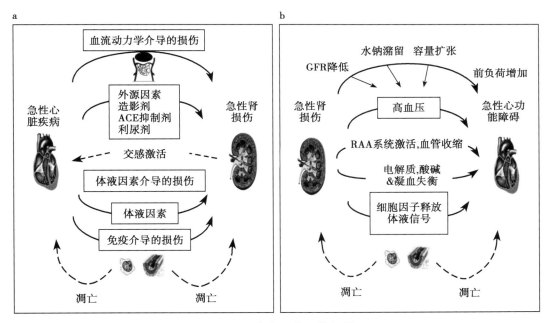

图 4-1　心肾相互作用的机制

三、流行病学

肾功能受损在心力衰竭患者中很常见，并且与没有肾功能受损的人相比，其临床结果更差，这可能是由于心力衰竭患者出现肾功能受损代表远隔器官受累，疾病在恶化。2007年 Heywood 等分析了 ADHERE 数据库中关于 118 465 名急性失代偿性心力衰竭患者的报告显示，只有 9.0% 的患者入院时肾功能正常，而有 27.4% 的患者轻度肾功能不全[定义为 GFR 60～89ml/（min·1.73m²）]，43.5% 中度肾功能不全[GFR 30～59ml/（min·1.73m²）]，13.1% 重度肾功能不全[（GFR 15～29ml/（min·1.73m²）]，7.0% GFR ＜15ml/（min·1.73m²）或正在接受长时间透析治疗。在对急性和慢心力衰竭人群的荟萃分析中，23%～35% 出现 AKI，慢性肾功能不全的总体患病率为 49%[急性 HF（53%）比慢性 HF（42%）的患病率更高]，且与死亡风险显著增加有关。其他大型数据库研究表明，心力衰竭和肾功能不全中的一种功能障碍与另一种功能障碍的发病增加有关。

四、诊断

患者的病史和体格检查可以帮助临床医师区分是慢性还是急性起病以及病因主要是心脏或肾脏因素。有意义的病史包括：患者是否出现急性心肌缺血事件，这可能会引发严重的心功能不全随后导致肾损伤，或最近发生的腹泻和呕吐，容量的丢失导致肾前性少尿，这可能导致心脏功能急剧下降。其他相关的病史，如用药史和以前的实验室检查结果（如肌酐），可能会有所帮助。虽然临床检查可能不能帮助临床医师区分不同类型的心肾综合征，但许多患者会有容量超负荷的迹象，包括如下临床表现：颈静脉压力升高、具有"第三间隔"的全身肿胀和水肿表现如胸腔积液、腹水或外周水肿、肺部听诊有湿啰音，患者还可能表现出心输出量减少、低血压、疲劳、外周脉搏减弱和心率异常（心动过速或心动过缓），上述临床表现提示起始因素可能为心脏因素。其他可能的表明心肾综合征起始主要为肾脏原因的迹象可能包括：贫血导致的脸色苍白、在心功能不全之前观察到少尿或无尿。

最初的病史和体格检查适合于确定潜在病因。最初的实验室检查应包括全血细胞计数（CBC）、完全代谢组（CMP）、尿液检查（尿液显微镜检查、尿蛋白与肌酐比、尿钠）、脑钠肽（BNP）和肌钙蛋白。估计的肾小球滤过率（eGFR）可从肌酐水平计算，以帮助确定肾功能损伤的程度。对于可能患有 V 型 CRS 的患者，进一步检查包括血和尿培养、狼疮血清学[抗核抗体（ANA）、抗双链 DNA、血清补体水平（C3、C4）]和降钙素原可能有用。初始评估中应包括心电图和心脏监测，以评估可能导致或由心肾综合征引起的任何潜在心律失常。经胸超声心动图在评估室壁运动异常、获得左心室射血分数（LVEF）等测量值以及确定是否存在心包积液方面非常宝贵。肾脏超声可以帮助评估肾脏的大小和功能，肾脏缩小和实质回声增强与慢性肾脏疾病一致。胱抑素 C 是检测肾功能的有效替代物，预测长期死亡率和再住院率的有效性高于血肌酐或血清 BNP。肾小管损伤的标志物包括：尿蛋白、肾损伤分子 1（KIM-1）和白细胞介素 -18（IL-18）、中性粒细胞明胶酶相关脂质运载蛋白（NGAL）等均与肾功能损害、不良心血管结局和死亡率相关。

五、鉴别诊断

许多患者在初次就诊时很难确定心肾综合征的病因，因为他们可能没有所谓的经典特征，这使得诊断具有挑战性。鉴别的原则是一定要明确器官功能障碍的可逆性因素。

可逆的心源性因素包括：应激性心肌病、心脏瓣膜疾病、急性心肌梗死等，床旁重症超声评估有利于明确诊断。AKI 一定要明确是肾前性、肾性还是肾后性因素；近期利尿剂剂量增加、腹泻、呕吐、皮肤或上呼吸道感染、中暑、发烧、近期大量锻炼或使用非类固醇抗炎药（NSAID）的历史可能有助于明确低血容量因素；造影剂以及 NSAID 的使用可能与肾性 AKI 有关；结石梗阻等肾后性因素是必须急诊处理的情况。

六、治疗策略

原则：心肾同治，避免进一步肾损伤。

1. ACEI 和 ARB　诸多的大型临床研究已证实，ACEI 和 ARB 可逆转左室肥厚、改善心脏功能，改善心力衰竭患者的预后；对于慢性肾脏疾病患者应用 ACEI 和 ARB 可减少尿蛋白，从而在一定程度上阻断或延缓心力衰竭和肾功能不全的进展。但在血容量不足和同时使用非甾体类抗炎药时，有可能会加重肾功能的损害。

应用 ACEI 或 ARB 时出现一过性肾小球滤过率下降可能是治疗有效的一个标志，不应终止 ACEI 或 ARB 的治疗，对于 CRS 患者只要没有出现持续的肾功能恶化和高钾血症，都应继续使用 ACEI 或 ARB 类药物并尽可能长期应用，但应严密观察肾功能变化，为减少肾脏损害的发生，CRS 患者应从小剂量起始应用，并避免血容量不足及同时应用非甾体类抗炎药。

2. 限制容量　利尿剂与连续性肾脏替代治疗。利尿剂能够降低心脏前负荷，改善心功能，但 SOLVD 和 PRAISE 研究表明，大剂量利尿剂可增加心力衰竭和 / 或肾衰患者死亡率，猝死率与泵衰竭死亡率，需要合理使用。研究显示，CRRT 不仅能在 CRS 常规治疗失败时起到重要的支持及治疗作用，更早地应用在心肾衰竭患者早期，能有效减少常规药物的剂量，改善患者心肾功能，降低患者的再住院率。随着 CRS 越来越受到心脏科及肾脏科学者的关注，及两学科间的合作，CRRT 在 CRS 中的应用必将愈来愈广泛。

3. 不同亚型心肾综合征的治疗

（1）Ⅰ型 CRS：对于Ⅰ型 CRS 的治疗，主要是积极纠正心力衰竭、改善低氧血症及低心排状态、纠正贫血、避免容量过负荷或容量不足、防止肾损伤加重，必要时行肾脏替代治疗。

（2）Ⅱ型 CRS：Ⅱ型 CRS 的治疗策略是去除和治疗基础疾病，防止慢性心力衰竭进展，纠正贫血，防止肾功能恶化，必要时肾脏替代治疗。

（3）Ⅲ型 CRS：Ⅲ型 CRS 的治疗策略是积极治疗 AKI，防止 AKI 加重，必要时行肾脏替代治疗；积极控制容量与内环境，防止心脏功能受损。

（4）Ⅳ型 CRS：慢性肾脏病（chronic kidney disease，CKD）患者易并发缺血性心脏病、心律失常、心力衰竭或猝死，其危险性不仅在于高血压、高血脂、高血糖、贫血、炎症及氧化应激产物，尿毒症及 HD 本身也对心脏造成显著损害，因此对危险因素的控制成为Ⅳ型 CRS 治疗的关键所在。心力衰竭和 CKD 的病因是多因素的。CKD 患者治疗上应该着重于去除可能的病因，延迟 CKD 的进展。

（5）Ⅴ型 CRS：对Ⅴ型 CRS 的治疗关键是控制原发病，减少产生心肾功能衰退的危险因素，肾损伤严重时行肾脏替代治疗。

七、预后

CRS 事实上是疾病进展的表现，总体预后较差。有研究者使用多个变量来预测住院死亡率和再入院率，包括血尿素氮（BUN）、收缩压、血清肌酐、脑钠肽和对利尿剂的反应。

（刘薇　葛冬　赵双平）

第三节 创伤性肾损伤

创伤是指机械因素加于人体所造成的组织或器官的破坏,通常所讲的创伤有广义和狭义之分,广义的创伤是指由于机械、物理、化学或生物因素引起的损伤,也有人将精神因素引起的精神创伤包括在内。狭义的创伤是指机械性致伤因子造成的损伤,为动力作用造成的组织连续性破坏和功能障碍。随着各种原因所致创伤病例的不断增加,创伤性肾损伤的报道也逐渐增多,法国的 3 个一级创伤中心的统计数据显示,以 RIFLE 分级为 AKI 诊断标准,在 3 111 例创伤患者中,AKI 的发生率为 13%,其中 R 级 7%,I 级 3.7%,F 级 2.3%。而失血性休克患者则 AKI 发生率升高到 42.5%,96% 的患者 AKI 在创伤后 5d 之内发生,ICU 创伤患者伴有 AKI 者病死率明显增加。挤压综合征引起的 AKI 是创伤直接致死的次生性伤害,横纹肌溶解症诱发的 AKI 约占全部 AKI 的 7%～10%,重症监护患者横纹肌溶解合并 AKI 的死亡率远高于非合并 AKI 者。

一、病因

常见创伤包括交通伤、坠落伤、机械伤、锐器伤、跌伤及火器伤。在入 ICU 患者中出现的肾损伤主要有如下几类:

1. 现代创伤中排在首位的交通事故伤往往为多发性,患者由于伤口外出血和深及脏器或深部血管的内出血常出现休克,引起肾血管痉挛,造成肾缺血,治疗过程中往往出现急性肾损伤;

2. 自然灾害如地震、泥石流等以及战争、恐怖袭击等人为灾害如战致伤的患者,除了出血休克,还因被重物长时间挤压造成挤压综合征(crush syndrome,CS),受压部位大量肌肉缺血坏死,产生的肌红蛋白、血红蛋白、组胺和缺氧代谢产物被吸收后,加重对肾脏的损害;

3. 腰腹部直接暴力或间接暴力造成肾挫伤,采取保守或手术治疗后仍然出现的肾功能障碍。在治疗期间出现肾功能异常的患者伤情大多比较严重,所致死亡率及伤残率较高,应予以高度重视;

4. 研究发现肥胖的创伤患者发生 AKI 的风险增加,肥胖是严重创伤患者急性肾损伤(AKI)的独立预测因子;

5. 烧伤患者由于体液大量丢失,在治疗期间因早期液体复苏不足可引起 AKI,晚期出现的 AKI 多与脓毒症或多器官功能障碍相关。

二、病理生理机制

创伤后诱发早期 AKI 的高危因素包括失血、横纹肌溶解、创伤炎症反应以及随后的紧急手术和感染的二次打击。

1. 横纹肌溶解 横纹肌溶解是导致 AKI 的主要因素之一。当机体受到重创、挤压或剧烈肌肉活动、缺血、感染或极端体温(高热、低热)等因素影响,横纹肌细胞膜、膜通道及其能量供应出现损伤,细胞膜完整性改变,细胞内容物(如肌红蛋白、肌酸激酶、小分子物质等)漏出释放入血。一旦循环肌红蛋白水平超过血浆蛋白质结合能力,肌红蛋白很容易通过肾小球滤过到肾小管中,当肾小管液中的水分被逐渐重吸收后,肌红蛋白浓度明显升高,沉淀可以形成管型,如果没有足够水分的冲刷作用则阻塞肾小管,同时尿酸产生和分泌增加进一步加重肾小管的阻塞,最后引起血红素色素相关性 AKI。肌红蛋白存在一定细胞毒性,能诱导低密度脂蛋白氧化,通过损伤邻近细胞和清除一氧化氮引起肾髓质小动脉血管收缩造成 AKI,此外肌红蛋白对肾小管上皮细胞有直接的毒性损害作用,见图 4-2。正常尿液中肌红蛋白浓度<5μg/L,当>20μg/L 时可以诊断为肌红蛋白尿。肌红蛋白、肌酸激酶和乳酸脱氢酶三者是反映肌肉损伤的最重要成分,横纹肌溶解症全因 AKI 发生率达13%~50%。肌酸激酶(creatine kinase,CK)的峰值水平常常作为横纹肌溶解严重程度的评价指标,峰值越高,往往 AKI 越严重。对于 CK 峰值能否预测 AKI 的发生目前没有定论,Brown 等人回顾性分析了 2 083 例创伤患者 CK 水平,认为 CK 峰值水平超过 5 000U/L 是预测挤压伤患者发生 AKI 的最佳标志物,但 Fernandez 认为就诊时的 CK 并不是 ARF 发生的有效预测因子。近来有研究表明低氧诱导因子(HIF-1)、血红素氧合酶 -1(HO-1)及 EPO在横纹肌溶解致 AKI 中可能起着重要作用(图 4-2)。

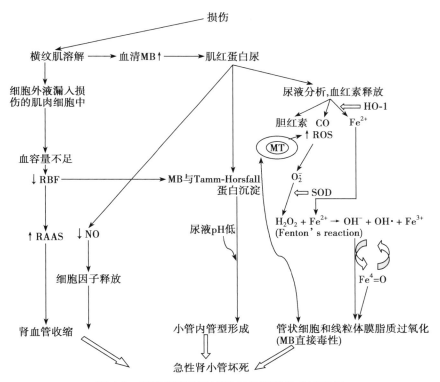

图 4-2　横纹肌溶解症所致急性肾损伤发病机制

注:CO. 一氧化碳;Fe^{2+}. 亚铁离子;Fe^{3+}. 铁离子;Fe^4=O. 铁酰铁;HO-1. 血红素氧合酶 -1;H_2O_2. 过氧化氢;MB. 肌红蛋白;NO. 硝酸氧化物;OH^-. 羟基阴离子;O_2^-. 超氧化物自由基;OH·. 羟基自由基;RAAS. 肾素 - 血管紧张素 - 醛固酮系统;RBF. 肾血流;ROS. 活性氧;SOD. 超氧化物歧化酶。

2. 肾缺血　创伤失血性休克以及体液大面积丢失或液体进入受损的肌肉等第三间隙时,有效血容量减少,血压降低,机体释放大量肾上腺素、去甲肾上腺素、加压素及血管紧张素Ⅱ等血管活性物质使肾小血管发生痉挛性收缩,肌红蛋白的细胞毒性进一步引起肾血管收缩及肾小管损伤,导致肾血流减少,可使肾小球滤过率降低,肾小管上皮坏死,细胞能量代谢障碍及三磷酸腺苷(ATP)生成不足。

3. 电解质酸碱平衡紊乱　肌肉损伤细胞内的成分外溢导致血磷、血钾升高,大量细胞外钙的沉积造成的血钙下降及 AG 增高性代谢性酸中毒,而代谢性酸中毒引起酸性尿进一步加重肾小管损伤,因为低 PH 尿液使得肌红蛋白更容易解离为珠蛋白和高铁血红素,对肾小管造成直接的损害。

4. 缺血再灌注损伤　由于组织缺血缺氧,体内超氧化物歧化酶生成被抑制,加之线粒体缺氧后能量代谢障碍,从而产生大量氧自由基。自由基的强氧化作用,可产生脂质过氧化物,从而破坏细胞膜的完整性,破坏肾小管上皮细胞正常功能。

5. 炎症介质　创伤使软组织损伤,横纹肌溶解,可释放大量炎症因子入血,诱发全身性炎症反应,导致毛细血管渗出、内皮细胞损害和微血管血栓形成,最终导致微循环障碍、组织灌流不足,加重肾脏损害及其他器官功能损害。

6. 肥胖　在压力状态下,脂肪组织可释放多种炎症介质,其中 IL-6 可能诱导 AKI 的发生,另外过多的脂肪也可能导致腹腔间隔综合征,导致一定程度的肾脏低灌注,再次诱发 AKI。

三、诊断

创伤所致肾损伤分为病理解剖损伤和功能损伤。在过去的 60 年里,共有 26 个有关肾病理解剖损伤的分级标准,现在被国内外同行所公认和广泛使用的是由美国创伤外科协会(American Association for the Surgery of Trauma,AAST)制定的肾创伤分级标准,简称 AAST,具体分级如下:Ⅰ级为肾挫伤,仅有血尿无肾包膜下血肿;Ⅱ级为<1cm 的肾皮质裂伤,有腹膜后肾周血肿;Ⅲ级为>1cm 的肾皮质裂伤;Ⅳ级为肾皮质、髓质及集合系统全层裂伤或肾动静脉主干损伤伴出血;Ⅴ级为肾粉碎性裂伤或肾蒂断裂,肾脏已无血供。国内肾损伤也常分为轻度和重度,轻度肾损伤为肾挫伤和浅表的肾实质裂伤,类似 ASST 分级中的Ⅰ、Ⅱ、Ⅲ级;重度肾损伤为深度的肾实质裂伤,伤及肾集尿系统、肾血管的损伤或肾粉碎伤,类似 ASST 分级中的Ⅳ、Ⅴ级。

肾脏 CT 检查目前已成为评估创伤性肾损伤的金标准和首选。超声造影,被称为无创性的微循环血管造影,能提供比普通超声及彩色多普勒超声更多、更准确的诊断信息。与 CT 检查相比,超声造影具有无辐射和快速诊断等优势,同时也适用于那些血流动力学不稳定、有放射性检查禁忌,严重肾损伤无法搬动的患者。针对创伤所致肾功能的损伤目前尚无统一的诊断标准,一般皆以 RIFLE 或 KDIGO 诊断标准为依据。

四、治疗

防治原则:肾损伤的治疗目标要最大限度地保留肾组织,恢复其解剖和功能,减少肾切除率和并发症,同时采取积极的器官功能支持等措施,防止 AKI 的发生,最终降低患者死亡率。

1. 紧急处理　对创伤患者的急救,先建立静脉通道防治休克,保持呼吸道通畅,对有伤口的创伤部位要外科包扎止血固定,然后将伤员安全、平稳、迅速地转送到医院进一步救治。为预防创伤性肾损伤发生,对有多发性创伤、横纹肌溶解的重症患者,需加强电解质,酸碱状态,乳酸,肌酸激酶,血尿素氮和肌酐水平的监测。

补充血容量、碱化尿液是预防急性 AKI 的有效措施。要重视早期液体复苏对挤压伤患者的重要性,一般认为积极的液体复苏以使得尿量达到 200ml/h～300ml/h 为目标。液体复苏要考虑患者的体质、温度、救援时间、环境和症状等,当急救环境无法对伤员密切监测液体量时，应将液体限制在 3～6L/d；环境温度高，液体量也相应增加；儿童、老人及体质较差的伤者容易容量过负荷，液体量应相对减量；对灾害被困人员的救援时间可能需要几分钟或数小时，若液体复苏能在救援过程中尽早开展，首选初始液体输液速率应为 1 000ml/h，2h 后至少减量 50%。对于扩容液体的选择，目前没有有力的证据支持哪种液体种类最好，乳酸林格液在外科使用较多，它有利于纠正休克，改善微循环，纠正代谢性酸中毒，但因其中含有与血浆浓度相同的钾离子，所以对创伤患者怀疑有高血钾者应慎用。

碱化尿液（使尿液 pH 至 7.5）可以防止肌红蛋白管型在肾小管中的沉积，抑制肌红蛋白的氧化还原反应和脂质过氧化，也可使肾小管上皮细胞产生的 Tamm-Horsfall 蛋白、尿酸等无机盐类不易析出进而避免形成管型。尽管碳酸氢钠作为最常用碱化尿液的治疗方法已广泛使用，但同样没有有力证据支持一定有益，同时也可能会引起医源性代谢性碱中毒，增加钙在受损肌肉中的沉积，减少游离钙，增加挤压伤相关的低钙血症风险。乙酰唑胺是碳酸酐酶抑制剂，也可以碱化尿液，纠正过度使用碳酸氢钠导致的代谢性碱中毒，如果尿 pH＜6.5 和血 pH 值呈碱性，可以静脉滴注乙酰唑胺 250mg，但应注意乙酰唑胺也可以引起代谢性酸中毒。碳酸氢钠和乙酰唑胺的使用和剂量应根据尿量、尿 pH 值和血气结果综合评估，滴定给入。

2. 肾脏解剖结构损伤的手术治疗　Ⅲ级以下肾损伤目前国内外公认的治疗是保守治疗，对于Ⅲ、Ⅳ级肾损伤，已并发危及生命或伴有腹腔内脏器损伤者，应手术探查；Ⅴ级肾损伤是手术探查的绝对指征，但是由于肾脏有很大的代偿和修复功能，在出血停止后有自行愈合的可能。因此，只要无活动性出血及明显的尿外渗，都可先采取保守治疗。卧床休息 2 周以上，补充生理需要量液体的同时，早期使用抗生素、止血药，必要时输血。

3. 血液净化治疗　创伤性 AKI 引起危及生命的并发症如酸中毒、高钾血症或液体过负荷，导致了创伤性 AKI 的高死亡率，尽早开始肾脏替代治疗可能改善创伤相关 AKI 的生存率。连续血液净化治疗能清除毒素、炎症介质和肌红蛋白，维持酸碱及电解质平衡，有助于内环境稳定，可阻止横纹肌溶解症向 MODS 进一步发展，同时改善细胞生存的微环境和摄氧能力，为肾小管上皮细胞的修复创造条件。对伴有严重高钾血症的患者，可采用间歇性血液透析，快速有效地清除液体潴留及电解质紊乱。肌红蛋白分子量为 1 670KD，因其携带电荷及空间位阻效应，传统透析膜对肌红蛋白在体内环境下实际筛过系数甚至低于0.1，因此采用高通透滤过膜或特异性肌红蛋白吸附膜更为理想。另外，横纹肌溶解时肌红蛋白持续不断释放至血液循环中，因此短时、间断的血透清除模式 IHD 不能达到理想的治疗效果，推荐采用高超滤系数滤器，持续高容量（置换量≥3L/h）的血液滤过模式（CVVH 和CVVHDF），其对肌红蛋白的清除效果较好，同时可根据病情辅以血浆置换等技术治疗。

出现下列情形的患者适于实施 CRRT：①合并 MODS；②血流动力学不稳定不宜实施IHD 时；③重症感染、脓毒症；④顽固性高分解代谢状态。理论上 CRRT 介入得越早越能减少器官功能衰竭发生率和患者病死率，但到目前为止仍缺乏有强有力证据表明清除血浆中的肌红蛋白能防止 AKI 发生或改善已发生 AKI 患者的肾脏转归。此外，对于创伤患者CRRT 的抗凝药物选择，可综合评估凝血功能、肝功能以及循环氧合等情况考虑局部枸橼酸钠抗凝或不抗凝，以降低出血风险，并且严密监测患者的凝血功能。

4. 原发创伤的处理　入院后对创伤患者补液、抗休克、抗感染、纠正酸中毒及高血钾血症等对症治疗的同时，及时处理原发病的专科治疗是抢救成功的重要措施，包括对脏器、软组织、神经、血管损伤的外科手术和烧伤患者的创面治疗等。

总之，临床医师需警惕创伤后 AKI 的发生，在治疗过程中对创伤患者要进行综合治疗，减少创伤性 AKI 的发生，以降低死亡率。

（赵双平）

第四节　妊娠相关肾损伤

AKI 是一种较为常见的临床综合征，是孕产妇严重的合并症之一。虽然妊娠相关性肾损伤（pregnancy-related acute kidney injury，PR-AKI）的发病率在逐年下降，我国资料显示为 0.05%，发达国家在 0.01% 以下。但是孕产妇发生 PR-AKI 仍有非常高的病残率和病死率，据报道合并 PR-AKI 的孕产妇死亡率为 4%～30%。

一、妊娠时肾脏的变化

1. 肾脏的解剖结构变化　妊娠期肾脏增大，长度约增加 1cm～2cm，重量亦增加 20%。镜下见血管和间质容积增加，肾小球体积增大，肾盏、肾盂和输尿管在骨盆入口以上部位明显扩张，右侧较左侧更为延长、扩张及迂曲，此现象妊娠 3 个月时即可出现并日渐明显。

2. 肾脏的生理功能变化

（1）肾小球滤过率（GFR）和肾有效血浆流量（ERPF）增加：孕期血循环量增加 20%～30%，心排出量每分钟增加约 30%～40%，GFR 在妊娠 4 周即明显升高，9～11 周达到高峰（较妊娠前增加 40%～50%），并维持到 36 周；ERPF 在妊娠早中期升高更明显（较妊娠前升高 50%～80%）。随着 GFR 的升高。肾小球的高滤过可使内生肌酐清除率增加，大约在 32 周出现高峰，比非孕期增加 50%。孕期血肌酐、尿素氮、尿酸低于非孕期水平，妊娠期血肌酐、尿素氮、尿酸水平分别超过 70.7μmol/L、4.64mmol/L 和 268μmol/L 应视为异常。

妊娠期 GFR 和 ERPF 增加的原因尚未完全阐明，可能由下列因素综合造成：①心搏出量和血浆容量增加；②血液稀释；③内分泌因素如醛固酮、孕酮、催乳素等的增加；④肾内因素即肾脏血管紧张素（AT）受体数目减少和对 AT 的反应降低。

（2）生理性蛋白尿：由于妊娠期 GFR 增加，蛋白滤出随之增加，24h 尿蛋白定量可达 300mg～500mg，发生率约为 20%。

（3）肾小管功能：由于球 - 管平衡失调，肾小球滤过增多，小管重吸收相对降低，孕妇可出现糖尿和氨基酸尿。正常孕妇钠潴留总量约 900mmol，常伴水潴留，水的增加较钠的增加更多，因此妊娠期妇女血清钠浓度和渗透压均较非孕期低。

（4）高凝状态：妊娠期间血液呈高凝状态，血小板数量增加、功能增强，β- 血栓球蛋白增加，血浆纤维蛋白原、第Ⅶ、Ⅷ、Ⅹ因子均增加，纤溶活性降低，胎盘又能分泌凝血物质，容易发生局限性血管内凝血和微血栓。在出现病理产科情况下，如先兆子痫、胎盘早剥和死胎，胎盘组织中的凝血酶和其他凝血物质大量入血，更促进弥漫性血管内凝血（DIC）的发生。

二、病因

PR-AKI 的病因也分为肾前性、肾性和肾后性。PR-AKI 的肾前性原因多见于妊娠早期出现妊娠剧烈呕吐或大出血等导致血容量减少或休克。若未及时处理这些病因，会导致急性肾小管坏死。心功能衰竭、急性脂肪肝等也是导致 PR-AKI 的原因。PR-AKI 的肾性原因主要是各种原因导致的脓毒症性流产、急性肾盂肾炎、微血管血栓性病变（thrombotic microangiopathy，TMA）等。脓毒症是 PR-AKI 的重要病因，尤其是在发展中国家常见。有研究表明先兆子痫是发展中国家引起 PR-AKI 最常见的原因，也是全球范围内引起 PR-AKI 发生的主要原因。

由于妊娠期间激素和解剖性改变导致孕妇易出现无症状性菌尿，可见于 2%～7% 的孕妇，如果不给予处理，比非妊娠妇女更易于进展到肾盂肾炎（高达 40%）。妊娠期间发生肾盂肾炎可引起肾微小脓肿和 AKI。胎盘早剥引起的大出血或其他严重病理产科（如前置胎盘、长期宫内死胎、羊水栓塞）等可导致急性肾皮质坏死（acute cortical necrosis，ACN），2%～7% 的 PR-AKI 是 ACN。PR-AKI 的肾后性原因主要为尿路梗阻，如妊娠子宫压迫输尿管。医源性损伤输尿管和膀胱是 PR-AKI 的极其少见的原因，发生率为 0.006%～0.94%。常见的原因是意外损伤膀胱和输尿管或直接切断输尿管。

PR-AKI 发生时期呈双峰分布：一个高峰在妊娠早期（12～18 周），主要病因是妊娠剧烈呕吐或感染（包括脓毒症性流产）；另一个高峰是妊娠晚期（35 周以后和产褥期），多由产科各种妊娠相关性综合征引起。妊娠晚期，PR-AKI 发生更频繁，通常与妊娠高血压综合征、妊娠期急性脂肪肝、HELLP 综合征、血栓性血小板减少性紫癜（thrombotic thrombocytopenic purpura，TTP）、溶血性尿毒症综合征（hemolytic uremic syndrome，HUS）和脓毒血症等有关。

三、诊断

到目前为止并没有 PR-AKI 的统一诊断标准，尽管最近美国妇产科学院妊娠高血压工作组依据先兆子痫分类制定了有关肾功能不全的诊断标准，肾功能不全定义为血肌酐水平＞1.1mg/dL（97.2μmmol/L）或不存在其他肾脏疾病时血清肌酐浓度加倍，但该诊断标准与目前 KDIGO 指南制定的 AKI 诊断标准有一定差异。eGFR 评估肾功能不准确，KDIGO 指南不建议使用。

如果忽略正常妊娠期妇女肾功能会有一定程度增强现象，仍然按其他疾患的 AKI 诊断标准判断，可能会延误 AKI 早期的识别。

四、治疗

妊娠合并急性肾损伤属于妊娠期严重并发症之一，处理及时与否可严重关系到母婴安全。有效防治需要产科、肾科、重症医学科以及其他科室医护人员的多学科密切合作。其治疗关键在于早诊断早干预，重视防治，做好孕期保健，严密观察妊娠并发症的早期表现。

妊娠后的定期检查可让一些女性早期发现存在肾脏疾病或高血压。而妊娠的前 3 个月妊娠剧烈呕吐可能导致机体容量的严重缺失，必要时需要考虑住院进行输液等治疗。目前没有一致的有关 PR-AKI 诊断标准，按照 KDIGO 指南相似的血清肌酐水平上升≥24.5μmmol/L（0.3mg/ml）AKI 诊断标准可以早期发现 AKI，但对于新出现高血压和血小板降低的孕妇血肌酐上升 16μmmol/L（0.2mg/ml）则要考虑是否存在 HELLP 综合征或 HUS，提示肾损伤可能，需要进一步检查以及更严密监测血肌酐水平的变化。对于妊高症患者应及时进行有效的血压管理，根据一项国际多中心 CHIP Trial RCT 研究结果，舒张压目标控制在 85mmHg 水平是安全合理的，能有效减少孕妇相关并发症发生率。肾脏超声检查能发现肾后性损伤的因素，如泌尿系结石、肾积水等，但部分肾积水也许是妊娠期的正常生理现象。

由于妊娠期急性肾损伤往往由多种原因造成，充分认识 PR-AKI 发生的潜在病因对于其合理治疗至关重要，因此除了积极处理肾衰竭以外，原发病因的控制十分重要。比如在经肾活检证实存在急性肾小球肾炎时，有必要给予类固醇或免疫抑制剂进行治疗。妊娠期急性脂肪肝、HELLP 综合征、严重的妊高症子痫前期等需要及时终止妊娠。静脉使用镁剂是预防先兆子痫患者癫痫发作的基本治疗，但因为镁是通过肾脏来排泄，对于中重度 PR-AKI 患者就会存在镁中毒的风险。在肾功能正常的孕妇，一般在癫痫发作之后镁剂给予 4～6g 负荷剂量，然后 1～2g/h 维持 24h 以上。对于中度肾功能减退的患者，建议减少维持剂量，并监测血清镁浓度（一般治疗浓度为 5～8mg/dl），观察有无低血压、反射减退以及嗜睡等临床中毒表现。而对于严重肾功能减退需要透析的患者，则推荐给予 4g 负荷剂量，同时需要更严密监测血清镁浓度和中毒表现。对于大多数 TTP 患者，则推荐进行血浆置换治疗。对于溶血性尿毒症综合征患者，最新的研究显示高达 86% 系家族性编码替代补体途径（alternative complement pathway，ACP）通路蛋白质的基因突变所致，同时此类妊娠患者 76% 会发展成终末期肾病，因此应引起临床医师的高度重视，有条件的情况下可以通过补充单克隆抗体 eculizumab 得到有效治疗，另外一些措施，包括液体复苏，防止进一步损害，及时开始肾脏替代治疗，迅速终止妊娠是需要的。在进行液体复苏时应注意仔细监测容量耐受情况，先兆子痫以及内毒素介导损伤的患者容易发生肺水肿。

PR-AKI 患者大多数并发症的相关处理措施与非妊娠患者一样可以通过内科药物治疗，如容量过负荷可以使用祥利尿剂，高钾可以使用阳离子树脂交换治疗，代谢性酸中毒使用碳酸氢钠，贫血患者必要时输注浓缩红细胞或使用 EPO 等。尽管有这些干预措施，但肾功能仍可能进一步恶化，这时候及时的肾脏替代治疗是需要的。对于 PR-AKI 患者，肾脏替代治疗的起始时机、选择模式以及持续时间目前相关的研究资料不多，治疗处方需要个体化。对于存在终末期肾病的患者，则需要延长透析治疗时间和增加频次，使尿毒症毒素充分清除，保持电解质的稳定并注意避免低血压发生。

（赵双平）

第五节　造影剂相关肾损伤

造影剂是为增强影像观察效果而注入（或服用）到人体组织或器官的化学制品，是介入放射学中最常使用的药物之一，主要用于血管、体腔的显影。随着影像学的发展及血管内介入技术的广泛应用，造影剂肾病（contrast-induced nephropathy，CIN 或者 contrast-induced acute kidney injury，CI-AKI）发病风险越来越高。研究显示，CIN 已成为院内获得性急性肾损伤的第三大病因，发病率仅次于肾灌注不足和肾毒性药物，约占全部病例的 11%，是造影剂最严重的并发症之一。

一、发病机制

一般情况下，肾功能正常的患者经过肾小球过滤后，24h 内可将造影剂全部排出体外。CIN 受多种因素影响，目前发病机制尚未完全清楚。诸多研究表明肾脏内局灶缺血为主的血流动力学改变、氧自由基损伤、造影剂本身对肾小管细胞的毒性作用等均参与了 CIN 的发生和发展。新近研究又提示 CIN 的发生机制可能与炎性反应相关。

1. **肾髓质缺血缺氧**　各类造影剂的黏滞度均高于血浆，可增加全血黏度，降低红细胞比容和减少红细胞变形等导致红细胞聚集在髓质区，增加血流阻力，从而引起肾脏损伤。

静脉注射造影剂后会出现所谓的"双相效应"，即肾血管会出现短暂的扩张，随后肾脏血管，尤其是肾髓质部位血管出现强烈收缩。短暂舒张可能是由于肾皮质从相对缺氧的肾髓质中分流了血液；持续收缩的原因可能与造影剂直接作用于血管平滑肌，促进内皮素、腺苷等缩血管因子生成，减少了 NO、前列腺素等扩血管因子的表达相关。这种血流动力学改变导致肾髓质发生缺血性损害。同时，由于造影剂的渗透性利尿作用，使得外髓质部钠的重吸收增加，肾髓质氧供需求增加，从而加剧了肾髓质缺血缺氧性损伤。

2. 氧自由基损伤　造影剂能使缺血缺氧的肾髓质产生氧自由基的活性氧（包括过氧化物、过氧化氢、羟基等），最新研究表明，造影剂还能降低肾皮质的超氧化物歧化酶和过氧化氢酶的活性，从而引起肾血流动力学的异常和肾功能的改变，加剧肾髓质缺血缺氧导致肾损害。

（1）造影剂毒性作用：几乎所有含碘造影剂对肾小管上皮细胞均可产生直接的化学毒性。Yano 等研究了造影剂对肾小管上皮细胞的影响，结果发现细胞凋亡是造影剂影响细胞活性的主要原因。在缺氧情况下，其细胞毒性效应加重，其机制可能与缺氧破坏肾小管上皮细胞线粒体完整和干扰细胞代谢有关，其组织学改变与毒性作用一致。

（2）炎症反应：王金燕等人发现，核因子 κB（NF-κB）及肿瘤坏死因子 α（TNF-α）在 CIN 大鼠肾脏中的表达上调，其表达水平与肾小管损伤程度相关，推论 CIN 的发生发展中存在炎症反应机制。

二、危险因素

CIN 的发生与进展存在着一定的危险因素，认识 CIN 的危险因素对预防 CIN 的发生至关重要。CIN 的危险因素如表 4-2 所示，慢性肾功能不全是目前公认的 CIN 最关键的危险因素，慢性肾功能不全可导致 CIN 发生率增高。2011 年欧洲泌尿生殖放射学会（European Society of Urogenital Radiology，ESUR）发布的指南当中也指出，静脉注射造影剂容易引起 CIN 的肾小球滤过率（GFR）阈值为 45ml/（min·1.73m^2）。该指南同时指出，糖尿病、多发性骨髓瘤等，如果不伴有肾损害，不列为 CIN 危险因素。

表 4-2　CIN 危险因素

慢性肾功能不全［GFR ＜60ml/（min·1.73m^2）］	糖尿病（伴随糖尿病肾病时）
高龄（≥75 岁）	高血压
脱水	多发性骨髓瘤（伴随肾功能损害时）
心力衰竭	造影剂剂量相关
同时使用肾损害药物（例如：利尿剂，非甾体抗炎药、氨基糖苷类、万古霉素等）	心源性休克
	左心室射血分数

注：GFR. 肾小球滤过率。

如果是多种危险因素叠加，使用造影剂后发生 CIN 的风险则会大大地增加。如表 4-3、表 4-4 所示，CIN 风险评分可叠加，分数越高，发生 CIN 风险越大，需要血液透析等肾替代治疗的风险随之增大。该研究同时指出，造影剂剂量也是危险因素之一，造影剂剂量越大，发生 CIN 风险越高，每增加 100ml 造影剂风险评分将增加 1 分。Toprak 等的研究也表明糖

表 4-3 CIN 风险评分

危险因素	分数
低血压	5
主动脉球囊反搏	5
充血性心力衰竭	5
年龄＞75 岁	4
贫血	3
糖尿病	3
造影剂剂量	1/100ml
肌酐水平＞1.5mg/dl	4
或者	或者
eGFR（估算的肾小球滤过率）	2：eGFR 40～60ml/（min·1.73m^2） 4：eGFR 20～40ml/（min·1.73m^2） 6：eGFR ＜20ml/（min·1.73m^2）

表 4-4 风险评分与发生 CIN 及需要透析的概率

风险评分	发生 CIN 概率	需要透析概率	风险评分	发生 CIN 概率	需要透析概率
0～5	7.5%	0.04%	11～16	26.1%	1.09%
6～10	14.0%	0.12%	＞16	57.3%	12.6%

尿病＞10 年、年龄＞50 岁、合并血管病变和肾衰竭者，CIN 发生率几乎为 100%。

目前普遍认为，高渗型造影剂比其他渗透类型造影剂的细胞直接毒性作用更大。而关于等渗造影剂还是低渗造影剂更不易引起 CIN 尚无定论。ESUR 指南和 KDIGO 指南均提示高危患者血管造影检查时，建议选择等渗（碘克沙醇）或低渗（碘海醇）造影剂。

三、诊断

2012 年 KDIGO 将 CI-AKI 定义为：排除其他原因后，血管内注射造影剂 24～72h 后出现肾功能急剧下降。一般来说，造影剂相关肾损伤虽然是 AKI 的一种类型之一，但一般不伴随少尿症状。因此尿量不作为造影剂肾损伤的指标。有文章指出，造影剂导致 CIN 和未发生 CIN 的患者中的尿液代谢物不一样，或许可以作为早期识别 CIN 患者检测方法。故使用造影剂后建议行肾功能及尿液检查。

四、治疗

目前为止，CIN 尚无特殊治疗方法，因此预防 CIN 的发生至关重要。通过一些方法可以在一定程度上预防造影剂肾病的发生。

1. 严格掌握造影的指征，对不具备明确指征的患者尽量避免行造影检查，可以行 MRI、超声、核素或 CO_2 血管造影等替代检查。若符合造影指征，需评估其危险因素。McCullough，P. A. 等人制定了 CIN 预防及管理流程如图 4-3 所示。

危险分级 预防阶段	高危 eGFR<30 ml/(min·1.73m^2)	中危 eGFR 30~59 ml/(min·1.73m^2)	低危 eGFR≥60 ml/(min·1.73m^2)
贯穿始终	同低危组及中危组策略	同低危组	好的临床建议为：停用二甲双胍、RAAS抑制剂及其他肾损害药物
造影前	考虑收入院 肾内科会诊 透析计划	确保使用他汀类药物 静脉使用等渗液体扩容	定制透析计划以防CIN发生时需要透析 静脉注射等渗液体扩容：在术前1小时以3ml/kg/h静脉注射 LVEDP指导术后4小时等渗生理盐水的管理：初始LVEDP:<13mmHg时以5ml/(kg·h)术后持续4h；13~18mmHg以3ml/(kg·h)持续4h；>18mmHg以1.5ml/(kg·h)持续4h
造影中	使用等渗造影剂(如碘克沙醇)	使用低渗造影剂 在ACS,CDK=DM,HF,TAVI时使用等渗造影剂(如碘克沙醇) 尽可能地减少造影剂用量LVEDP指导术后4小时等渗生理盐水的管理	肾损害标志物：IGFBP-7*TIMP-2(NephroCheck),NGAL,L-FABP
造影后	监测血清肌酐及肾损害标志物	确保使用他汀类药物	

图 4-3　通过估算 GFR 评估 CIN 风险

注：RAAS.肾素-血管紧张素-醛固酮系统；ACS.急性冠脉综合征；DM.糖尿病；eGFR.估算的肾小球率过滤；HF.心力衰竭；LVEDP.左室舒张末压；NGAL.中性粒细胞明胶酶相关载脂蛋白-2；TAVI.经导管主动脉瓣植入术；IGFBP-7*TIMP-2.胰岛素样生长因子结合蛋白7*人基质金属蛋白酶抑制因子2。

2. 合理选择造影剂　造影剂对肾脏有直接损害作用，造影时应选择毒性较小的造影剂。如前所述，高渗型造影剂发生 CIN 的概率较高，应选择等渗或低渗型的造影剂。McCullough，P. A. 等人分析中指出，使用造影剂剂量越高，患者发生 CIN 的概率越高，故应避免一次大剂量使用造影剂。目前研究认为没有绝对安全的造影剂剂量，对于所有患者均应选造影剂最小剂量用于临床诊断。

3. 水化疗法　造影剂一般是水溶性的，水化疗法的机制有以下几个方面。

（1）充分水化可以增加血管内容量，使肾血流量和肾小球滤过率增加，减少造影剂滞留肾脏的时间；另外还能稀释造影剂，大幅度降低肾小管液体黏滞度，提高排泄量；

（2）加快小管内尿酸、肌酐等有毒物质排出，从而减轻肾脏缺血及对肾小管细胞的直接毒性作用，降低造影剂相关 AKI 的发生率。

2002 年 Mueller 的一项大型、随机、前瞻性研究，入选择期或急诊冠脉造影患者 1 383 例，所有围手术期进行静脉水化的患者总体 CIN 发生率 1.4%，远远低于同期文献报道的 PCI 患者 CIN 发生率 3.3%。尽管 Estelle C. Nijssen 等的研究显示，对于 eGFR 30～59ml/(min·1.73m^2) 的高危风险患者预防使用水化治疗与不预防使用组比较，其一年内的透析需求以及病死率没有差异，但大多数学者的研究表明水化治疗能够降低 CI-AKI 的发生。目前常用的水化液体为等渗生理盐水和等渗碳酸氢钠，其机制被认为是水化后血容量增多，肾实质灌注增加，减少造影剂在肾小管里的浓度从而抑制了 CIN 的启动，碳酸氢钠还能抑制肾小管上皮细胞释放氧自由基从而预防 CIN。目前大量的研究数据表明，两者的水化效果一致，故可根据患者需要情况选择。口服和静脉水化，是临床常用的水化方式。ESUR 指南和 KDIGO 指南不推荐使用口服扩容预防造影剂肾病（1C）。此外，水化时也要根据患者情况把控补液量,理想的补液量既能避免过多输液引起心力衰竭的风险,又能有效预防CIN。如McCullough, P. A等人研究,以左室舒张末压(left ventricular end-diastolic pressure,LVEDP)指导的等渗晶体管理方案(在造影剂使用之前,予以3ml/kg/h输注1h,在造影剂使用过程中,LVEDP<13mmHg时,晶体输注5ml/(kg·h)×4h;LVEDP为13~18mmHg时,晶体输注3ml/(kg·h)×4h;LVEDP>18mmHg时,晶体输注1.5ml/(kg·h)×4h,可以密切监测液体情况,从而有效水化。ESUR指南中强调,生理盐水以1.0~1.5ml/(kg·h)的速度至少术前6h至术后6h进行输注,若使用NaHCO₃溶液,最普遍的做法为术前3ml/(kg·h)输注1h,术后1ml/(kg·h)的速度持续6h。目前也有研究指出,利尿剂联合水化预防CIN,使每小时尿量≥150ml,比单纯水化更优。

4. 血液净化治疗在CIN中的预防作用　造影剂为小分子物质、脂溶性低、蛋白结合率低及半衰期短,理论上采用高通量透析器进行血液滤过或者血液透析滤过能够较快地清除造影剂。碘造影剂使用后立即行血液净化可以清除体内造影剂,有文献报道血液透析可清除循环中造影剂的60%~90%,但不能预防CIN的发生。再者,其经济效益及可行性较差。因此,KDIGO指南不建议使用血液透析或血液滤过清除造影剂来预防CIN的发生。ESUR指南也不推荐血液透析预防CIN,但极高危患者(CKD 5期和ICU患者)使用造影剂后可以采用血液滤过来预防。

5. 药物治疗CIN　目前尚没有循证医学证明某种药物对CIN有确切的预防作用,但有研究表明某些药物已经显示出在降低CIN发生率中的作用。目前研究较多的药物为:N-乙酰半胱氨酸(NAC)、他汀类、利尿剂、维生素C、曲美他嗪、非诺多泮、氨茶碱等。①研究最多的是抗氧化剂,以N-乙酰半胱氨酸为代表,包括维生素C、维生素E、硫辛酸等。但其机制并未完全明了,可能和NAC能扩张血管,并具有清除氧自由基、抗氧化、抑制炎症因子作用有关,同时还能对抗CIN发生中的血管收缩,因此对CIN有一定的预防作用。2016年的一篇荟萃分析中指出,抗氧化剂能降低CIN发病率,而只有N-乙酰半胱氨酸表现出显著降低血清肌酐水平。2011年ESUR指南和2012年KDIGO指南推荐口服N-乙酰半胱氨酸,目前常规做法是造影前24h和造影当日每日2次,每次600mg口服。但最新的2017年ESUR专家共识却否定了N-乙酰半胱氨酸对造影剂相关AKI的预防作用,不建议使用。②几乎所有研究CIN的文章均提到他汀类的保护作用。它的保护机制包括抑制肾小管细胞摄取造影剂、抗内皮细胞功能紊乱及抗氧化应激、抗炎、抗凋亡、抗肾小球系膜细胞增殖、保护足细胞等。2014年Leoncini M等研究中,对504位急性冠脉综合征患者进行随机分组,分别为他汀组及非他汀组,他汀组入院时给予罗素伐他汀40mg,随后20mg/d,出院时继续给予20mg/d[GFR<30ml/(min·1.73m²)的给予10mg/d],非他汀组未给予他汀药物治疗。研究发现,他汀组CIN发病率明显低于非他汀组(6.7% vs 15.1%),且对于存在任何危险因素的患者均适用。一项meta分析结果也显示对于已存在肾功能异常的患者使用他汀类药物预防可以减少CIN的发生。③利尿剂,如呋塞米,其能够通过抑制氯化钠的重吸收,降低肾小管重吸收的工作负荷;能够短暂增加肾小球血浆流量,而不增加肾小球滤过率;降低肾血管阻力,增加肾血流,减少肾损伤。但过度利尿会造成机体脱水,血容量减低,进而影响肾脏血供。也有研究认为呋塞米联合水化可以预防CIN发生。④McCullough, P. A等人指出,有必要停止使用ACEI类或ARB类药物,有利于预防CIN的发生。⑤有一些研究认为抗凝血酶、PGE1、别嘌呤醇和氧疗的使用也能有效预防CIN的发生,但均需要大样本临床试验去证实。

五、总结

CIN 是多种因素共同作用的结果，造影剂影响肾血管舒缩作用，改变肾脏血流动力学和对肾小管上皮细胞的直接毒性是 CIN 发病的关键因素，氧化应激和 ROS 起了重要的链接作用，免疫、炎性反应加速了肾小管上皮细胞的损伤及氧化应激的形成。这与造影剂种类和用量有关。至今，CIN 尚无肯定有效的治疗，关键在于早期评估及预防。CIN 值得我们重视，尚需大量基础试验和临床研究进一步探讨 CIN 的病理生理机制，为积极防治 CIN 提供可行性理论支持。

（赵双平）

第六节　药物相关肾损伤

药物相关性肾损伤（drug-induced kidney injury，DKI）是指由药物所致的各种肾脏损害的一类疾病。由于肾脏的主要功能之一是浓缩并排除药物及毒性产物，因此也是药毒性常发的部位。目前使用的药物种类繁多，并且缺乏有效监控，存在药物滥用现象，药物相关肾损伤发病呈上升趋势。多年来由于人种、地区用药情况及诊断标准的差异，导致 DKI 的发病率差别很大，我国发病率在 19.9%～23.3%，美国发病率为 18%～27%，而日本 DKI 发病率仅为 1.42%。在不同人群中的发病率也有较大差异，老年人及重症患者的药物性 AKI 发病率高达 60%。国内赵靓等人通过药物不良反应监测管理系统对 501 例药源性肾损害病例进行统计，发现 45～59 岁患者发病率最高，为 134 例（26.75%），60～74 岁患者其次，为 123 例（24.55%）。

一、发病机制

肾脏血流量大，为多数药物及其代谢产物进行排泄的场所，且肾脏具有浓缩尿液作用，导致局部药物及其代谢产物剂量大，浓度高，使得肾脏容易受到药物性损害。根据肾脏损伤的部位，可分为：①肾小球损伤；②肾小管损伤；③肾间质损伤；④血管损伤。导致 DKI 的主要病理生理学机制有：①直接毒性；②急性间质性肾炎；③肾小球内血流动力学改变；④代谢紊乱；⑤肾内梗阻。通常药物引起肾损伤为多种途径，且各途径可以相互影响，加重损伤，其中以急性肾小管坏死和急性间质性肾炎最为多见。

1. **直接毒性**　药物及药物代谢产物直接作用于肾脏，产生毒性作用。主要累及细胞膜，影响细胞膜通透性及细胞膜上的离子通道，导致钙离子浓度调节障碍，并累及膜内的线粒体及溶酶体功能，线粒体功能失调导致细胞能量利用障碍，溶酶体功能失调释放各种酶类加重细胞损伤，诱导细胞凋亡。细胞死亡后释放大量细胞因子，如转化生长因子 -β（Transforming growth factor-β，TGF-β）能诱导上皮细胞分化（EMT）导致纤维化和疤痕形成。另外，药物引起横纹肌溶解时，大量肌红蛋白堵塞肾小管同时产生直接毒性作用，导致肾功能损伤。这种直接的毒性作用，通常与药物在肾脏内的浓度过高有关，因此与药物剂量和疗程呈正相关。氨基糖苷类抗生素、两性霉素 B、抗逆转录病毒类药物以及铂类抗肿瘤药物、造影剂等可通过直接损伤机制造成肾损伤。

2. **急性间质性肾炎**　药物相关性急性间质性肾炎（drug-induced acute interstitial nephritis，DI-AIN）是一种 T 细胞介导的高敏反应，即特异体质对某种药物产生的系统性高敏反应。从定义上可理解为是一种针对个体而非针对个别药物的疾病。目前已证明超过 250 种药物可以引起 DI-AIN，并且无法预测某一个体暴露于某一药物将会导致 DI-AIN。当药物及其代谢产物以抗原或半抗原被肾小管周围间质细胞或肾小管上皮细胞吞噬后，被呈递至树突细胞。激活的树突细胞一方面通过迁徙至邻近淋巴结，激活幼稚 T 细胞，一方面激活肾实质内的巨噬细胞和成纤维细胞，当中性粒细胞及嗜酸性粒细胞参与这一过程，将进一步放大炎症反应。淋巴细胞浸润首先造成肾损伤，巨噬细胞释放的胶原酶、弹性蛋白酶及活性氧化物则进一步加重损伤，同时一些肾脏的"保护因素"被激活，如下调主要组织相容性复合体（major histocompatibility complex，MHC）Ⅱ类分子表达或激活抑制性 T 细胞，抑制免疫反应，减轻肾损伤。炎症细胞与肾实质细胞之间通过可溶性细胞因子及直接作用产生双向交叉的相互影响，最终调节肾脏炎症反应的过程及严重程度，在轻症病例中表现为抑制效应，在重症患者中表现为放大效应。在此病理过程中，严重程度主要取决于致病药物的暴露时间，如病程未在早期终止，炎症因子如 TGF-β、IL-6 等将刺激外周干细胞转化为成纤维细胞，促进基质合成，导致纤维化而产生不可逆的肾损伤。抗生素、NSAID、质子泵抑制剂是最常见的致 DI-AIN 药物，其他多种药物如扩血管药物、抗病毒药物、H2 受体拮抗剂也可能导致 DI-AIN。

3. 肾小球内血流动力学发生改变　肾小球滤过率（GFR）取决于肾血流量、入球小动脉阻力及出球小动脉阻力。当肾血流量下降时，前列腺素促使入球小动脉扩张，血管紧张素促使出球小动脉收缩，从而调节肾小球毛细血管内的压力。因此抗前列腺素类（如 NSAID）及抗血管紧张素类（如 ACEI、ARB）的药物可通过影响肾血管的调节功能来影响 GFR。另外，当肾小球血管内皮损伤时，其分泌的血管扩张因子减少，血管收缩因子增多，导致 GFR 受影响。研究证明，丙硫氧嘧啶、甲巯咪唑、环孢素、他克莫司可通过不同途径损伤肾血管内皮细胞而导致肾损伤。

4. 代谢紊乱　类固醇类药物对葡萄糖、脂肪、蛋白质代谢可造成干扰，利尿剂则可能造成水、电解质失衡，这些代谢紊乱均可导致肾功能损伤。

5. 肾内梗阻　一些水溶性低的药物或者代谢产物，易在肾脏内产生结晶，造成肾小管堵塞，如磺胺类药物。还有一些药物能使机体代谢发生改变，尿酸生成增多形成结晶堵塞肾小管，如抗肿瘤药物引起肿瘤细胞溶解，产生尿酸增多。

二、诊断

AKI 的病因多样，因此在发现 AKI 后，必须明确是否为药物导致。目前尚无统一 DKI 的诊断标准，一般诊断与分级标准与其他 AKI 相似，但需明确几点：①用药时间；②使用的药物与 AKI 的损伤机制是否一致；③排除其他肾病病因。2016 年日本发布了一项药物相关性肾损伤（DKI）临床实践指南，其中提出的诊断标准为：①使用候选药物后出现新的肾脏损伤；②排除其他病因，停用候选药物后肾脏损伤改善或中止进展。

但是 DKI 的临床表现多样，缺乏特异性。通常以急性肾损伤 AKI 为表现急性起病，但也可隐匿起病。主要表现为急性间质性肾炎、肾病综合征、肾功能衰竭等与肾脏相关临床症状，也可表现为自身免疫性疾病、溶血、横纹肌溶解等其他症状。

目前临床上以肌酐和尿量变化作为主要依据的 RIFLE、AKIN、KDIGO 诊断标准以及胱抑素 C、NGAL、KIM-1 等指标对诊断药物相关性肾损伤具有参考价值外，肾活检是诊断 DI-AIN 的金标准，主要的病理表现为水肿，间质炎和肾小管炎。DI-AIN 间质浸润细胞主要由淋巴细胞和单核细胞组成，常伴有少量浆细胞、上皮细胞、中性粒细胞和巨噬细胞。如有大量嗜酸性粒细胞浸润，则强烈支持 DI-AIN，但许多 DI-AIN 病例中，炎症细胞中嗜酸性粒细胞并不占多数。当炎症细胞突破肾小管基底膜时称为急性肾小管炎；如果嗜酸性粒细胞渗透通过肾小管基底膜，则称为嗜酸性粒细胞性肾小管炎，强烈提示存在过敏性药物高敏反应。另外，肾活检对于鉴别 DI-AIN 之外的 DKI 病因，预测损伤肾脏的预后、观察肾小球组织学变化也是有益的。当存在持续性肾损伤，特别是原因不明或怀疑存在肾小球疾病时可以考虑肾活检。

三、防治措施

DKI 的治疗原则为预防为主，快速识别、早期诊断、及时停药、促药物排出、维持内环境稳定。坚持合理用药，个体化用药。

1. 预防　发生 DKI 的风险因素包括：年龄＞60 岁、糖尿病、慢性肾功能不全、心力衰竭、肝衰竭、动脉血管性疾病、多发性骨髓瘤、低蛋白血症、容量不足、脓毒症、低血压、横纹肌溶解、机械通气、暴露于多种肾毒性物质、酸碱失衡、腹腔间隔综合征、心脏冠脉手术或瓣膜手术以及器官移植，联合其他肾毒性药物等。当患者存在的风险因素越多，发生肾损害的风险则越高。用药前详细评估患者的风险因素，积极干预以消除或减少风险，熟知所用药物的药理特性及不良反应，合理选用药物，评估基础肾功能情况，根据患者实时 GFR 调整用药剂量。用药后监测血药浓度，根据药代动力学／药效动力学采用个体化用药方案，动态监测肾功能变化，尽早发现和诊断 DKI。

2. 治疗　早期发现、及时停药对 DKI 的治疗非常关键，在此基础上，应积极纠正水、电解质紊乱，代谢紊乱，维持内环境稳定，如患者没有容量负荷过重的临床表现，应当予以静脉输液水化治疗。对于急性间质性肾炎患者，如果停药后肾损伤持续存在，或者肾活检提示发生持续性肾损伤风险较高，应考虑使用激素治疗。对于急性肾功能衰竭的患者，应考虑血液净化治疗，既可以清除体内药物及代谢产物，又可以改善水、电解质、酸碱紊乱，稳定内环境，为肾功能恢复创造条件。

DKI 既可急性起病，也可隐匿发病，临床表现多样，早期诊断指标的特异性不高，因此漏诊、误诊风险很高。治疗原则为预防为主，尽早识别，早期诊断，及时停药，促进药物排除，保证肾灌注，维护内环境。只要用药时严密观察病情，积极预防，坚持用药前评估，用药时合理选药，个体化用药，可以减少 DKI 发生。发生 DKI 时，如果早期发现，及时停药，大部分 DKI 患者的肾功能是可以恢复的。发生了 AKI 的严重患者，通过采用血液净化技术在内的积极治疗，纠正内环境紊乱，为肾脏功能恢复创造条件，改善预后。

（赵双平）

第七节　肝肾综合征

肝肾综合征（hepatorenal syndrome，HRS）是严重肝病时发生的一种进行性肾功能不全。HRS 不同于原发性肾脏疾病的肾衰竭，缺乏后者所具有的临床、实验室和组织学的改变。HRS 多见于肝硬化晚期、重型肝炎、暴发性肝衰竭等慢性肝病终末期。1993 年西班牙的一项调查研究显示，肝硬化合并腹水的患者 1 和 5 年内发生 HRS 的可能性分别为 18%、39%，随着医学的发展，对肝硬化患者自发性腹膜炎的有效抗生素预防后 HRS 发生率得以明显下降。2006年一项类似调查显示肝硬化合并腹水患者5年HRS累积发生率降至11%。HRS患者预后较差,在肝功能衰竭患者中,其发生率占失代偿期肝硬化的50%~70%,一旦发生HRS,治疗相当困难,临床上HRS患者3个月病死率高达80%~100%。

一、发病机制

有关HRS的病理机制,过去20年中一种主流假说是"内脏动脉血管舒张理论",这个理论假设HRS仅在有效循环量显著减少的情况下发生,即由内脏和全身动脉血管舒张和心输出量不足引起。肾脏的低灌流是动脉循环灌流不足的表现,而后者的出现是全身动脉扩张的极端表现。HRS的发生是由于肾血管收缩而造成的肾脏明显低灌流的结果,肾小球滤过率(glomerular filtration rate,GFR)下降,随后血肌酐升高,钠和水的排泄功能受损。而半数HRS患者对使用血管收缩药加白蛋白治疗有反应是支持该假说的证据。

HRS存在肾功能异常但认为缺乏肾实质的损害是基于以下证据:①肝硬化患者出现肾功能异常,但尸检没有发现明显肾组织学改变;②经典的HRS影像学表现为极度但可逆转的肾血管收缩;③单独行肝移植后肾功能异常可完全恢复;④HRS患者的肾脏可作为供肾移植给其他患者。因此,在确定HRS的诊断之前对于存在肾实质损害的危险因素(脓毒症休克、肾毒性药物)或有此类损害证据(大量蛋白尿、血尿及肾脏超声检查异常)的患者应予排除。但实际上在HRS中从未明确证明没有肾实质损害。而一项研究发现,18名曾有CKD的肝硬化患者达到HRS诊断标准,血肌酐>133μmol/L,蛋白尿<500mg/d,无血尿,可以诊断为HRS-CKD,其大部分患者肾脏均有组织学病理损害表现。另一个证据是反映早期急性肾损伤的生物标志物尿NGAL水平在HRS患者中尽管不会比ATN高,但却比肾前性AKI高。因此,基于这些证据,HRS只是"纯"功能衰竭存在疑问,它可能还是存在一定程度的肾实质损害。

近年来,关于HRS的发病机理已经获得了很大的发展。人们越来越认识到,它不只是因血流动力学紊乱引起的单纯"功能"异常,而全身性炎症,氧化应激和与胆盐有关的肾小管损害等可能对其形成有重大作用。也就是说,HRS具有额外的结构损害成分,这不仅会使传统的诊断标准不那么可靠,而且可以解释患者对血管收缩剂加白蛋白的药物治疗缺乏反应的现象,这可能与炎症的逐步增加有关。HRS应认为是肝病患者肾功能不全的一种表型,在这些患者中,HRS常因肝内因素(如酗酒、吸毒)或肝外因素(如细菌感染和/或细菌移位)所诱发。HRS的发病机制复杂,包括:大血管功能障碍全身血管扩张、心排血量不足、微血管功能障碍、病原体相关分子模式(PAMPS)或组织相关分子模式(DAMPS)的炎症以及胆盐有关的对肾小管的直接损伤。肠道渗透性改变,细菌和/或病原体相关分子模式从肠道转移,而Toll样受体4(TLR-4)是这种分子模式的主要受体。HRS的本质可能主要是功能性的或与一定程度的肾实质损伤有关,见图4-4。

二、诊断

国际腹水协会(International Club of Ascites,ICA)于1999年提出HRS的定义,并于2007年进行修订,认为HRS是肝硬化、腹水以及肝功能衰竭患者出现的一种可逆转综合征,可自发或由某种诱因所导致,心血管功能变化、交感神经系统过度活跃,引起肾血管收缩和GFR下降。HRS的诊断是排除性诊断,只有排除了已知病因的器质性肾功能衰竭的功能性肾衰才能诊断为HRS。2012年美国肝病协会(American Association for the Study of

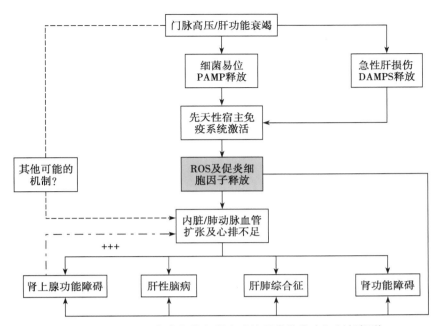

图 4-4 肝硬化患者失代偿和器官功能异常的发病机制新假说

Liver Diseases，AASLD）规范了 HRS 的诊断标准：①肝硬化伴有腹水；急性肝衰竭；慢加急肝衰竭；②血清肌酐＞133μmmol/L（1.5mg/dl）；48h 内血肌酐升高≥0.3mg/dl 或基线值水平上升≥50%；尿量≤0.5ml/kg 体重超过 6h（评估尿量需要导尿）；③至少停用利尿剂 2d 并且白蛋白扩容（白蛋白推荐剂量为每天 1g/kg，最大剂量可达每天 100g）后血清肌酐无改善（下降到 1.5mg/dl 或更低）；④无休克；⑤目前或近期无肾毒性药物使用史；⑥无器质性肾脏疾病：如尿蛋白＞500mg/d、镜下血尿（每高倍镜视野中红细胞＞50 个）和 / 或异常的肾脏超声改变（不包括既往存在慢性肾病患者，如糖尿病、高血压肾病）泌尿系损伤标志物如 NGAL等异常（建议肾血管收缩所致滤过钠排泄分数＜0.2%，当＜0.1% 时具有高预测性）。

　　2007 年 ICA 将 HRS 分为Ⅰ型和Ⅱ型（HRS-1 和 HRS-2），Ⅰ型是快速进展性的肾脏功能降低，定义为 2 周内最初的血清肌酐增加＞2.5mg/dl 或是最初 24h 肌酐清除率下降 50%至＜20ml/min，临床上 HRS-1 以急性肾功能衰竭为特征；Ⅱ型是相对进展缓慢的肾脏功能损伤，临床上主要特征为难治性肝腹水（表 4-5）。Ⅰ型和Ⅱ型 HRS 的差异最主要表现在病程进展速度和腹水对利尿剂治疗是否存在抵抗。其预后不同，治疗措施也存在差异。ICA的分型诊断标准，强调了在没有肾脏病理学改变的情况下，常规医疗措施对肾损伤治疗无效。随着 2012 年 KIDGO 指南引入了新的 AKI 定义、特征，2015 年 ICA 对 HRS-1 术语和诊断标准进行了全面修订，认为 HRS-1 是 AKI 的一种表现形式，因此重新命名为 HRS-AKI，并建立了新的 HRS-AKI 诊断标准和分型标准（表 4-6）。KIDGO 指南涉及 CKD 的定义是指肾结构和功能[GFR＜60ml/(min·1.73m²)]异常持续＞90d，而 HRS-2 只定义慢性血肌酐异常，却没有给出明确的时间范围。最近欧洲肝病协会（European Association for the Study of the Liver guidelines）制定的"失代偿肝硬化患者的管理"指南中建议将 HRS-2 改为 HRS-NAKI（即 non-AKI）。HRS-NAKI 应定义为：HRS-CKD 是指对于 CKD 合并肝硬化患者GFR＜60ml/1.73m² 超过 3 个月并排除其他原因所致；HRS-AKD 是指 AKD 患者没有达到AKI 标准，持续时间又没有超过 90d 的肾功能异常。但这些新的定义和标准仍存在一些问题，有待将来进一步研究验证。

表 4-5　HRS-1 和 HRS-2 的鉴别诊断

HRS-1	HRS-2
■ 血肌酐快速升高	■ 血肌酐逐渐升高
■ 2 周内血肌酐升高 2.5mg/dl 2 倍以上	■ 缓慢升高超过 1.5mg/dl
■ 预后：差；常继发于自发性腹膜炎、胃肠道出血、大量穿刺放腹水等诱因	■ 对利尿剂抵抗的难治性腹水
■ 住院患者 -ICU	■ 门诊密切追踪
■ 处理：特利加压素，去甲肾上腺素，米多君	■ 处理：米多君
■ 移植	■ 移植
■ 预后：90d 生存率 10%	■ 预后：未处理生存 6 个月

表 4-6　HRS-1 和 HRS-2 新的诊断标准

旧分类	新分类		标准
HRS-1#	HRS-AKI		a）血肌酐 48h 内升高≥0.3mg/dl 和 / 或 b）尿量≤0.5ml/kg B.W≥6h[*] 或 c）以 3 个月内血肌酐为基线值升高≥50%
HRS-2#	HRS-NAKI	HRS-AKD	eGFR＜60ml/min/1.73m^2 不超过 3 个月，没有其他（结构性）原因 以 3 个月内血肌酐为基线值升高＜50%
		HRS-CKD	eGFR＜60ml/min/1.73m^2≥3 个月，没有其他（结构性）原因

注：# 达到 ICA 的 HRS 所有新的诊断标准；[*] 该参数的评估需要留置导尿管。

三、治疗

（一）祛除危险因素

一旦 AKI 确诊并明确了 AKI 的原因，AKI 的管理应立即开始。应停止使用肾毒性药物（例如，非甾体抗炎药和血管紧张素转换酶抑制剂）和利尿剂。强调的是，还要停用非选择性 β- 受体阻滞剂（NSBB）此类药物。有研究发现接受 NSBB 治疗的患者在循环应激期间发生 AKI 或 HRS 的风险增加，这很可能与其对心脏输出量的影响有关。然而，如果个体患者的益处仍然大于潜在风险，则在 AKI 得到解决后 NSBB 治疗可以安全地重新开始使用。另外，抗感染治疗以及根据容量评估结果和 AKI 分级予以适当容量复苏。

（二）药物治疗

一旦 HRS-AKI 诊断，应该尽快开始特殊的药物治疗。2012 年 AASLD 年会指南推荐缩血管药物，一些随机对照研究和 meta 分析结果表明血管收缩剂特别是特利加压素加白蛋白能有效改善 HRS 患者的肾功能，对治疗有反应者其生存率较无反应者高。对 AKI 的治疗有无反应在最新 ICA 共识和 EASL 失代偿性肝硬化临床实践指南中均有标准：①"无反应"定义为没有 AKI 分期的改善；②"部分反应"：尽管 Scr 水平仍在基线值以上至少 0.3mg/dl，但有 AKI 分期改善；③"完全反应"：Scr 恢复到不超过基线 0.3mg/dl 水平。

目前有三种血管收缩剂可用于治疗 HRS：特利加压素、去甲肾上腺素以及米多君（midodrine）联合奥曲肽。特利加压素是研究最多的血管收缩剂。众多研究已经证明特利加压素和白蛋白联合使用比单独用白蛋白治疗更有效。特利加压素即可静脉注射（从 0.5mg，q4～6h 开始到最大剂量 2mg，q4h）也可持续静脉输注（从 2mg/d 至最大剂量 12mg/d）。特利加压素存在一些严重并发症包括持续性腹泻、腹部缺血、外周缺血、心绞痛，循环系统超负荷，这些可能与特利加压素对门静脉压力的短期效应一致（3～4h）。因此，使用特利加压素之前应进行仔细的临床筛选并密切监测。如果治疗 3d 后血肌酐下降水平没有超过 25%，应逐步增加特利加压素使用剂量。白蛋白给药剂量为 20～40g/d。血管收缩剂的治疗加白蛋白应持续到患者 Scr 恢复到最终值基线 133μmol/L 以下。对于无反应或部分反应的患者，应在 14d 内停止治疗。最近的两项随机对照临床试验研究将患者对特利加压素加白蛋白治疗有效定义为血肌酐下降至最终值<1.5mg/dl（133μmol/L）>50%，其有效率为 55.5%，停药后 HRS-1 复发率不超过 20%，再次治疗通常是有效的。

相反，尽管 HRS-2 对特利加压素加白蛋白联合治疗有很高的反应率，但复发却很常见。另外，最近的一项病例对照研究显示是否使用特利加压素对接受肝移植治疗的患者预后没有差异。由于这些原因 HRS-2 现在改名为 HRS-NAKI 的患者即使在等待肝移植过程中也没有使用特利加压素的指征，美国也不建议使用。

米多君（一种 α_1 激动剂）与奥曲肽联合白蛋白输注治疗 HRS-1 是有效的，然而，在一个小的单中心 RCT 试验特利加压素联合白蛋白显示出明显比米多君联合奥曲肽和白蛋白在 HRS 治疗中更好的作用（肾功能改善率分别为 70% 和 29%；P=0.01）。Singh V 等和 Sharma P 等的两个小型对照临床试验和近期一项前瞻性研究去甲肾上腺素（以 0.5～3mg/h 的剂量给药）加白蛋白在治疗 HRS-1 患者中，结果显示和特利加压素一样有效。然而最近的一项有关 RCT 试验研究显示 ACLF 伴 HRS 患者的治疗特利加压素比去甲肾上腺素有效，这可能是因为去甲肾上腺素不同于特利加压素，对门静脉压以及诱导性 NOS 没有作用。去甲肾上腺素的价值有必要将来进一步研究。

白蛋白在 HRS 治疗中作用非常关键，一项单用特利加压素治疗 HRS 与联合白蛋白治疗的对照研究结果显示，特利加压素单用效果明显比联用差。一个可能的原因是 HRS 常表现为心输出量（CO）下降，特利加压素会加重这种情况，而白蛋白在肝病患者中大多数能维持和增加 CO。白蛋白除了增加外周血管阻力和 CO 外，还有抗氧化以及抗炎作用。AKI 分期还将确定白蛋白血浆扩容的必要性和时间点。目前欧洲肝病协会（European Association for the Study of the Liver，EASL）临床实践指南建议 AKI 1b 或更高级别的患者连续两天接受白蛋白治疗（1g/kg 体重，每天最多 100g）。相反，如果 AKI 1a 患者肾功能不全进展至 AKI 1b 或更高，则应在排除危险因素后，采用相同的白蛋白方案；如果 AKI 1a 持续存在，治疗决定应个体化（图 4-5）。

（三）肾脏替代治疗（RRT）

常用来控制肾前性氮质血症以及肝移植术前维持电解质平衡。2010 年与 2012 年 AASLD 指南均将 RRT 置于治疗的第一部分，但近年来一些学者主张 RRT 通常只应用在等待肝脏移植或预期肝功能改善的患者，其适应证与 AKI 治疗所需的适应证相似：尿毒症、代谢性失代偿、电解质紊乱或容量过荷。强调对于 HRS 患者，除非有急性可逆性成分或患者已计划好肝移植，否则不建议使用 RRT。因为肝衰竭的并发症，比如血液动力学不稳定和凝血障碍，HRS 患者启动 RRT 其死亡率增加 8%，因此要谨慎决定。

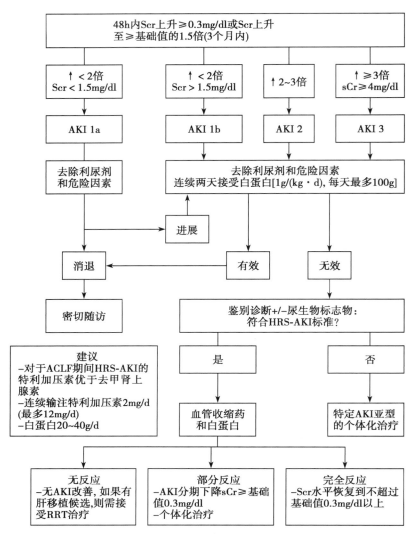

图 4-5 识别和管理肝硬化 AKI 和 HRS-AKI 的诊断和治疗流程

注：ACLF. 急性 - 慢性肝功能衰竭；Scr. 血清肌酐。

（四）手术治疗

肝脏移植一直以来都是 HRS 唯一有效的治疗手段。如果肝脏移植前透析≥8 周，同时进行肾脏移植可以避免移植后透析。

经颈静脉肝内门体静脉分流术（TIPS）是用于治疗门静脉高压症伴上消化道出血或顽固性腹水的重要方法，成功率较高，术后有一定的肝性脑病发生率。在一项 7 例患者的非对照试点研究中证明 TIPS 单独治疗Ⅰ型 HRS 有效，但 TIPS 单独治疗在Ⅰ型 HRS 中的确切作用还需要大样本研究进一步证实。对于Ⅱ型 HRS，有研究显示 TIPS 与缩血管药物的联合治疗可以改善Ⅱ型 HRS 患者的肾脏功能；在等待肝移植的患者中进行 TIPS 治疗，可能相对地延长患者生存时间。

2012 年美国肝病研究协会年会（AASLD）指南强调预防 HRS 的重要性，不再一味地追求最优化的治疗，而是采取预防与治疗相结合的方法。细菌感染的发生，尤其是自发性细菌性腹膜炎（spontaneous bacterial perotonitis，SBP）是 HRS 发生最重要的危险因素。白蛋白输注联合抗生素的使用治疗 SBP，可以减少发展为 HRS 的风险并改善生存率。

四、预后

HRS 患者预后总体较差。可用的药物治疗只导致总体生存率有适度改善，主要是为肝脏移植提供桥接治疗作用。研究表明，未经治疗的 HRS-1 患者 2 周死亡率高达 80%，3 个月生存率 10%。HRS-2 型肾功能是逐渐衰退，然而，它的生存率并不高，在 3～6 个月之间。Child Pugh 评分可用来量化肝硬化的严重程度，已被发现在预测 HRS 患者生存率方面是一个非常准确的有用工具，在这个人群中被广泛接受。

（赵双平）

第八节　手术相关肾损伤

AKI 是外科手术后常见的严重并发症之一，由于纳入手术人群和诊断标准不同，不同研究报告的术后 AKI 发生率不同，AKI 的发生率 16% 到 48% 不等。AKI 的发生往往伴随近期死亡率的升高、住院时间的延长和医疗费用的增加。同时也预示着远期预后不良，发生 AKI 的患者远期死亡风险增加，并且 AKI 是 CKD 和终末期肾脏病（end-stage renal disease，ESRD）的独立危险因素，甚至发生过 AKI 的患者比单纯 CKD 的患者进入 ESRD 的风险更高。近年来，越来越多的医师开始重视手术相关性 AKI 的发生，作为继脓毒症性 AKI 之后的第二大病因导致 AKI 发生的类型，它主要见于心胸外科手术、肝肾移植术、胃肠道手术、造血干细胞移植手术等。

临床上，对心脏手术患者出现术后 AKI 的关注度最大。不同心脏疾患的手术，AKI 发生率不同，文献报道，冠状动脉旁路移植术（coronary artery bypass graft，CABG）患者 AKI 发生率最低，为 2%～5%，瓣膜和联合手术者为 30%，复杂手术（如主动脉瘤腔内修复或主动脉夹层动脉瘤手术）者高达 10%～50%。大部分紫绀型先天性心脏病患儿术后血流动力学改变剧烈，AKI 发病率明显高于非紫绀型心脏病患儿，并且病情随年龄增长加重。与未发生 AKI 的患者相比，发生心脏手术相关的 AKI（cardiac surgery associated-AKI，CSA-AKI）患者死亡风险增加了 3～16 倍。胃肠道及肝叶切除手术术后 AKI 的发生率在 1%～22%，肝移植术后 AKI 发生率 12%～80%，30d 病死率升高达 50%，90% 患者需要 CRRT 支持治疗。

此外，在每年约 50 000 名世界范围内接受造血细胞移植的患者中，急性肾损伤作为常见的并发症在自体移植占 10% 以上，接受同种异体移植的患者中 AKI 的发生占到 50%，需要透析的患者死亡率达 55%～100%，近来还有肾移植术后出现 AKI 的病例报道。

一、发病机制

手术后相关急性肾损伤的发病可能与以下原因有关：

1. **肾灌注不足**　胰腺、胃肠道手术时消化道液体大量丢失导致循环血量下降，心脏、胸外科、主动脉手术涉及到主动脉交叉钳夹后肾灌注减少，肝移植手术中出现低蛋白血症，大剂量放化疗方案引起的肝窦阻塞综合征导致急性门静脉高压，肾脏手术本身带来的损伤，均导致肾血流急剧降低，肾小球滤过率下降，肾小管损伤，从而出现肾功能障碍。

2. **心功能不全**　心脏外科手术相关急性肾损伤（CSA-AKI）致病因素和发病机制复

杂，患者心脏围手术期术前往往存在心肌缺血、心律失常及心功能不全等并发症；而术中、术后常因复杂的病理生理改变导致严重的 AKI、低心排综合征、致死性心律失常及多脏器功能障碍的发生。

3. **缺血再灌注损伤**　手术过程中血流动力学不稳定，长时间的体外循环（cardiopulmonary bypass，CPB）是先天性心脏病儿童手术后 AKI 明确的危险因素，肝移植术中的血流阻断所导致的缺血再灌注是 AKI 发生的主要机制。

4. **炎症反应**　心血管手术中的炎症反应能进一步损害肾功能，急性移植物抗宿主病涉及细胞炎性因子释放，抗原提呈细胞的活化，细胞毒性 T 淋巴细胞造成内皮细胞及肾小管间质损伤。

5. 术后机械通气是加重 AKI 的重要原因。

6. **游离血红素和铁的释放**　在体外循环期间，循环血液的暴露可能伤害红细胞的非生理表面和剪切力，导致释放游离血红蛋白和催化铁，对肾脏造成损伤。

7. **氧化应激损伤**　深低温循环引起机体的降温和复温，可能激活氧化应激反应。

8. **围手术期使用肾毒性药物**　非甾体抗炎药、血管紧张素转换酶抑制剂、碘化造影剂以及肾毒性抗生素的使用。

9. **白蛋白的保护作用下降**　研究发现白蛋白提供抗氧化保护，防止四氯化碳和尿毒症毒素的氧化作用，通过其清除反应性氧物质的能力和运输保护性溶血磷脂酸阻止肾小管细胞的凋亡。最近的研究还表明，白蛋白作为内皮稳定剂起着重要作用，可以改善肾血流自动调节。

手术相关肾损伤发生的高危因素并不完全清楚，目前一项有关胃肠道及肝脏手术后相关 AKI 流行病学调查国际多中心研究正在开展，期待一个更明确的结果提高临床医师对术后 AKI 发生的风险意识。目前的研究结果提示术前高尿酸血症、高龄、糖尿病、充血性心力衰竭、感染、紧急手术、手术复杂性、术前 CKD、术后循环血容量不足、术后机械通气时间等因素是心脏手术后并发 AKI 的危险因素。肝移植术患者术前非酒精性脂肪肝和病毒性肝炎会增加 AKI 风险，肝癌、术中低血压的严重程度和持续时间是经历非心脏手术的患者术后 AKI 的重要危险因素，术中失血量大于 60ml/kg 是独立危险因素，肝功能不全、血管升压素治疗延迟、脓毒症、手术并发症、术后 2d 低蛋白血症以及术后早期使用造影剂都促使术后 AKI 发生。

二、诊断

目前尚无统一的手术相关 AKI 诊断标准。手术相关 AKI 病情严重时危及生命，目前为止还没有非常有效的预防手段和药物治疗措施，很大程度上也是因为诊断的滞后，从而错过了最佳干预时机，是临床医师面临的巨大挑战。在围手术期的复杂环境中，早期发现术后出现的器官功能障碍是防止潜在多器官功能衰竭进展和死亡的关键。在目前广泛接受的预测 RRT 风险评分系统中，有研究指出 Cleveland 评分对术后 RRT 风险有最佳预测价值。研究指出在心脏手术发生 AKI 的患者中，术后 2h 即可测到尿中 KIM-1 水平的升高，其灵敏度高达 92%～100%，并可持续至 48h；研究发现 NGAL 作为新型标志物还可以预测 AKI 后的透析风险、住 ICU 时间及病死率；新型生物标志物与 AKI 不同时期相关联，在发生 AKI 患者中，首先是 NGAL 在 CPB 术后 2h 明显升高，其次是 IL-18 和 L-FABP，再有 KIM-1 在术后 12h 明显升高。此外，Shacham 等的分析揭示了通过超声心动图评估左室射血分数

（LVEF）可作为 AKI 的独立预测因子。

三、治疗

1. 液体治疗　关键主要在于输注量、时间、速度等因素，CSA-AKI 患者实施 RRT 的容量评估至关重要，临床上一般是以：①少尿或无尿、浮肿或肺水肿；②体重增加或液体过多；③体重增加或中心静脉压升高等表现作为容量超负荷的依据。而目前床旁超声可以非常快速、无创、可重复性地精确容量评估，已成为 ICU 医师的必备技能之一。关于液体的种类目前说法不一，KDIGO-AKI 指南认为液体治疗时用胶体液有引发 AKI 风险，且有研究显示导致 CSA-AKI 的风险高于输晶体液，但也有研究表明二者并无显著性差异。

2. 药物治疗　已有研究表明，他汀类药物除降脂作用外，可通过恢复内皮衍生的一氧化氮合酶活性减轻氧化应激损伤，减少炎症反应，改善肾脏内皮细胞功能障碍等作用机制预防 AKI。一项多中心研究显示，短期应用他汀类药物可显著降低造影剂相关 AKI 的发生，但 Billings 等的研究提示高剂量围心脏手术期阿托伐他汀治疗与安慰剂治疗相比，并没有降低患 AKI 的风险，也不能预防术后心房颤动或围手术期心肌损伤；同样 Billings 的大规模临床研究显示服用阿司匹林与减少 AKI 发生之间没有相关性。Lassnigg A 等的研究显示多巴胺激活 D1 受体可增加肾灌注，但同时也激活 D2 受体，不能预防心脏术后 AKI；右美托咪定可以减少瓣膜病术后 AKI 发生，延缓 AKI 的进展；术后早期利尿剂使用：由于利尿剂抵抗使得尿量未显著增加，且对大多患者的临床结局无影响，2017 年欧洲 ICU 中 AKI 防治的专家共识不推荐仅因预防 AKI 而使用祥利尿剂；对于利尿剂有反应的患者，建议使用利尿剂控制或预防液体过负荷。

3. 肾脏替代治疗　尽管已有的研究结果之间存在矛盾，但可以确定的是尽早开展肾脏替代治疗能降低心脏术后病死率，缩短住 ICU 时间，对心脏术后 AKI 患者，体外循环诱发的大量毒性物质及代谢产物在常规 CBP 方法不能有效清除时，可借助人工肝、血浆吸附等其他新型血液净化技术。

（赵双平）

第九节　中毒引起的急性肾损伤

进入人体的化学物质达到中毒量产生组织和器官损害引起的全身性疾病称为中毒（poisoning）。引起中毒的化学物质称毒物。根据毒物来源和用途分为：①工业性毒物；②药物；③农药；④有毒动植物。中毒的病因有 2 类，一是职业中毒，二是生活中毒。

工业性毒物中毒：含砷、汞等之类的工业原料、成品、半成品或废弃物等经过人体、皮肤、消化道等途径吸收进入机体可以导致肾脏等器官受到损害，导致 AKI 发生。

药物中毒：在我国，由于误服或服药过量以及药物滥用等原因所致的西药中毒常见有阿片类、巴比妥类、吩噻嗪类、阿托品类等，这些药物多影响患者的中枢神经、心血管、呼吸等系统，然后继发肾损害，较少直接的肾毒性作用，而最常见的肾毒性药物如抗生素、非甾体类抗炎药、中草药（参见药物相关性肾损伤章节）、各种血管造影剂（参见造影剂所致急性肾损伤章节）等，少数服用过多导致中毒可引起肾损害，但更常由于存在肾毒性，即使没有达到中毒剂量，也可以导致 AKI 发生。有病例报道过 1 例服用中成药"梅花 K"中毒导致 AKI 发生的患者，该中成药因含大量过期四环素对肾小管造成直接损害。

农药中毒：一类是作为农业和环境卫生杀虫剂使用的有机磷酸酯类，如敌百虫（dipterex）、乐果（rogor）、敌敌畏（DDVP）等，是发展中国家最常用的农药之一，全球每年有超过 300 万例的有机磷中毒，多为自杀口服或意外误服。毒性作用多以损害呼吸中枢为主，少数重症者可出现肾小管坏死表现的 AKI。另一类常见农药是作为双吡啶除草剂的百草枯（paraquat，PQ）、敌草快，其病死率在亚洲高达 80%～100%。急性呼吸衰竭是重症中毒患者直接死亡原因，而急性肾损伤导致少尿或无尿也是患者死亡的重要原因。引起血管内溶血的农药，除因生成大量游离血红蛋白致急性肾小管堵塞、坏死外，有的如有机硫、有机砷、有机磷、有机氯、五氯苯酚等还对肾小管有直接毒性，可引起肾小管急性坏死，严重者可致急性肾功能衰竭等。

有毒动植物：常见有毒蘑菇、蛇毒、蜂蜇伤、鱼胆等中毒。

毒蘑菇中毒：毒蘑菇又称毒蕈，是指大型真菌的子实体食用后对人或畜禽产生中毒反应的物种。我国毒蘑菇约有 100 多种，引起人严重中毒的有 10 余种，分布广泛。我国每年都有毒蘑菇中毒事件发生，以夏秋季最为多见，常致人死亡。大部分毒性较弱，引起急性胃肠炎等食物中毒症状；少数毒性较高的使用后数小时内者会出现吐血、脱水、电解质紊乱、昏迷，以及急性肝、肾功能衰竭而死亡。一种毒蕈可能含有多种毒素，一种毒素可存在于多种毒蕈中。目前确定毒性较强的蘑菇毒素主要有鹅膏肽类毒素（毒肽、毒伞肽）、鹅膏毒蝇碱、光盖伞素、鹿花毒素、奥来毒素。毒蘑菇中毒的类型有不同的划分方法，按中毒的症状可分为胃肠类型、神经精神型、溶血型、肝脏损害型、呼吸与循环衰竭型和光过敏性皮炎型等 6 个类型，其中溶血型、肝脏损害型、呼吸与循环衰竭型常可伴有急性肾损伤发生。如溶血型中毒可在 1～2d 内由于毒素大量破坏红血球而迅速出现溶血症状。主要表现为急性贫血、黄疸、血红蛋白尿、肝及脾脏肿大等。有时在溶血后可引起肾脏损害，出现蛋白尿、血尿等，甚至继发尿毒症等。而肝脏损害型有时可能最初表现为胃肠炎症状，持续 1～2d 后缓解，并进入假愈期。假愈期持续 1～2d 后出现严重肝肾心脑等重要脏器损害，以肝肾损害最为严重。

蜂蜇伤中毒：夏秋季，在山区农村或城乡接合部易发生野蜂伤人事件，蜂毒成分复杂，包括蜂毒肽、组胺、磷脂酶 A2、透明质酸酶等。蜂毒进入人体后，可引起局部红肿疼痛，严重者可引起过敏反应、血管内溶血、横纹肌溶解、心肌炎、肺水肿、DIC、AKI 等，Xie 等报道 1 091 例马蜂蜇伤患者 AKI 发生率达 21%，而患者高龄和蜇伤后就诊时间晚是发生 AKI 的危险因素。

本节主要讲述毒物引起急性肾损伤的机制，以及中毒后急性肾损伤的治疗与预防，中毒的详细治疗流程由于篇幅限制本节不详述。

一、发病机制

毒物引起急性肾损伤大部分为肾性 AKI。但三氧化二砷（砒霜）中毒引起 AKI 的机制涉及肾前性和肾性因素；砒霜中毒引起剧烈呕吐和腹泻，可引起循环血容量相对和绝对减少，甚至发生休克，造成肾脏血流灌注不足，此为肾前性机制；砒霜的直接肾毒性表现在可造成溶血性贫血及横纹肌溶解，还可直接攻击肾小管的线粒体，造成线粒体外膜破裂，嵴被破坏等。

肾性 AKI 的发病机制：①肾小管堵塞：如砷化氢中毒产生大量红细胞破坏物堵塞肾小管，引起少尿、无尿、导致急性肾衰竭。②肾缺血或肾小管坏死：如头孢菌素类、氨基糖苷类抗生素、毒蕈和蛇毒以及酚、醇、卤代烃类等中毒。

毒蕈中毒代表性毒素为奥来毒素（orellanine），毒性主要作用于肾脏，具有与双吡啶除草剂类似的结构，可影响 NADPH 的形成，使肾小管更容易被自由基损害，从而引起过氧化反应和细胞脂膜破坏，导致 AKI 发生。毒蕈中毒所致 AKI 的机制除了奥来毒素的肾直接毒性作用外，也可继发于呕吐腹泻等因素导致肾前性血容量不足或溶血引起的血红蛋白堵塞肾小管。

蛇毒所致 AKI 其机制有蛇毒的直接毒性和间接作用。如有毒的眼镜蛇咬伤导致的 AKI 主要机制是直接的肾毒性、低容量、血红蛋白尿、肌红蛋白尿和弥漫性血管内凝血（DIC）。最常见的 AKI 形式是 ATN，接着是急性间质性肾炎和急性肾皮质坏死，偶见坏死性或新月体性肾小球肾炎。从具窍蝮蛇分离出的 L- 氨基酸氧化酶可以降低肾灌注压引起肾缺血，也可以引起肾小管坏死、水样变性。此外蛇毒所致炎症反应、横纹肌溶解、金属蛋白酶溶解纤维蛋白、磷脂酶 A_2 溶解血细胞等机制也参与了 AKI 的发生。

二、治疗

1. 治疗原则

（1）终止继续暴露毒物。

（2）紧急复苏和对症支持治疗。

（3）清除体内尚未吸收的毒物：催吐、鼻胃管抽吸、洗胃、导泻、灌肠等。

（4）促进已吸收毒物排出。

（5）解毒药：一些毒物中毒后有特异性解毒剂，宜尽早首选解毒剂治疗。如有机磷中毒则使用阿托品、解磷定，如被蛇咬伤中毒后在出现 AKI 前，予以特异性的单价抗蛇毒血清至关重要。

（6）预防并发症。

2. 毒物引起急性肾损伤的具体治疗措施

（1）强化利尿：目的在于增加尿量和促进毒物排出。主要用于毒物以原形由肾脏排出的毒物中毒。根据血浆电解质和渗透压情况选用静脉液体，有心、肺和肾功能障碍者勿用此疗法。方法为：①快速大量静脉输注 5%～10% 葡萄糖溶液或 5% 糖盐水溶液，每小时 500～1 000ml；②同时静脉注射呋塞米 20～80mg。

（2）改变尿液酸碱度：根据毒物溶解后酸碱度不同，选用相应能增强毒物排出的液体改变尿液酸碱度：①碱化尿液：弱酸性毒物（如苯巴比妥或水杨酸类）中毒，静脉应用碳酸氢钠碱化尿液（pH≥8.0），促使毒物由尿排出。国外的一项研究提示，在中度水杨酸中毒可用改良的碳酸氢盐液体疗法而不需要使用透析技术。②酸化尿液：碱性毒物（苯丙胺）中毒时，静脉输注维生素 C（4～8g/d）或氯化铵（2.75mmol/kg，每 6 小时 1 次）使尿液 pH<5.0。

（3）血液净化：一般用于血液中毒物浓度明显增高、中毒严重、昏迷时间长、有并发症和经积极支持疗法病情仍日趋恶化者。

1）基本血液净化技术：①血液透析：主要利用弥散原理清除溶质，用于清除血液中分子量较小和非脂溶性的毒物（如苯巴比妥、水杨酸类、甲醇、茶碱、乙二醇和锂等），但对炎症介质等中分子物质清除能力差。脂溶性物质一般不进行血液透析，如短效巴比妥类、格鲁米特（导眠能）和 OPI。一般中毒 12h 内进行血液透析效果好。如中毒时间过长，毒物与血浆蛋白结合，则不易清除。②血液灌流：主要利用吸附技术来清除溶质。血液流过装有活性炭或树脂的灌流柱，毒物被吸附后，再将血液输回患者体内，是效果显著的急性中毒救治手段。此法能吸附脂溶性或与蛋白质结合的化学物，是目前最常用的中毒抢救措施。血液灌流时，血液正常成分如血小板、白细胞、凝血因子、二价阳离子等也能被吸附清除。因此，中毒患者进行血液灌流后，需要监测血液成分。百草枯在4～5h内即可在血液中的浓度达到最高峰，因此在百草枯血液浓度达到它的最高峰之前实施首次血液灌流，将是从体内清除百草枯最有效的方法。经血液灌流治疗，百草枯的浓度下降率在3h内可达67%～83%。研究发现，百草枯中毒4h内进行首次血液灌流，20h内进行二次血液灌流是救治的最佳时间窗，生存率可达60.27%。第二次血液灌流在清除氧自由基损害产生的分解代谢物中或许是有帮助的。血液透析建议只适用于肾功能受损的百草枯中毒患者。③血浆置换：本疗法用于清除游离或与蛋白质结合的毒物，特别适用于生物毒（如蛇毒、蕈中毒）及砷化氢等溶血性毒物中毒。一般需在数小时内置换3～5L血浆。毒蕈中毒时，其毒素常与血浆蛋白结合，肝肾功能损害及溶血又会产生大量的代谢产物，单纯使用普通的血液透析或血液滤过是无法清除远超过滤器膜截留孔径大小（一般为30～55kD）的蛋白结合毒素，因此以血浆置换和/或联合血液灌流吸附疗效较好，且越早进行越好，3h内效果最佳。血浆置换推荐每日1次治疗，置换1～2倍总血浆量，直到临床症状缓解。④血液滤过：利用高通量滤过膜两侧的压力差，通过对流以清除水和溶质，对中分子毒物效果强于血液透析，但对大分子毒物效果不如血液灌流。

2）集成血液净化：由于中毒救治的首要原则为早期迅速，应根据病情首选简单易行的血液净化技术，若毒物毒性很强，患者服毒量又比较大，可以采用一些集成技术，以保证在单位时间内同步清除更多的毒素。如血液灌流联合连续肾脏替代治疗（HP+CRRT）和联合血浆滤过吸附（CPFA）。持续静-静脉血液透析滤过（HDF）已经成功地被用于救治大剂量（36.48mg/kg）百草枯暴露患者。毒蕈中毒患者可出现致死性急性肝衰竭，积极有效的肝脏功能支持至关重要。基于血液净化技术的非生物型人工肝支持系统可清除有害代谢产物，补充必需物质，稳定内环境，暂时替代肝脏的部分功能，为肝功能恢复或进行肝移植创造条件。非生物型人工肝支持系统的主要治疗方式可以是MARS系统或普罗米修斯系统（Prometheus），没有条件时可联合采用血液滤过、血浆置换、胆红素吸附、血浆透析滤过（PDF）、反复通过白蛋白透析（RPAD）等模式，根据不同的治疗原理，结合患者具体情况选择单用或联合。

三、预防

临床医师接诊中毒患者后，需要仔细观察患者的精神、神志、血压、脉搏、呼吸、体温、瞳孔等，向患者家属、亲友、同事或现场目击者了解详细情况，根据接触史、临床表现、实验室毒物检查分析和调查周围环境有无毒物存在，并与其他症状相似疾病鉴别后，迅速做出诊断。对砷化氢、头孢菌素类抗生素、氨基糖苷类抗生素、毒蕈、蛇毒、苯胺、酚、醇、卤代烃类等中毒患者要提高警惕，因为这些毒物均具有肾毒性，容易引起急性肾损伤，需要临床医师及早预防肾损害。

（赵双平）

第十节　特殊人群的急性肾损伤

本节特殊人群的急性肾损伤（AKI）主要关注儿童及老年人的AKI。

一、儿童的急性肾损伤

儿童作为一个特殊的人群，其 AKI 的发病率、流行病学、病因及其防治措施等有着一些不同于成人 AKI 的特点。

（一）流行病学

由于过去 AKI 诊断标准不一致，所以有关儿童 AKI 的发病率报道差异较大。有资料显示，AKI 已成为住院儿童常见的并发症之一，目前最大规模的国际性有关不同年龄段儿童 AKI 流行病学的 AWARE 研究结果显示重症患者 AKI 的发生率达 27%，儿科 ICU 甚至有报道 AKI 发病率高达 43%。在新生儿 ICU（NICU）中新生儿 AKI 发生率为 2.4%～54%。即使在非重症住院患儿 AKI 发病率也达 5%。AKI 患儿往往有更长的机械通气时间、住院时间以及更高的病死率。

（二）病因及高危因素

患儿的年龄段不同，AKI 的病因也不一样。新生儿 AKI 主要为肾前性 AKI，以肾皮质坏死、肾静脉血栓形成及血管损伤为多见。婴幼儿主要为肾后性 AKI，以低血容量（胃肠道液体丢失、脓毒症）、溶血尿毒综合征为常见。3 岁以上则以各种原发和继发性重症肾小球肾炎、急性间质性肾炎为多见。急进性肾小球肾炎（RPGN）一般多发生在大龄儿童和青少年中。一些遗传背景可能成为某些儿童 AKI 的易患因素。急性淋巴细胞白血病和 B 细胞淋巴瘤患儿可出现尿酸性肾病和 / 或肿瘤溶解综合征，这是发展为 AKI 的高危因素。白血病患儿核蛋白代谢加速，尿酸生成增加使血尿酸急性升高。某些化疗药物尤其是强效化疗药物可使肿瘤细胞迅速崩解，尿酸大量生成。化疗期间发生的肿瘤溶解综合征是白血病患儿发生 AKI 的常见原因。

新生儿作为儿科的一个特殊群体，由于其肾脏的一些特殊性，使其特别容易受到损伤。成熟肾单位的大部分发育发生在第三孕期，因此早产儿常有发育不完全的肾单位系统。此外，与成熟肾脏相比，新生儿肾血流量大大减少，且分布不均。新生儿经常受到的肾脏损伤风险，包括围产期窒息、心脏手术、脓毒症、体外膜氧合、动脉导管未闭的存在和氨基糖苷类抗生素的随意使用等。此外，新生儿发生 AKI 的另一个重要病因是胎儿期母亲摄入的某些药物能干扰胎儿肾脏器官发育，已明确的有血管紧张素转化酶抑制剂（ACEI）、血管紧张素受体拮抗剂（ARB）和非甾体类抗炎药（NSAIDs）。

近 20 年来，由于重症患儿救治技术、婴儿先天性心脏病手术、儿童骨髓和器官移植术的飞速发展，AKI 患儿的病因谱也发生了很大变化。在发达国家，近年来，单纯肾脏疾病引起的 AKI 所占比例逐渐下降，而作为其他疾病并发症的 AKI 所占比例逐渐上升。新西兰一项单中心调查结果显示，该院 2001—2006 年收治 226 例 AKI 患儿，其中先天性心脏病术后（58%）、溶血尿毒综合征（17%）、脓毒症（13%）和急性肾小球肾炎（4%）是 AKI 的主要病因。而在发展中国家，原发性肾脏疾病仍是 AKI 的主要病因。尼日利亚一项调查结果显示，原发性肾脏疾病（38.6%）仍是 AKI 的主要病因，其次为脓毒症（25.7%）和疟疾（11.4%）。而我国有文献报道，AKI 主要病因依次为结石、肾病综合征、非链球菌感染后肾炎及感染。患儿心脏术后发生 AKI 的风险高达 20%～40%，而死亡风险增加高达 8 倍。

（三）诊断

准确、及时诊断 AKI 是儿科面临的最大挑战之一。AKI 的诊断主要依赖于血清肌酐升高。然而血清肌酐作为肾功能性的标志物对肾小管损伤反应不敏感，往往至少有 50% 的肾功能丧失后才表现升高；甚至肾脏损伤发生 24～48h 后血清肌酐都没有出现显著升高。此外，儿童血清肌酐值基线较低，在营养不良、骨骼肌肉疾病以及液体超负荷时血清肌酐值的变化存在被低估的可能。即使血清肌酐有非常大的相对增加，如增加 1 倍～3 倍，仍可能处于正常范围内。尤其是新生儿、低体重婴儿，因为肾脏发育不完善等原因，更容易发生AKI，而由于其血清肌酐的基础值低，轻度的异常升高往往容易被忽视。正常小儿 Scr 的基础值：新生儿（44.2±7.1）μmol/L，0.5～3 岁（28.3±6.2）μmol/L，4～5 岁（33.6±6.2）μmol/L，6～7 岁（37.1±7.1）μmol/L，8～9 岁（44.2±8.8）μmol/L，10～11 岁（46.0±8.0）μmol/L，12～18 岁 50～80μmol/L。

尽管存在这些局限性，血清肌酐的相对变化仍然是诊断 AKI 的主要方法。除了血清肌酐，尿量也是诊断儿童 AKI 的重要指标。遗憾的是，到目前为止，绝大部分有关儿童 AKI 的诊断研究都可能因为没有小儿 Foley 导尿管或担心尿路感染等原因没有导尿，导致无法准确测量而忽视了尿量指标。AWARE 研究显示，如果仅单独以血清肌酐作为 AKI 的诊断指标，将可能导致 1/3 的 AKI 患儿漏诊。KDIGO 有关 AKI 的诊断时间窗：48h 内 Scr 上升≥26.5μmol/L，提高了早期诊断率，为早期干预提出了可能性。AKI 诊断及分期标准仍然是依据 Scr 和尿量变化，这一标准也同样适用于儿童。

近年来，一些研究显示有关反映肾脏损伤的生物标志物如中性粒细胞明胶酶转运蛋白（neutrophil gelatinase-associated lipocalin，NGAL），在儿童心脏手术后、脓毒症休克、造影剂介导的肾脏损害以及肝、肾移植等疾病中比血清肌酐能更早地预测 AKI 的发生。胱抑素 C（cystatin-C）对小儿 AKI 发生的预测也显现出更高的敏感性和特异性，也不受肌肉组织因素的影响。近期美国 FDA 批准用于预测成人 AKI 的生物标志物胰岛素样生长因子结合蛋白 7（insulin-like growth factor-binding protein-7，IFGBP-7）和金属蛋白酶组织抑制剂 2（tissue inhibitor of metalloproteinases-2，TIMP-2）是否在小儿中同样适用还有待研究。也有一些学者试图在寻找 AKI 发生之前类似用于诊断心肌损伤的标志物心肌肌钙蛋白一样的"肾肌钙蛋白"，肌钙蛋白推荐用于心绞痛患者，所以有人提出肾损伤之前"肾绞痛"的概念。Basu 和同事据此提出一个结合肌酐清除估计下降率（decrease in estimated creatinine clearance，ΔeCCl）和液体过负荷百分率（fluid overload，FO）作为参数来评分的"肾绞痛指数（renal angina index，RAI）"，并在危重患儿中进一步验证，证明其对 AKI 的预测比传统的疾病严重度评分和 AKI 危险因素更具有优越性。

（四）治疗

对于儿童 AKI 的治疗，最重要的就是积极处理原发病或消除诱因。但迄今为止还没有系统研究行之有效的防治儿童 AKI 进一步发展的最优化策略。采取的干预措施应针对去除肾脏损伤和优化促进肾损伤适应性修复的条件。临床处理的优先顺序应该包括优化肾灌注，去除医源性损伤，关注尿路排尿问题以及纠正酸碱和电解质紊乱以及评估肾脏替代治疗指征等。

1. 优化肾灌注　对成人 ICU 患者的临床观察结果显示，最优化的肾灌注在促进 AKI 后期的适应性修复中起着非常关键的作用。更高的全身性氧输送和更高的平均动脉血压与更低的 AKI 后遗症风险有关。然而，在儿童普遍存在液体超载的环境下，肾脏灌注的最优化具有临床挑战性。主要原则包括维持足够的全身血压，仔细评估血管内容量是否减少并加以纠正。避免过多或过快地利尿或超滤。正性肌力药物可以被考虑应用，但没有证据支持在 AKI 中使用"肾脏剂量"的多巴胺。

2. **最小化医源性肾损伤**　持久或反复的肾损害打击将不利于肾损伤的修复。在医院中，一种常见的医源性肾损害因素是具有肾毒性潜力的药物。常见药物包括抗生素、抗真菌药、抗病毒药、非甾体类抗炎药、免疫抑制剂、静脉造影剂以及血管紧张素转换酶抑制剂等，这些药物多数具有肾毒性。一项研究显示，86% 的非重症患儿暴露于这种风险下。因此，有学者认为对于静脉注射氨基糖苷类抗生素 3d 及以上的患儿建议建立电子提醒系统警示肾损害药物暴露时间并每日监测血清肌酐值有助于减少 AKI 的发生。

3. **优化尿液排泄**　缓解尿路梗阻是成人和儿童 AKI 公认的管理重点。对肾脏和尿道先天性畸形（congenital anomalies of the kidney and urinary tract，CAKUT）经常引起慢性肾脏疾病（CKD）的儿童来说，这尤其重要。CAKUT 患儿常常经历在慢性肾功能障碍基础上急性加重的 AKI。这些经历代表 AKI 进展的高风险。应该使用超声评估泌尿道扩张情况，如果有需要，还可以结合小儿泌尿科医师和 / 或介入放射科医师优化尿道引流。尿液排泄最佳化的延迟可以损伤适应性修复。

4. **控制酸 - 碱和电解质异常**　AKI 后酸碱平衡可以受到严重破坏，诸如近端小管碳酸氢盐重吸收、远端小管质子排泄和髓质尿素再循环等过程受到损害。严重的酸中毒可以通过破坏蛋白质电荷、构象和功能来损害适应性修复的调控，控制酸碱紊乱可能促进 AKI 的适应性修复。

电解质紊乱是 AKI 的另一个特征，它可以破坏细胞功能，从而阻碍适应性修复。关注血浆电解质水平并纠正异常可能改善 AKI 进展。

5. **肾脏替代治疗**　当内科治疗失败出现溶血性尿毒症综合征或水、电解质、酸碱失衡时可考虑行肾脏替代治疗。特别是对于重症患儿，其与成人相比，更易出现水、电解质及酸碱失衡，更容易进展为多器官功能障碍（MODS），故倾向于早期开始肾脏替代治疗（RRT）。一项荟萃分析结果显示，早期进行 RRT 可提高 AKI 患者的生存率，加快患儿肾功能恢复。但部分 AKI 患儿可能不需要 RRT，肾功能就能恢复，过度的 RRT 可能导致肾损害加重，增加治疗风险。总之，目前尚无充足的数据确定 AKI 进行 RRT 的最佳时期，仍需大样本前瞻性的随机对照试验来确定。肾替代治疗过程中应注意避免快速或过度的超滤，因为这可能会损害血管内容量和肾脏灌注，从而妨碍适应性修复。

儿童肾脏替代治疗的模式选择可能存在与成人不一样的情形。儿童患者的动、静脉管径较细，动、静脉置管比较困难，但其腹膜面积按质量比算，约为成人的 2 倍，腹膜透析（peritoneal dialysis，PD）效果较成人好。在发展中国家，PD 仍是儿童急性肾损伤 RRT 的首选方法。但 PD 不能提供足量的溶质和毒素清除率，特别是对于肿瘤溶解综合征和遗传代谢缺陷病等重症患儿，且不适用于腹腔内有病变或近期有腹部大手术史的 AKI 患者和急性肺损伤或急性呼吸窘迫综合征的患者。

二、老年人群的急性肾损伤

老年人作为一个特殊的群体，随着年龄的增长，肾脏结构和功能老龄化，肾脏的自身调节能力下降，同时老年人常合并其他基础疾患，可以影响肾脏血流动力学，使得他们更容易发生 AKI。AKI 的出现是导致老年患者病死率增加、住院时间延长、RRT 依赖的主要危险因素之一，与预后密切相关。了解老年人 AKI 发生发展特点及防治特殊性，有助于改善这类患者预后。老年人的年龄界限并没有确定，但大多数文献将 65 岁以上患者定义为老年人。

（一）流行病学

研究显示高龄是 AKI 发生的一个独立危险因素，老年人比年轻人具有更高的 AKI 发生率和病死率。最近国内一项关于住院患者 AKI 发病情况的回顾性分析显示，60 岁以上的 AKI 患者占院内 AKI 总数的 52.2%。重症监护病房老年患者 AKI 发生率为 19.2%～72.3%，一项国内 9 家中心医院的研究显示，65～79 岁的住院患者 AKI 发生率为 15.44%，其中社区获得性 AKI 3.89%，医院获得性 AKI 11.55%，≥80 岁高龄老年组 AKI 发生率 22.22%。李清霖等对 2007 年 1 月至 2015 年 12 月入住解放军总医院老年病房≥75 岁老年患者以 2012 年 KDIGO AKI 诊断标准进行回顾性分析，结果显示 AKI 发生率高达 39%，90d 病死率为 33.6%。AKI 的发生率、住院死亡率、需要透析患者比例和无肾百分比均高于年轻患者。

（二）病因

1. **肾前性 AKI**　老年人肾前性 AKI 发病率最高，感染和脓毒症占首要因素，特别是肺部感染，其次为低血容量性因素。老年患者肾前性 AKI 的病因如下：①心脏排血量下降：如 1 型心肾综合征（急性心肾综合征）等；②有效循环血容量不足：呕吐或腹泻造成胃肠道液体丢失；脓毒症细胞因子风暴增加血管通透性造成机体有效循环血容量不足；利尿剂的使用；摄入量下降等。在诊断老年人肾前性 AKI 时不能单纯依靠临床表现及实验室检查，因为有时这些改变可能不典型，这时需要准确地记录尿量以协助诊断。由肾脏低灌注所致的肾前性 AKI 虽然通过补充足量的液体能使大多数早期轻度损伤逆转，但是如果不合理地使用利尿剂，或长时间严重的肾脏低滤过状态也可能导致肾实质损害，可发展为急性肾小管坏死（ATN），因为老年患者体液占总体重比例下降及合并其他疾病，对液体丢失敏感。

2. **肾性 AKI**　肾毒性药物是引起肾性 AKI 的常见原因，可导致不同病理类型的急性肾损伤。①急性血管疾病：抗癌药物包括抗血管生成药物和传统化疗药物，如吉西他滨和丝裂霉素 C 可以导致血栓性微血管病（TMA），这种血管损伤的形式，通常与严重急性肾损伤相关。②急性肾小球疾病：i 直接肾小球细胞损伤：很多药物如干扰素、帕米磷酸二钠、非甾体类抗炎药和雷帕霉素等都可以造成足细胞损伤。ii 免疫介导的肾小球损伤：肼苯哒嗪、普鲁卡因酰胺、磺胺嘧啶、肿瘤坏死因子 α 抑制剂等。③急性肾小管损伤 / 坏死：如克唑替尼、威罗菲尼和达拉菲尼、mTOR 抑制剂、培美曲塞等等都会造成不同程度的急性肾小管坏死（ATN）。④晶体性肾病：它的特点是不溶性晶体在肾小管沉积，许多药物都与这种疾病有关，包括甲氨蝶呤、口服的磷酸钠泻药、乙二醇、维生素 C、奥利司他、阿昔洛韦、磺胺嘧啶、阿莫西林和氟喹诺酮类抗生素等。⑤急性间质性肾炎：大部分都与抗生素的使用有关。

3. **肾后性 AKI**　尿路梗阻是老年人肾后性 AKI 的最常见原因。老年男性肾后性 AKI 的主要原因包括尿路结石、前列腺增生肥大以及肿瘤压迫所致尿路异常，老年女性肾后性 AKI 的主要原因则多为盆腔肿瘤、后腹膜淋巴结肿大压迫尿路。

（三）危险因素

1. **年龄**　随着年龄的增长，老化的肾脏会出现几种组织学变化，包括肾脏体积逐渐缩小，肾脏动脉硬化、缺血，肾小管间质纤维化，肾小球硬化和有效肾单位丢失等。老化肾脏的结构改变伴随着肾功能的生理改变，如肾血流量下降，肾血流量的自调节能力下降，而肾血流量变化的敏感性加强，有效滤过表面积下降，肌酐清除率下降，维持水和电解质内稳态的能力下降,肾脏的浓缩和稀释功能下降,肾脏血流动力学和功能储备的减少会损害肾脏对急性局部缺血的适应能力,从而加强老年人群对 AKI 的易感性。

2. 基础疾病状态 冠心病、高血压、心力衰竭、糖尿病等是老年人群常见的基础疾病,它们可能会通过影响全身的血流动力学来引起肾脏的病理生理机制紊乱。老年患者心脏病的发生率高,常合并心肾综合征,需要引起注意。

3. 药物影响 老年人肌肉量下降,血清肌酐水平较低,而肾小球滤过率(GFR)被高估;老年人总体含水量下降,导致血清药物浓度较高;低蛋白血症会通过升高血清中游离药物分数从而增加潜在的肾毒性,使细胞暴露于更高的药物浓度。常见的肾毒性药物有抗癌药物(顺铂、异环磷酰胺、甲氨蝶呤等)、氨基糖苷类抗生素、两性霉素 B、血管紧张素转化酶抑制剂(ACEI)、血管紧张素受体拮抗剂(ARB)、非甾体类抗炎药(NSAIDs)、造影剂等。

4. 感染 老年人由于机体抵抗力低,基础疾病多,全身情况差,因此感染的发生率很高。脓毒症是 AKI 最常见的原因。现在相当多的证据显示,脓毒症介导的 AKI 的发病机制和其他原因介导的 AKI 的机制是不同的。脓毒症介导的 AKI 起源于缺血的传统观点受到了挑战,最近的证据表明,脓毒症期间总肾血流量并不是普遍受损的,肾血流量正常甚至升高的情况下 AKI 仍可以进展。动物和人体研究表明,肾小管上皮细胞对损伤信号的适应性反应是导致肾功能障碍的原因,同时出现的肾脏炎症和微循环功能障碍进一步放大了这些机制。脓毒症引起宏观循环和微观循环的剧烈变化,特征是外周血管阻力下降,组织血流量分布不均以及微循环灌注紊乱。这些改变引起功能性毛细血管密度明显降低,局部血流分布不均增加。严重脓毒症的初始阶段,细胞因子风暴激活白细胞、内皮细胞和上皮细胞,导致白细胞和血小板激活、微血管功能障碍、缺氧和组织损伤,促炎介质激活内皮细胞并增加血管通透性。

(四)诊断

老年人群 AKI 的诊断存在下列问题:

1. 由于老年人体内肌肉含量减少,蛋白质摄入量下降,合并营养不良,血清肌酐水平不能敏感地反映肾功能的变化。一般而言,老年人 GFR 下降到正常的 50% 以上时 Scr 才开始升高,所以 Scr 会低估老年病人的 AKI,须引起警惕。

2. 由于老年人肾脏自身调节功能(特别是球管平衡功能)减退,加之肾脏浓缩功能减退,当肾小球滤过率轻度降低时,尿量可无明显变化,因此老年人 AKI 早期尿量变化也是不敏感的。由此可见,按照目前的诊断标准,临床上无法早期诊断老年人 AKI;只要符合 AKI 诊断标准的老年人,从病理生理角度,可能均已经进入肾功能衰竭期,因此有必要寻找更敏感的指标进行早期诊断。

(五)防治

对于老年人群 AKI 的防治,最重要的就是积极处理原发病或消除诱因。

1. 老年人群肾前性 AKI 可以通过床旁超声、PiCCO 仪等技术准确评老年人有效循环容量状态,给予适当的液体治疗避免肾前性 AKI,但矫枉过正反而会增加患者死亡率。一项欧洲大型多中心研究显示,液体正平衡与 60d 死亡率升高相关。评估心功能情况和中心静脉压(CVP)水平,考虑心脏收缩功能降低会使心输出量下降、肾灌注不足,而过高的 CVP 则会导致肾脏血液回流阻力增加,肾皮质水肿而引起 AKI。对于长期控制不佳的高血压患者,如在短时间内运用大量的强效降压药将血压控制在所谓的"正常范围"内,也会导致急性肾脏灌注不足而引起 AKI，需加以重视。尽管在老年患者中对于预防 AKI 没有特效推荐，欧洲重症监护医学协会（ESICM）建议，用晶体液进行控制性的液体复苏，避免液体过负荷，去甲肾上腺素滴定到 65～70mmHg 的目标平均动脉压（MAP）（慢性高血压患者除外），也不建议用利尿剂或左西孟旦（levosimendan）来进行肾脏保护。目标血压应该为每个患者量身定做，因为更高目标的 MAP 可能仅对一些患有其他合并症的患者是有利的（例如，未治疗的高血压）。

2. 老年人群肾性 AKI　仔细检查患者的用药情况，停用任何可疑的肾毒性药物，还要注意特殊药物间的相互作用可能导致的肾脏损害。特定药物联合可能会导致协同肾毒性，如头孢菌素加氨基糖苷类抗生素，万古霉素加氨基糖苷类抗生素，头孢菌素加阿昔洛韦，这些都广泛用于接受化疗的癌症患者中。所有的老年患者都应该考虑有造影剂诱导肾病（CIN）风险的增加，并且在接受造影剂之前应该保持充足的循环容量状态，尤其是当高容量或高渗造影剂应用于低血容量患者时。

3. 老年人群肾后性 AKI　筛查是否存在前列腺肥大、尿路结石或肿瘤等尿路梗阻引起的肾后性因素，如有手术指征则可以考虑外科手术干预。

（赵双平）

第十一节　体外膜氧合技术与急性肾损伤

尽管体外膜氧合（extracorporeal membrane oxygenation，ECMO）技术在作为人工心肺支持、重建重症患者生理机能上的效果令人瞩目，但 ECMO 的应用可能与出血、栓塞以及 AKI 的发生密切相关。对含 1 866 例成人的 20 项 ECMO 相关的研究进行荟萃分析显示，AKI 的发病率约为 55.6%。另一项荟萃分析纳入了包括 10 282 例患者在内的 41 项队列研究，结果显示，接受 ECMO 治疗的患者 AKI 的发生率大约为 62.8%，严重 AKI 患者需要接受肾脏替代治疗约为 44.9%；其中，罹患有 AKI 的 ECMO 患者的死亡风险为 3.73（95% CI 2.87～4.85）。还有统计显示接受 ECMO 支持的患者 AKI 发生率甚至高达 70%～85%。

引起 EMCO- 相关的急性肾损伤（ECMO-associated acute kidney injury，EAKI）原因通常复杂、多元且呈时间依赖。目前认为包含以下几个方面：①炎症反应：患者本身基础疾病可诱发炎症反应，患者血液与非内皮化的 ECMO 管路表面接触激活白细胞，释放大量的细胞因子如：IL-1、IL-6、IL-8、TNF-α 等，放大全身炎症反应，导致无菌性的肾脏炎症及损伤，同时全身炎症反应导致患者出现类似感染性休克的病理生理学变化，肾脏入球小动脉及出球小动脉均扩张，出球小动脉扩张更为明显，导致肾小球滤过压力降低，肾小球滤过率下降；②缺血再灌注：患者因基础疾病严重，多需要血管活性药物维持血压，导致微循环缺血、功能障碍，给予 ECMO 辅助后循环改善可出现再灌注损伤；③溶血：ECMO 运行过程中产生的剪切力可导致红细胞损伤甚至出现溶血，溶血后产生的游离血红蛋白、铁离子等物质可干扰氧气、一氧化氮、活性氮氧化物的稳定，使肾脏的信号传导、细胞免疫防御、微血管功能及细胞呼吸链功能紊乱，导致肾损伤；④其他：ECMO 产生的非搏动血流、激素水平变化、氧化应激、微血栓形成及过度的液体正平衡等均可导致或加重肾损伤。另外还有多糖蛋白包被破坏、肾血管自我调节机制受损、医源性肾毒性药物等。上述过程可同时或先后发生在 ECMO 前、ECMO 治疗中及 ECMO 治疗后。

关于 EAKI 的诊断标准尚不明确，目前的 RIFLE、AKIN 乃至 KDIGO 标准都存在局限性，主要与血肌酐水平、尿量及GFR都在早期识别AKI方面存在延迟。在ECMO背景下了解EAKI发生的病理生理因素和生理机制，结合敏感性和特异性更高的早期标志物，有望提高EAKI诊断的速度和准确性。

有关EAKI的治疗无特殊性，绝大部分患者都需要进行肾脏替代治疗。在ECMO与RRT的联合使用中，可使用把RRT管路或滤器直接接入ECMO管路（集成法）或者单独的插管和管路提供RRT治疗（并联法）。集成法中透析器与ECMO管道的连接有两种方式，第一种方法是在ECMO环路上连接超滤器，超滤器进出口分别安装在泵后膜肺前和泵前。这种方法耗材费用较低，建立方便，预冲量少，不必占用CRRT专用驱动设备。但此方法会产生主流量的分流，必须应用流量仪监测进入体内的有效流量。此外，置换液和滤出液的量较难控制，通用的做法是通过静脉输液泵控制液体量，但误差较大，且最大速度为1L/h，对滤出液体量有一定的局限。该方法超滤器的分流量不易控制，低流量时容易产生血栓。故此方法仅推荐在容量超负荷时滤出水分。另外要注意的是，在调节滤出液的速度时，建议通过部分夹闭滤器出口或是连接静脉输液泵来控制。AKI患者需要RRT治疗时，还是建议采用另一种方法，即将RRT设备（不仅仅是滤器）与ECMO管路连接来进行。建议将RRT管路的出入口连接在泵后与膜肺前之间。这种情况下，CRRT环路不用另加抗凝，但在操作时应严格注意无菌并保证ECMO主管道和连接三通的安全，尤其在间歇性替代治疗时，需要频繁与ECMO管路急性操作，ECMO主环路的安全尤其重要，应尽量避免在泵前进行操作，以免大量进气。将CRRT设备集成到ECMO管路中会导致管路内压力变化，CRRT设备设计使用压力为0~20mmHg静脉压，而ECMO回路在泵前为负，而在泵和氧合器之间为正，因此CRRT工作压力会超过报警限，可能会出现与回路压力相关的并发症（空气栓塞、湍流或溶血）。并联法消除了与压差有关的问题，RRT管路可以独立于ECMO运行，更换RRT管路的风险小，但抗凝状态下增加置管出血及感染的并发症。连接方式并无优劣之分，取决于术者的经验和水平。

（葛冬　杨晓　杨荣利）

参 考 文 献

[1] SEYMOUR C W，LIU V X，IWASHYNA T J，et al. Assessment of Clinical Criteria for Sepsis：For the Third International Consensus Definitions for Sepsis and Septic Shock（Sepsis-3）[J]. JAMA，2016，315（8）：762-774.

[2] ZENG X，MCMAHON G M，BRUNELLI S M，et al. Incidence，outcomes，and comparisons across definitions of AKI in hospitalized individuals[J]. Clin J Am Soc Nephrol，2014，9（1）：12-20.

[3] 徐大民，杨莉. 脓毒症相关急性肾损伤[J]. 中国实用内科杂志，2016，36（6）：441-444.

[4] WEN Y，JIANG L，XU Y，et al. Prevalence，risk factors，clinical course，and outcome of acute kidney injury in Chinese intensive care units：a prospective cohort study[J]. Chin Med J（Engl），2013，126（23）：4409-4416.

[5] PICCINNI P，CRUZ D N，GRAMATICOPOLO S，et al. Prospective multicenter study on epidemiology of acute kidney injury in the ICU：a critical care nephrology Italian collaborative effort（NEFROINT）[J]. Minerva Anestesiol，2011，77（11）：1072-1083.

[6] BAGSHAW S M，UCHINO S，BELLOMO R，et al. Septic acute kidney injury in critically ill patients：clinical characteristicsand outcomes[J]. Clin J Am Soc Nephrol，2007，2（3）：431-439.

[7] BILGILI B，HALILOĞLU M，Cinel İ.Sepsis and Acute Kidney Injury[J]. Turk J Anaesthesiol Reanim，

2014，42（6）：294-301.

[8] MAYEUX P R，MACMILLAN-CROW L A. Pharmacological targets in the renal peritubular microenvironment: implications for therapy for sepsis-induced acute kidney injury[J]. Pharmacol Ther, 2012，134（2）：139-155.

[9] SHUM H P，YAN W W，CHAN T M. Recent knowledge on the pathophysiology of septic acute kidney injury: A narrative review[J]. J Crit Care, 2016，31（1）：82-89.

[10] LANKADEVA Y R，KOSAKAJ，et al. Intrarenal and urinary oxygenation during norepinephrine resuscitation in ovine septic acute kidney injury[J]. Kidney Int, 2016，90（1）：100-108.

[11] MURUGAN R，KARAJALA-SUBRAMANYAM V，LEE M，et al. Genetic and Inflammatory Markers of Sepsis（GenIMS）Investigators: acute kidney injury in non-severe pneumonia is associated with an increased immune response and lower survival[J]. Kidney Int, 2010，77：527-535.

[12] DI GIANTOMASSO D，MAY C N，BELLOMO R. Vital organ blood flow during hyperdynamic sepsis[J]. Chest, 2003，124：1053-1059.

[13] BRENNER M，SCHAER G L，MALLORY D L，et al. Detection of renal blood flow abnormalities in septic and critically ill patients using a newly designed indwelling thermodilution renal vein catheter[J]. Chest, 1990，98：170-179.

[14] BENES J，CHVOJKA J，SYKORA R，et al. Searching for mechanisms that matter in early septic acute kidney injury: an experimental study[J]. Crit Care, 2011，15（5）：R256.

[15] OSTERMANN M，HALL A，CRICHTON S. Low mean perfusion pressure is a risk factor for progression of acute kidney injury in critically ill patients-A retrospective analysis[J]. BMC Nephrol, 2017，18（1）：151.

[16] LEGRAND M，DUPUIS C，SIMON C，et al. Association between systemic hemodynamics and septic acute kidney injury in critically ill patients: a retrospective observational study[J], Crit Care, 2013，17（6）：R278.

[17] PRINCE L R，WHYTE M K，SABROE I，et al. The role of TLRs in neutrophil activation[J]. Curr Opin Pharmacol, 2011，11（4）：397-403.

[18] ZUK A，BONVENTRE J V. Acute kidney injury[J]. Annu Rev Med, 2016，67：293-307.

[19] BAGSHAW S M，LAPINSKY S，DIAL S，ARABI Y，et al. Acute kidney injury in septic shock: clinical outcomes and impact of duration of hypotension prior to initiation of antimicrobial therapy[J]. Intensive Care Med, 2009，35：871-881.

[20] JACOBS R，HONORE P M，JOANNES-BOYAU O，et al. Septic acute kidney injury: the culprit is inflammatory apoptosis rather than ischemic necrosis[J]. Blood Purif, 2011，32（4）：262-265.

[21] LEROLLE N，NOCHY D，GUÉROT E，et al. Histopathology of septic shock induced renal injury: Apotosis and leukocytic infiltration[J]. Intensive Care Med, 2010，36：471-478.

[22] SINGER M，DEUTSCHMAN C S，SEYMOUR C W，et al. The third international consensus definitions for sepsis and septic shock（sepsis-3）[J]. JAMA, 2016，23：315（8）：801-810.

[23] DELLINGER R P，LEVY M M，RHODES A，et al. Surviving sepsis campaign: international guidelines for management of severe sepsis and septic shock: 2012[J]. Crit Care Med, 2013，41（2）：580-637.

[24] RHODES A，EVANS L E，ALHAZZANI W，et al. Surviving sepsis campaign: international guidelines for management of sepsis and septic shock: 2016[J]. Intensive Care Med, 2017，43（3）：304-377.

[25] GOCZE I，KOCH M，RENNER P，et al. Urinary biomarkers TIMP-2 and IGFBP7 early predict acute kidney injury after major surgery[J]. PLoS One, 2015，10：e0120863.

[26] ZHANG Z. Biomarkers，diagnosis and management of sepsis-induced acute kidney injury: a narrative review[J]. Heart Lung Vessel, 2015，7（1）：64-73.

［27］ ALOBAIDI R，BASU R K，GOLDSTEIN S L，et al. Sepsis-associated acute kidney injury［J］. Semin Nephrol，2015，35（1）：2-11.

［28］ LEWANDOWSKA L，MAŁYSZKO J，JOANNA MATUSZKIEWICZ-ROWIŃSKA J.Urinary and Serum Biomarkers for Prediction of Acute Kidney Injury in Patients Undergoing Liver Transplantation［J］.Ann Transplant，2019，21：24：291-297.

［29］ COLPAERT K，HOSTE E A，STEURBAUT K，et al. Impact of real-time electronic alerting of acute kidney injury on therapeutic intervention and progression of RIFLE class［J］. Crit Care Med，2012，40（4）：1164-1170.

［30］ LIU V X，FIELDING-SINGH V，GREENE J D，et al. The Timing of Early Antibiotics and Hospital Mortality in Sepsis［J］. Am J Respir Crit Care Med，2017，196（7）：856-863.

［31］ AHMED W，MEMON J I，REHMANI R，et al. Outcome of patients with acute kidney injury in severe sepsis and septic shock treated with early goal-directed therapy in an intensive care unit［J］. Saudi J Kidney Dis Transpl，2014，25（3）：544-551.

［32］ 崔俊，周峻峰，万献尧，等. 脓毒症合并急性肾损伤患者连续性肾脏替代治疗剂量的选择［J］. 中华危重病急救医学，2016，28（10）：957-960.

［33］ MYBURGH J A，HIGGINS A，JOVANOVSKA A，et al. A comparison of epinephrine and norepinephrine incritically ill patients［J］. Intensive Care Med，2008，34：2226-2234.

［34］ BAI X，YU W，JI W，et al. Early versus delayed administration of norepinephrine in patients with septic shock［J］. Crit Care，2014，18（5）：532.

［35］ ZHANG Z，NI H，FAN H，et al. Actually delivered dose of continuous renal replacement therapy is under estimated in hemofiltration［J］. ASAIO J，2013，59：622-626.

［36］ KEIR I，KELLUM J A. Acute kidney injury in severe sepsis：pathophysiology，diagnosis，and treatment recommendations［J］. J Vet Emerg Crit Care（San Antonio），2015，25（2）：200-209.

［37］ RONCO C，RICCI Z，DE BACKER D，et al. Renal replacement therapy in acute kidney injury：controversy and consensus［J］. Crit Care，2015，19：146.

［38］ RONCO C，TETTA C，MARIANO F，et al. Interpreting the mechanisms of continuous renal replacement therapy in sepsis：the peak concentration hypothesis［J］. Artif Organs，2003，27（9）：792-801.

［39］ POHL J，PAPATHANASIOU M，HEISLER M，et al. Renal replacement therapy neutralizes elevated MIF levels in septic shock［J］. J Intensive Care，2016，4：39.

［40］ WIERSTRA BT，KADRI S，ALOMAR S，et al. The impact of "early" versus "late" initiation of renal replacement therapy in critical care patients with acute kidney injury：a systematic review and evidence synthesis［J］. Crit Care，2016，20（1）：122.

［41］ GAUDRY S，HAJAGE D，SCHORTGEN F，et al. AKIKI Study Group. Initiation strategies for renal-replacement therapy in the intensive care unit［J］. N Engl J Med，2016，375（2）：122-133.

［42］ ALEXANDER ZARBOCK，JOHN A. KELLUM，CHRISTOPH SCHMIDT，et al. Effect of early vs delayed initiation of renal replacement therapy on mortality in critically ill patients with acute kidney injury The ELAIN randomized clinical trial［J］. JAMA，2016，315（20）：2190-2199.

［43］ S.D. BARBAR，CLERE-JEHL，A，BOURREDJEM，R，et al. Timing of renal-replacement therapy in Patients with Acute Kidney Injury and Sepsis［J］. N Engl J Med，2018，379：1431-1442.

［44］ JOANNES-BOYAU O，HONORÉ P M，PEREZ P，et al. High-volume versus standard-volume haemofiltration for septic shock patients with acute kidney injury（OIRE study）：A multicentre randomized controlled trial［J］. Intensive Care Med，2013，39（9）：1535-1546.

［45］ PARK J T，LEE H，KEE Y K，et al. High-dose versus conventional-dose continuous venovenous hemodiafiltration and patient and kidney survival and cytokine removal in sepsis-associated acute kidney injury: a randomized controlled trial[J]. Am J Kidney Dis, 2016, 68 (4): 599-608.

[46] BAGSHAW S M. Acute kidney injury care bundles[J]. Nephron, 2015, 131 (4): 247-251.

[47] Institute for Healthcare Improvement. Using Care Bundles to Improve Health Care Quality. IHI Innovation Series White Paper: 2012[R]. Cambridge, Massachusetts: UK Institute for Healthcare Improvement, 2012.

[48] JOSLIN J, WILSON H, ZUBLI D, et al. Recognition and management of acute kidney injury in hospitalised patients can be partially improved with the use of a care bundle[J]. Clin Med (Lond), 2015, 15 (5): 431-436.

[49] JOANNIDIS M, DRUML W, FORNI L G, et al. Prevention of acute kidney injury and protection of renal function in the intensive care unit: update 2017: Expert opinion of the Working Group on Prevention, AKI section, European Society of Intensive Care Medicine[J]. Intensive Care Med, 2017, 43 (6): 730-749.

[50] National Heart, Lung, and Blood Institute. Cardio-Renal Connections in Heart Failure and Cardiovascular Disease: 2004[R]. McLean: Virginia U.S. National Heart, Lung, and Blood Institute, 2004.

[51] KUMAR U, WETTERSTEN N, GARIMELLA P S. Cardiorenal syndrome: pathophysiology[J]. Cardiol Clin, 2019, 37 (3): 251-265.

[52] RONCO C, MCCULLOUGH P, ANKER S D, et al. Cardio-renal syndromes: reports from the consensus conference of the acute dialysis quality initiative[J]. Eur Heart J, 2010, 31 (6): 703-711.

[53] VISWANATHAN G, GILBERT S. The cardiorenal syndrome: making the connection[J]. Int J Nephrol, 2010, 2011: 1-10.

[54] HEYWOOD J T, FONAROW G C, COSTANZO M R, et al. ADHERE scientific advisory committee and Investigators. high prevalence of renal dysfunction and its impact on outcome in 118 465 patients hospitalized with acute decompensated heart failure: a report from the ADHERE database[J]. J Card Fail, 2007, 13 (6): 422-430.

[55] TAKAHAMA H, KITAKAZE M. Pathophysiology of cardiorenal syndrome in patients with heart failure: potential therapeutic targets[J]. Am J Physiol Heart Circ Physiol, 2017, 313 (4): H715-H721.

[56] DAMMAN K, VALENTE M A, VOORS A A, et al. Renal impairment, worsening renal function, and outcome in patients with heart failure: an updated meta-analysis[J]. Eur Heart J, 2014, 35 (7): 455-469.

[57] BRAAM B, JOLES J A, DANISHWAR A H, et al. Cardiorenal syndrome—current understanding and future perspectives[J]. Nature Rev Nephrol, 2013, 10 (1): 48-55.

[58] SCHETZ M. Cardiorenal syndrome[J]. Med Rep, 2009, 78: 1-5.

[59] POKHREL N, MAHARJAN N, DHAKAI B, et al. Cardiorenal syndrome: a literature review[J]. Exp Clin Cardiol, 2008, 13 (4): 165-170.

[60] VIRZÌ G, DAY S, DE CAL M, et al. Heart–kidney crosstalk and role of humoral signaling in critical illness[J]. Crit Care, 2014, 18: 201.

[61] VINOD P, KRISHNAPPA V, CHAUVIN A M, et al. Cardiorenal syndrome: role of arginine vasopressin and vaptans in heart failure[J]. Cardiol Res, 2017, 8 (3): 87-95.

[62] THIND G S, LOEHRKE M, WILT J L. Acute cardiorenal syndrome: mechanisms and clinical implications [J]. Cleve Clin J Med, 2018, 85 (3): 231-239.

[63] DI LULLO L, BELLASI A, BARBERA V, et al. Pathophysiology of the cardio-renal syndromes types 1-5: An uptodate[J]. Indian Heart J, 2017, 69 (2): 255-265

[64] ZAMORA E, LUPÓN J, VILA J, et al. Estimated glomerular filtration rate and prognosis in heart failure: value of the Modification of Diet in Renal Disease Study-4, chronic kidney disease epidemiology collaboration, and cockroft-gault formulas[J]. J Am Coll Cardiol, 2012, 59 (19): 1709-1715.

[65] JACKSON C E, SOLOMON S D, GERSTEIN H C, et al. Albuminuria in chronic heart failure: prevalence

and prognostic importance[J]. Lancet, 2009, 374 (9689): 543-550.

[66] JUNGBAUER C G, BIRNER C, JUNG B, et al. Kidney injury molecule-1and N-acetyl-β-D-glucosaminidase in chronic heart failure: possible biomarkers of cardiorenal syndrome[J]. Eur J Heart Fail, 2011, 13 (10): 1104-1110.

[67] DRIVER T H, KATZ R, IX J H, et al. Urinary kidney injury molecule 1 (KIM-1) and interleukin 18 (IL-18) as risk markers for heart failure in older adults: the health, aging, and body composition (health ABC) study[J]. Am J Kidney Dis, 2014, 64: 49-56.

[68] SHAH B N, GREAVES K. The cardiorenal syndrome: a review[J]. Int J Nephrol, 2010, 2011: 1-11.

[69] FELKER G M, LEE K L, BULL D A, et al. Diuretic strategies in patients with acute decompensated heart failure[J]. N Engl J Med, 2011, 364 (9): 797-805.

[70] BART B A, GOLDSMITH S R, LEE K L, et al. Ultrafiltration in decompensated heart failure with cardiorenal syndrome[J]. N Engl J Med, 2012, 367 (24): 2296-2304.

[71] ZHANG L, FU P, WANG L, et al. The clinical features and outcome of crush patients with acute kidney injury after the Wenchuan earthquake: differences between elderly and younger adults[J]. Injury, 2012, 43: 1470-1475.

[72] HARROIS A, SOYER B, GAUSS T, et al. Prevalence and risk factors for acute kidney injury among trauma patients: a multicenter cohort study[J]. Crit Care, 2018, 22 (1): 344.

[73] BAGLEY W, YANG H, SHAH K. Rhabdomyolysis[J]. Intern Emerg Med, 2007, 2 (3): 210-218.

[74] SHAPIRO M L, BALDEA A, LUCHETTE F A. Rhabdomyolysis in the intensive care unit[J]. J Intensive Care Med, 2012, 27 (6): 335-342.

[75] DITILLO M, PANDIT V, RHEE P, et al. Morbid obesity predisposes trauma patients to worse outcomes: A National Trauma Data Bank analysis[J]. J Trauma Acute Care Surg, 2014, 76: 176-179.

[76] MUSTONEN K M, VUOLA J. Acute renal failure in intensive care burn patients[J]. J Burn Care Res, 2008, 29: 227-237.

[77] HEYMAN S N, ROSEN S, FUCHS S, et al. Myoglobinuric acute renal failure in the rat: a role for medullary hypoperfusion, hypoxia, and tubular obstruction[J]. J Am Soc Nephrol, 1996, 7: 1066-1074.

[78] HOLT S, MOORE K. Pathogenesis of renal failure in rhabdomyolysis: the role of myoglobin[J]. Exp Nephrol, 2000, 8: 72-76.

[79] PETEJOVA N, MARTINEK A. Acute kidney injury due to rhabdomyolysis and renal replacement therapy: a critical review[J]. Critical Care, 2014, 18: 224.

[80] ROSENBERGER C, GOLDFARB M, SHINA A, et al. Evidence for sustained renal hypoxia and transient hypoxia adaptation in experimental rhabdomyolysis-induced acute kidney injury[J]. Nephrol Dial Transplant, 2008, 23 (4): 1135-1143.

[81] YANG F L, SUBEQ Y M, CHIU Y H, et al. Recombinant human erythropoietin reduces rhabdomyolysis-induced acute renal failure in rats[J]. Injury, 2012, 43 (3): 367-373.

[82] BOSCH X, POCH E, GRAU J M. Rhabdomyolysis and acute kidney injury[J]. N Engl J Med, 2009, 361: 62-72.

[83] ESPOSITO P, ESTIENNE L, et al. Rhabdomyolysis-Associated Acute Kidney Injury[J]. Am J Kidney Dis, 2018, 71 (6): 12-14.

[84] SHASHATY M G, MEYER N J, LOCALIO A R, et al. African American race, obesity, and blood product transfusion are risk factors for acute kidney injury in critically ill trauma patients[J]. J Crit Care, 2012, 27: 496-504.

[85] SEVER M S, VANHOLDER R. RDRTF of ISN work group on recommendations for the management of crush victims in mass disasters[J]. Nephrol Dial Transplant, 2012, 27 (Suppl 1): 61-67.

[86] SEVER M S, VANHOLDER R. Management of crush victims in mass disasters: highlights from recently published recommendations[J]. Clin J Am Soc Nephrol, 2013, 8: 328-335.

[87] ALTINTEPE L, GUNEY I, TONBUL Z, et al. Early and intensive fluid replacement prevents acute renal failure in the crush cases associated with spontaneous collapse of an apartment in Konya[J]. Ren Fail, 2007, 29: 737-741.

[88] IRAJ N, SAEED S, MOSTAFA H, et al. Prophylactic fluid therapy in crushed victims of Bam earthquake [J]. Am J Emerg Med, 2011, 29: 738-742.

[89] SCHARMAN E J, TROUTMAN W G. Prevention of kidney injury following rhabdomyolysis: a systematic review[J]. Ann Pharmacother, 2013, 47: 90-105.

[90] KARVELLAS C J, FARHAT M R, SAJJAD I et al. A comparison of early vs. Late initiation of renal replacement therapy in critically ill patients with acute kidney injury: a systematic review and meta-analysis[J]. Crit Care, 2011, 15: R72.

[91] BOUTAUD O, MOORE K P, REEDER B J, et al. Acetaminophen inhibits hemoprotein-catalyzed lipid peroxidation and attenuates rhabdomyolysis-induced renal failure[J]. Proc Natl Acad Sci USA, 2010, 107 (6): 2699-2704.

[92] CHENG Y, WANG T, ZHANG F, et al. Management of 7 earthquake crush syndrome victims with long-term continuous renal replacement therapy[J]. Am J Emerg Med, 2013, 31: 432-435.

[93] GYAMLANI G, GERACI SA. Kidney Disease in Pregnancy[J]. Southern Medical Journal, 2013, 106(9): 519-525.

[94] 宁耀贵, 徐颢, 罗雏远, 等. 妊娠相关性急性肾损伤的研究进展[J]. 中国全科医学, 2015, 18(4): 479-482.

[95] AINSLIE M, HILDEBRAND. Characteristics and Outcomes of AKI treated with dialysis during pregnancy and the postpartum period[J]. J Am Soc Nephrol, 2015, 26(12): 3085-3091.

[96] ACHARY A, SANTOS J, LINDE B, et al. Acute kidney injury in pregnancy current status[J]. Adv Chronic Kidney Dis, 2013, 20(3): 215-222.

[97] Hypertension in pregnancy. Report of the American college of obstetricians and gynecologists' task force on hypertension in pregnancy[J]. Obstet Gynecol, 2013, 122(5): 1122-1131.

[98] PICCOLI G B, ZAKHAROVA E, ATTINI R, et al. Acute kidney injury in pregnancy: the need for higher awareness. a Pragmatic review focused on What could be improved in the prevention and care of pregnancy-related AKI, in the year dedicated to women and kidney diseases[J]. J Clin Med, 2018, 7(10): E318.

[99] SMAILL F M, VAZQUEZ J C. Antibiotics for asymptomatic bacteriuria in pregnancy[J]. Cochrane Database Syst Rev, 2015, (8): D490.

[100] YOSSEPOWITCH O, BANIEL J, LIVNE P M. Urological injuries during cesarean section: intraoperative diagnosis and management[J]. J Urol, 2004, 172(1): 196-199.

[101] PRAKSH J, NIWAS S S, PAREKH A, et al. Acute kidney injury in late pregnancy in developing countries[J]. Ren Fail, 2010, 32(3): 309-313.

[102] GONZALEZ SUAREZ M L, KATTAH A, GRANDE J P, et al. Renal disorders in pregnancy: core curriculum [J]. Am J Kidney Dis, 2019, 73(1): 119-130.

[103] ARDISSINO G, WALLY OSSOLA M, BAFFERO G M, et al. Eculizumab for atypical hemolytic uremic syndrome in pregnancy[J]. Obstet Gynecol, 2013, 122(2 Pt 2): 487-489.

[104] CANIGRAL C, MOSCARDO F, CASTRO C, et al. Eculizumab for the treatment of pregnancy-related atypical hemolytic uremic syndrome[J]. Ann Hematol, 2014, 93(8): 1421-1422.

[105] RAO S, JIM B. Acute kidney injury in pregnancy: the changing landscape for the 21st century[J].

Kidney Int Rep，2018，3：247-257.

[106] WILES K，CHAPPELL L，CLARK K，et al. Clinical practice guideline on pregnancy and renal disease [J]. BMC Nephrol，2019，20：401.

[107] WESTENFELD R，RUMP L C.Contrast—induced nephropathy[J]. Dtsch Med Wochenschr，2013，138（14）：715-718.

[108] KHWAJA A.KDIGO clinical practice guidelines for acute kidney injury[J]. Nephron Clin Pract，2012，120（4）：179-184.

[109] HOMMA K. Contrast-induced acute kidney injury[J]. Keio J Med，2016，65（4）：67-73.

[110] DEBORAH B. DIERCKS，et al. Urine metabolomic analysis to detect metabolites associated with the development of contrast induced nephropathy[J]. Clin Exp Emerg Med，2016，3（4）：204-212.

[111] KIM S J，CHOI D，KO Y G，et al.Relation of homocysteinemia to contrast-induced nephropathy in patients undergoing percutaneous coronary intervention[J]. Am J Cardiol，2011，108（8）：1086-1091.

[112] WONG P C，LI Z，GUO J，et al. Pathophysiology of contrast-induced nephropathy[J]. Int J Cardiol，2012，158（2）：186-192.

[113] WONG P C，LI Z，GUO J，et al. Pathophysiology of contrast-induced nephropathy[J]. Int J Cardiol，2012，158：186e92.

[114] YANO T，ITOH Y，SCNDO T，et al. Cyclic AMP reverses radiocontrast media-induced apoptosis PKI cells by activating A kinase/PI3 kinase[J]. Kidney Int，2003，64：2052-2063.

[115] HALLER C，HIZOH I. The cytotoxicity of iodinated radio contrast agents on renal cells in vitro[J]. Invest Radiol，2004，39（3）：149.

[116] 王金艳，陈红.造影剂肾病发病机制中炎症反应的探讨[J].中国病理生理杂志，2014，30（5）：950-956.

[117] STACUL F，VAN DER MOLEN A J，REIMER P，et al. Contrast media safety committee of European society of urogenital radiology（ESUR）：contrast induced nephropathy：updated ESUR contrast media safety committee guidelines[J]. Eur Radiol，2011，21：2527-2541.

[118] TOPRAK O，CIRIT M，YESIL M，et al. Impact of diabetic and pre-diabetic state on development of contrast-induced nephropathy in patients with chronic kidney disease[J]. Nephrol Dial Transplant，2007，22（3）：819-826.

[119] MCCULLOUGH P A. Contrast-induced acute kidney injury[J]. J Am Coll Cardiol，2016，68（13）：1465-1473.

[120] MUELLER C，BUERKLE G，BUETTNER H J，et al.Prevention of contrast media—associated nephropathy：randomized comparison of 2 hydration regimens in 1620 patients undergoing coronary angioplasty[J]. Arch Intern Med，2002，162：329-336.

[121] SOLOMON R，GORDON P，MANOUKIAN S V，et al. BOSS trial investigators. randomized trial of bicarbonate or saline study for the prevention of contrast-induced nephropathy in patients with CKD[J]. Clin J Am Soc Nephrol，2015，10：1519-1524.

[122] SOLOMON R. Forced diuresis with the renal-guard system：impact on contrast induced acute kidney injury[J]. J Cardiol，2014，63（3）：843-849.

[123] KEVIN A S，TARA T，MICHAEL R R.Clinical significance and preventive strategies for contrast-induced nephropathy[J]. Curr Opin Nephrol Hypertens，2008，17（2）：616-623.

[124] ANDREUCCI M，FAGA T，PISANI A，et al. Acute kidney injury by radiographic contrast media：pathogenesis and prevention[J]. Bio med Res Int，2014，2014：362725.

[125] ALI-HASSAN-SAYEGH S，JALIL MIRHOSSEINI S，GHODRATIPOUR Z，et al. Protective effects of anti-oxidant supplementations on contrast-induced nephropathy after coronary angiography：an updated

and comprehensive meta-analysis and systematic review[J]. Kardiol Pol, 2016, 74, 7: 610-626.

[126] JOANNIDIS M, DRUML W, FORNI L G, et al. Prevention of acute kidney injury and protection of renal function in the intensive care unit: update 2017.Expert opinion of the Working Group on Prevention, AKI section, European Society of Intensive Care Medicine[J]. Intensive Care Med, 2017, 43: 730-749.

[127] SARAFIDIS P A.Statin pleiotropy against renal injury[J]. J Cardiometab Syndr, 2009, 4: E4-E9.

[128] LEONCINI M, TOSO A, MAIOLI M, et al. Early high-dose rosuvastatin for contrast-induced nephropathy prevention in acute coronary syndrome: results from the PRATO-ACS study (protective effect of rosuvastatin and antiplatelet therapy on contrast-induced acute kidney injury and myocardial damage in patients with acute coronary syndrome)[J]. J Am Coll Cardiol, 2014, 63: 71-79.

[129] DUAN N, ZHAO J, LI Z, et al. Furosemide with saline hydration for prevention of contrast-induced nephropathy in patients undergoing coronary angiography: a meta-analysis of randomized controlled trials[J]. Med Sci onit, 2015, 21 (1): 292-297.

[130] LU Z, CHENG D, YIN J, et al. Antithrombin Ⅲ protects against contrast-induced nephropathy[J]. BioMedicine, 2017, 17: 101-107.

[131] LIU X, HANG Y, SHEN L, et al. Prevention of contrast-induced nephropathy with prostaglandin E1 in patients undergoing percutaneous coronary procedures: A meta-analysis of 24 randomized controlled trials[J]. Clin Nephrol, 2018, 90 (5): 313-324.

[132] MA G, WANG G, XIAO D, et al. Meta-analysis on allopurinol preventive intervention on contrast-induced acute kidney injury with random controlled trials: PRISMA[J]. Medicine (Baltimore), 2019, 98 (25): e15962.

[133] SEKIGUCHI H, AJIRO Y, UCHIDA Y, et al. Contrast-induced nephropathy and oxygen pretreatment in patients with impaired renal function[J]. Kidney Int Rep, 2017, 3 (1): 65-72.

[134] CHO A J, LEE Y K, SOHN S Y. Beneficial effect of statin on preventing contrast-induced acute kidney injury in patients with renal insufficiency[J]. Medicine (Baltimore), 2020, 99 (10): e19473.

[135] 杨志忠, 毛健, 段荣. 药物相关性急性肾损伤 76 例分析[J]. 中国临床药理学杂志, 2011, 27 (8): 626-628.

[136] TABER S S, PASKO D A. The epidemiology of drug-induced disorders: the kidney[J]. Expert Opin Drug saf, 2008, 7 (6): 679-690.

[137] USUI J, YAMAGATA K, IMAI E, et al. Clinical practice guideline for drug-induced kidney injury in Japan 2016: digest version[J]. Clin Exp Nephrol, 2016, 20 (6): 827-831.

[138] SCHETZ M, DASTA J, GOLDSTEIN S, et al. Drug-induced acute kidney injury[J]. Curr Opin Crit Care, 2005, 11 (6): 555-565.

[139] 赵靓, 郭代红, 朱曼, 等. 501 例药源性肾损害分析[J]. 中国药物警戒, 2015, 12 (10): 627-631.

[140] PANNU N, NADIM M K. An overview of drug-induced acute kidney injury[J]. Cri Care Med, 2008, 36 (4Suppl): S216-223.

[141] PIERA-VELAZQUEZ S, LI Z, JIMENEZ S A.Role of endothelial mesenchymal transition (EndoMr) in the pathogenesis of fibrotic disorders[J]. Am J Patllol, 2011, 179 (3): 1074-1080.

[142] MARKOWITZ G S, PERAZELLA M A.Drug-induced renal failure: a focus on tubulointerstitial disease [J]. Clin Chim Acta, 2005, 351 (1-2): 3147.

[143] RAGHAVAN R, SHAWAR S. Mechanisms of drug-induced interstitial nephritis[J]. Adv Chronic Kidney Dis, 2017, 24 (2): 64-71.

[144] SOOS T J, SIMS T N, BARISONI L, et al. CX3CR11 interstitial dendritic cells form contiguous network throughout the entire kidney[J]. Kidney Int, 2006, 70: 591-596.

[145] JOHN R, NELSON P J. Dendritic cells in the kidney[J]. J Am Soc Nephrol, 2007, 18: 2628-2635.

[146] REES A. Cross dendritic cells anger T cells after kidney injury[J]. J Am Soc Nephrol, 2009, 20: 3-5.

[147] PINDJAKOVA J, GRIFFIN M D. The renal lymph node and immune tolerance to filtered antigens[J]. J Am Soc Nephrol, 2013, 24: 519-521.

[148] SHNAN N, PERAZELLA M. Drug-induced acute interstitial nephritis[J]. Iran J Kidney Dis, 2015, 9 (1): 3-13.

[149] KINSEY G R, SHARMA R, OKUSA M D. Regulatory T-cells in AKI[J]. J Am Soc Nephrol, 2013, 24: 1720-1726.

[150] NEILSON E G. The downside of a drug crazed world[J]. J Am Soc Nephrol, 2006, 17: 2650-2651.

[151] LIU Y. Cellular and molecular mechanisms of renal fibrosis[J]. Nat Rev Nephrol, 2011, 7: 684-696.

[152] ADAM J, PICHLER W J, YERLY D. Delayed drug hypersensitivity: models of T cell stimulation[J]. Br J Pharmacol, 2011, 71: 701-707.

[153] AE BLATT, SE Liebman.Drug induced acute kidney injury[J]. Hosp Med Clin, 2013, 2 (4): 525-541.

[154] WIIK A.Clinical and laboratory characteristics of drug-induced Vasculitis syndromes[J]. Arthritis Res Ther, 2005, 7 (5): 191-192.

[155] LAMAS S. Cellular mechanisms of vascular injury mediated by calcineurin inhibitors[J]. Kidney Int, 2005, 68 (2): 898-907.

[156] SCHERRER U, VISSING SF, MORGAN BI, et al.Cyclosponne-induced sympathetic activation and hypertension after heart transplantation[J]. N Engl J Med, 1990, 323 (11): 693-699.

[157] YARLAGADDA S G, PERAZELLA M A.Drug-induced crystal nephropathy: an update[J]. Expert Opin Drug Saf, 2008, 7 (2): 147-158.

[158] PAUEKSAKON P, FOGO A B. Drug-induced nephropathies[J]. Histopathology, 2017, 70 (1): 94-108.

[159] BELLOMO R. The epidemiology of acute renal failure: 1975 versus 2005[J]. Curr Opin Crit Care, 2006, 12 (6): 557-560.

[160] LEBLANC M, KELLUM J A, GIBNEY R T, et al. Risk factors for acute renal failure: inherent and modifiable risks[J]. Curr Opin Crit Care, 2005, 11 (6): 533-536.

[161] GUO X, NZERUE C. How to prevent, recognize, and treat drug-induced nephrotoxicity[J]. Cleve Clin J Med, 2002, 69 (4): 289-290.

[162] RAGHAVAN R, EKNOYAN G. Acute interstitial nephritis-a reappraisal and update[J]. Clin Nephrol, 2014, 82 (3): 149-162.

[163] GINÈS A, ESCORSELL A, GINÈS P, et al. Incidence, predictive factors, and prognosis of the hepatorenal syndrome in cirrhosis with ascites[J]. Gastroenterology, 1993, 105 (1): 229-236.

[164] PLANAS R, MONTOLIU S, BALLESTE B, et al. Natural history of patients hospitalized for management of cirrhotic ascites[J]. Clin Gastroenterol Hepatol, 2006, 4 (11): 1385-1394.

[165] LAUTRETTE A, LIOTIER J, DETEIX P, et al. Hepatorenal syndrome[J]. Nephrol Ther, 2009, 5 (2): 150-156.

[166] ARROYO V, GINES P, GERBES A, et al. Definition and diagnostic criteria of refractory ascites and hepatorenal syndrome in cirrhosis[J]. Hepatology, 1996, 23 (1): 164-176.

[167] SALERNO F, GERBES A, GINÈS P, et al Diagnosis, prevention and treatment of hepatorenal syndrome in cirrhosis[J]. Post Grad Med J, 2008, 84 (998): 662-670.

[168] RUNYON BA. Introduction to the revised American Association for the Study of Liver Diseases Practice Guideline management of adult patients with ascites due to cirrhosis 2012[J]. Hepatology, 2013, 57 (4): 1651-1653.

[169] ANGELI P, GINES P, WONG F, et al. Diagnosis and management of acute kidney injury in patients with cirrhosis: revised consensus recommendations of the ICA[J]. J Hepatol, 2015, 62: 968-974.

[170] EUROPEAN Association for the Study of the Liver. EASL Clinical Practice Guidelines for the management of patients with decompensated cirrhosis[J]. J Hepatol, 2018, 69: 406-460.

[171] ANGELI P, GARCIA-TSAO G, NADIM M K, et al. News in pathophysiology, definition and classification of hepatorenal syndrome: a step beyond the International Club of Ascites (ICA) consensus document[J]. J Hepatol, 2019, 71 (4): 811-822.

[172] SCHRIER R W, ARROYO V, BERNARDI M, et al. Peripheral arteriolar vasodilation hypothesis: a proposal for the initiation of renal sodium and water retention in cirrhosis[J]. Hepatology, 1988, 8: 1151-1157.

[173] SHAH N, SILVA R G, KOWALSKY R, et al. Hepatorenal syndrome[J]. Dis Mon, 2016, 62 (10): 364-375.

[174] ARROYO V, GINES P, GERBES A L, et al. Definition and diagnostic criteria of refractory ascites and hepatorenal syndrome in cirrhosis[J]. Hepatology, 1996, 23: 164-176.

[175] TRAWALÉ J M, PARADIS V, RAUTOU P E, et al. The spectrum of renal lesions in patients with cirrhosis: a clinicopathological study[J]. Liver Int, 2010, 30: 725-732.

[176] BELCHER J M, SANYAL A J, PEIXOTO A J, et al. Kidney biomarkers and differential diagnosis of patients with cirrhosis and acute kidney injury[J]. Hepatology, 2014, 60: 622-632.

[177] ARIZA X, SOLÀ E, ELIA C, et al. Analysis of a urinary biomarker panel for clinical outcomes assessment in cirrhosis[J]. PLoS ONE, 2015, 10 (6): e0128145.

[178] CAVALLIN M, KAMATH P S, MERLI M, et al. Terlipressin plus albumin versus midodrine and octreotide plus albumin in the treatment of hepatorenal syndrome: a randomized trial[J]. Hepatology, 2015, 62: 567-574.

[179] CAVALLIN M, PIANO S, ROMANO A, et al. Terlipressin given by continuous intravenous infusion versus intravenous boluses in the treatment of hepatorenal syndrome: A randomized controlled study[J]. Hepatology, 2016, 63: 983-992.

[180] BOYER T D, SANYAL A J, WONG F, et al. Terlipressin plus albumin is more effective than albumin alone in improving renal function in patients with cirrhosis and hepatorenal syndrome type 1[J]. Gastroenterology, 2016, 150: 1579-1589.

[181] RODRIGUEZ E, HENRIQUE PEREIRA G, SOLÀ E, et al. Treatment of type 2 hepatorenal syndrome in patients awaiting transplantation: effects on kidney function and transplantation outcomes[J]. Liver Transpl, 2015, 21: 1347-1354.

[182] GUPTA K, RANI P, ROHATGI A, et al. Noradrenaline for reverting hepatorenal syndrome: a prospective, observational, single-center study[J]. Clin Exp Gastroenterol, 2018, 11: 317-324.

[183] ARORA V, MAIWALL R, RAJAN V, et al. Terlipressin is superior to noradrenaline in the management of acute kidney injury in acute on chronic liver failure[J]. Hepatology, 2020, 71 (2): 600-610.

[184] MOREAU R, DURAND F, POYNARD T, et al. Terlipressin in patients with cirrhosis and type 1 hepatorenal syndrome: a restrospective multicenter study[J]. Gastroenterology, 2002, 4: 923-930.

[185] BORTOLUZZI A, CEOLOTTO G, GOLA E, et al. Positive cardiac inotropic effect of albumin infusion in rodents with cirrhosis and ascites: molecular mechanisms[J]. Hepatology, 2013, 57: 266-276.

[186] FERNÁNDEZ J, CLÀRIA J, AMORÓS A, et al. Effects of albumin treatment on systemic and portal hemodynamics and systemic inflammation in patients with decompensated cirrhosis[J]. Gastroenterology, 2019, 157 (1): 149-162.

[187] BARALDI O, VALENTINI C, DONATI G, et al. Hepatorenal syndrome: update on diagnosis and treatment[J]. World J Nephrol, 2015, 4 (5): 511-520.

[188] NADIM M K, KELLUM J A, DAVENPORT A, et al. Hepatorenal syndrome: the 8th International

Consensus Conference of the Acute Dialysis Quality Initiative（ADQI）Group［J］. Crit Care, 2012, 16（1）: ppR23.

［189］FABRIZI F, AGHEMO A, MESSA P. Hepatorenal syndrome and novel advances in its management［J］. Kidney Blood Press Res, 2013, 37（6）: 588-601.

［190］SIRAMOLPIWAT S. Transjugular intrahepatic portosystemic shunts and portal hypertension-related complications［J］. World J Gastroenterol, 2014, 20（45）: 16996-17010.

［191］BRENSING K A, TEXTOR J, PERZ J, et al. Long term outcome after transjugular intrahepatic portosystemic stent-shunt in non-transplant cirrhotics with hepatorenal syndrome: a phase Ⅱ study［J］. Gut, 2000, 47（2）: 288-295.

［192］LICATA A, MAIDA M, BONACCORSO A, et al. Clinical course and prognostic factors of hepatorenal syndrome: a retrospective single-center cohort study［J］. World J Hepatol, 2013, 5（12）: 685-691.

［193］LOW G, ALEXANDER G J, LOMAS DJ. Hepatorenal syndrome: etiology, diagnosis, and treatment［J］. Gastroenterol Res Pract, 2015, 2015: 207012.

［194］FERNÁNDEZ J, NAVASA M, PLANAS R, et al. Primary prophylaxis of spontaneous bacterial peritonitis delays hepatorenal syndrome and improves survival in cirrhosis［J］. Gastroenterology, 2007, 133（3）: 818-824.

［195］WONG F, BLENDIS L. New challenge of hepatorenal syndrome: prevention and treatment［J］. Hepatology, 2001, 34（6）: 1242-1251.

［196］FRANCOZ C, DURAND F, KAHN J A, et al. Hepatorenal syndrome［J］. Clin J Am Soc Nephrol, 2019, 14（5）: 774-781.

［197］SIMBRUNNER B, TRAUNER M, REIBERGER T, et al. Recent advances in the understanding and management of hepatorenal syndrome［J］. Fac Rev, 2021, 10: 48.

［198］MARISCALCO G, LORUSSO R, DOMINICI C, et al. Acute kidney injury: a relevant complication after cardiac surgery［J］. Ann Thorac Surg, 2011, 92（4）: 1539-1547.

［199］TRAN K, FAJARDO A, Ullery BW, et al. Renal function changes after fenestrated endovascular aneurysm repair［J］. J Vasc Surg, 2016, 64: 273-280.

［200］AMOOZGAR H, BASIRATNIA M, GHASEMI F. Renal function in children with cyanotic congenital heart disease: pre-and post-cardiac surgery evaluation［J］. Iran J Pediatr, 2014, 24（1）: 81-86.

［201］BIRNIE K, VERHEYDEN V, PAGANO D, et al. Predictive models for kidney disease: improving global outcomes（KDIGO）defined acute kidney injury in UK cardiac surgery［J］. Crit Care, 2014, 18（6）: 606.

［202］NAJJAR M, SALNA M, GEORGE I. Acute kidney injury after aortic valve replacement: incidence, risk factors and outcomes［J］. Expert Rev Cardiovasc Ther, 2015, 13（3）: 301-316.

［203］KIM M, BRADY JE, LI G. Variations in the risk of acute kidney injury across intraabdominal surgery procedures［J］. Anesth Analg, 2014, 119: 1121-1132.

［204］TEIXEIRA C, ROSA R, RODRIGUES N, et al. Acute kidney injury after major abdominal surgery: a retrospective cohort analysis［J］. Crit Care Res Pract, 2014, 2014: 132-175.

［205］TOMOZAWA A, ISHIKAWA S, SHIOTA N, et al. Perioperative risk factors for acute kidney injury after liver resection surgery: an historical cohort study［J］. Can J Anaesth, 2015, 62（7）: 753-761.

［206］UMBRO I, TINTI F, SCALERA I. Acute kidney injury and post-reperfusion syndrome in liver transplantation［J］. World J Gastroenterol, 2016, 22（42）: 9314-9323.

［207］BELLOMO R, AURIEMMA S, FABBRI A, et al. The pathophysiology of cardiac surgery-associated acute kidney injury（CSA-AKI）［J］. Int J Artif Organs, 2008, 31（2）: 166-178.

［208］PIGGOTT KD, SONI M, DECAMPLI WM, et al. Acute kidney injury and fluid overload in neonates following surgery for congenital heart disease[J]. World J Pediatr Congenit Heart Surg, 2015, 6(3): 401-440.

[209] LI J M, GIVER C R, LU Y, et al. Separating graft versus-leukemia from graft-versus-host disease in allogeneic hematopoietic stem cell transplantation[J]. Immunotherapy, 2009, 1: 599-621.

[210] AKRAWINTHAWONG K, SHAW M K, KACHNER J, et al. Urine catalytic iron and neutrophil gelatinase associated lipocalin as companion early markers of acute kidney injury after cardiac surgery: a prospective pilot study[J]. Cardiorenal Med, 2013, 3: 7-16.

[211] WRATTEN ML, SERENI L, TETTA C. Oxidation of albumin is enhanced in the presence of uremic toxins[J]. Ren Fail, 2001, 23: 563–571.

[212] IGLESIAS J, ABERNETHY V E, WANG Z, et al. Albumin is a major serum survival factor for renal tubular cells and macrophages through scavenging of ROS[J]. Am J Physiol, 1999, 277: F711-F722

[213] GARCIA-MARTINEZ R, NOIRET L, SEN S, et al. Albumin infusion improves renal blood flow autoregulation in patients with acute decompensation of cirrhosis and acute kidney injury[J]. Liver Int, 2015, 35: 335-343.

[214] Outcomes After Kidney injury in Surgery (OAKS): protocol for a multicentre, observational cohort study of acute kidney injury following major gastrointestinal and liver surgery[J]. BMJ Open, 2016, 6(1): e009812.

[215] BROWN J, COCHRAN R, LEAVITT B et al. Multivariable prediction of renal insufficiency developing after cardiac surgery[J]. Circulation, 2007, 116: 1139-1143;

[216] WHITE L E, HASSOUN H T, BIHORAC A, et al. Acute kidney injury is surprisingly common and a powerful predictor of mortality in surgical sepsis[J]. J Trauma Acute Care Surg, 2013, 75: 432-438.

[217] WIJEYSUNDERA D, KARKOUTI K, DUPUIS J, et al. Derivation and validation of a simplified predictive index for renal replacement therapy after cardiac surgery[J]. JAMA, 2007, 297: 1801-1809.

[218] LUCKRAZ H, GRAVENOR M B, GEORGE R, et al. Long and short-term outcomes in patients requiring continuous renal replacement therapy post cardiopulmonary bypass[J]. Eur J Cardiothorac Surg, 2005, 27(5): 906-909.

[219] BARRETO A G, DAHER E F, SILVA JUNIOR G B, et al. Risk factors for acute kidney injury and 30-day mortality after liver transplantation[J]. Ann Hepatol, 2015, 14: 688-694.

[220] KLAUS F, KEITEL DA SILVA C, MEINERZ G, et al. Acute kidney injury after liver transplantation: Incidence and mortality[J]. Transplant Proc, 2014, 46: 1819-1821.

[221] SANG B H, BANG J Y, SONG J G, et al. Hypoalbuminemia within two postoperative days is an independent risk factor for acute kidney injury following living donor liver transplantation: A propensity score analysis of 998 consecutive patients[J]. Crit Care Med, 2015, 43(12): 2552-2561.

[222] ENGLBERGER L, SURI RM, LI Z. Validation of clinical scores predicting severe acute kidney injury after cardiac surgery[J]. Am J Kidney Dis, 2010, 56: 623-631.

[223] LIANGOS O, TIGHIOUART H, PERIANAYAGAM M C. Comparative analysis of urinary biomarkers for early detection of acute kidney injury following cardiopulmonary bypass[J]. Biomarkers, 2009, 14: 423-431.

[224] HAASE M, DEVARAJAN P, HAASE-FIELITZ A, et al. The outcome of neutrophil gelatinase-associated lipocalin-positive subclinical acute kidney injury: a multicenter pooled analysis of prospective studies[J]. J Am Coll Cardiol, 2011, 57(17): 1752-1761.

[225] SHACHAM Y, LESHEM-RUBINOW E, Gal-Oz A, et al. Association of left ventricular function and acute kidney injury among ST-elevation myocardial infarction patients treated by primary percutaneous intervention[J]. Am J Cardiol, 2015, 115: 293-297.

[226] FRENETTE A J, BOUCHARD J, BERNIER P, et al. Albumin administration is associated with acute kidney injury in cardiac surgery: a propensity score analysis[J]. Crit Care, 2014, 18(6): 602.

[227] MAGDER S, POTTER B J, VARENNES B D, et al. Fluids after cardiac surgery: a pilot study of the use of colloids versus crystalloids[J]. Crit Care Med, 2010, 38(11): 2117-2124.

[228] BILLINGS F T, HENDRICKS P A, SCHILDCROUT J S, et al. High-dose perioperative atorvastatin and acute kidney injury following cardiac surgery: a randomized clinical trial[J]. JAMA, 2016, 315(9): 877-888.

[229] CHO J S, SHIM J K, SOH S, et al. Perioperative dexmedetomidine reduces the incidence and severity of acute kidney injury following valvular heart surgery[J]. Kidney Int, 2016, 89(3): 693-700.

[230] JOANNIDIS M, DRUML W, FORNI L G, et al. Prevention of acute kidney injury and protection of renal function in the intensive care unit: update 2017. Expert opinion of the Working Group on Prevention, AKI section, European Society of Intensive Care Medicine[J]. Intensive Care Med, 2017, 43: 730-749.

[231] LIU Y, DAVARI-FARID S, ARORA P, et al. Early versus late initiation of renal replacement therapy in critically ill patients with acute kidney injury after cardiac surgery: a systematic review and meta-analysis[J]. J Cardiothorac Vasc Anesth, 2014, 28(3): 557-556.

[232] LEE J W, HWANG I W, KIM J M, et al. Common pesticides used in suicide attempts following the 2012 paraquat ban in Korea[J]. J Korean Med Sci, 2015, 30: 1517-1521.

[233] YIN Y, GUO X, ZHANG S L, et al. Analysis of paraquat intoxication epidemic(2002-2011)within China[J]. Biomed Environ Sci, 2013, 26(6): 509-512.

[234] DINIS-OLIVEIRA RJ, DUARTE JA, SÁNCHEZ-NAVARRO A, et al. Paraquat poisonings: mechanisms of lung toxicity, clinical features, and treatment[J]. Crit Rev Toxicol, 2008, 38(1): 13-71.

[235] XIE C, XU S, DING F, et al. Clinical features of severe wasp sting patients with dominantly toxic reactionalysis of 1091 cases[J]. PloS One, 2013, 8(12): e83164.

[236] 谷晓玲, 甘林望, 吴蔚桦, 等. 蜂蜇伤致急性肾损伤的危险因素分析[J]. 中华危重病急救医学, 2015, 27(5): 386-388.

[237] LEE JY, EOM M, YANG JW, et al. Acute kidney injury by arsine poisoning: the ultrastructural pathology of the kidney[J]. Ren Fail, 2013, 35(2): 299-301.

[238] GREBE S O, LANGENBECK M, SCHAPER A, et al. Antioxidant treatment and outcome of Cortinarius orellanus poisoning: a case series[J]. Ren Fail, 2013, 35(10): 1436-149.

[239] RICHARD J M, LOUIS J, CANTIN D. Nephrotoxicity of orellanine, a toxin from the mushroom Cortinarius orellanus[J]. Arch Toxicol, 1988, 62: 242-245.

[240] YANG L. Acute kidney injury in asia[J]. Kidney Dis(Basel), 2016, 2(3): 95-102.

[241] BRAGA M D, MARTINS A M, AMORA D N, et al. Purification and biological effects of L-amino acid oxidase isolated from Bothrops insularis venom[J]. Toxicon, 2008, 51(2): 199-207.

[242] GOIS PHF, MARTINES M S, FERREIRA D, et al. All opurinol attenuates acute kidney injury following Bothrops jararaca envenomation[J]. PLoS Negl Trop Dis, 2017, 11(11): e0006024.

[243] ONG G Y. A Simple Modifed Bicarbonate Regimen for Urine Alkalinization in Moderate Pediatric Salicylate Poisoning in the Emergency Department[J]. Pediatr Emerg Care, 2011, 27: 306-308.

[244] 刘大为. 实用重症医学[M]. 2版. 北京: 人民卫生出版社, 2017: 183-199.

[245] WANG H R, PAN J, SHANG A D, et al. Time-dependent haemoperfusion after acute paraquat poisoning[J]. Sci Rep, 2017, 7: 2239

[246] 中国医师协会急诊医师分会. 急性百草枯中毒诊治专家共识(2013)[J]. 中国急救医学杂志, 2013, 33(6): 484-489.

[247] 葛均波, 徐永健. 内科学[M]. 8版. 北京: 人民卫生出版社, 2014: 872-915.

［248］　KWIATKOWSKI D M，SUTHERLAND S M. Acute kidney injury in pediatric patients［J］. Best Pract Res Clin Anaesthesiol，2017，31（3）：427-439.

［249］　KADDOURAH A，BASU R K，BAGSHAW S M，et al. Epidemiology of acute kidney injury in critically ill children and young adults［J］. N Engl J Med，2017，376（1）：11e20.

［250］　GUPTA S，SENGAR G S，METI P K，et al. Acute kidney injury in Pediatric Intensive Care Unit：Incidence，risk factors，and outcome［J］. Indian J Crit Care Med 2016，20（9）：526-529.

［251］　STOJANOVIĆ V，BARIŠIĆ N，RADOVANOVIĆ T，et al. Acute kidney injury in premature newborns—definition，etiology，and outcome［J］. Pediatr Nephrol，2017，32：1963-1970.

［252］　MCGREGOR TL，JONES DP，WANG L，et al. Acute kidney injury incidence in noncritically ill hospitalized children，adolescents，and young adults：a retrospective observational study［J］. Am J Kidney Dis，2016，67（3）：384e90.

［253］　BLINDER J J，GOLDSTEIN S L，LEE V V，et al. Congenital heart surgery in infants：effects of acute kidney injury on outcomes［J］. J Thorac Cardiovasc Surg，2012，143（2）：368e74.

［254］　SELEWSKI D T，CORNELL T T，HEUNG M，et al. Validation of the KDIGO acute kidney injury criteria in a pediatric critical care population［J］. Intensive Care Med，2014，40（10）：1481e8.

［255］　BALL E F，KARA T. Epidemiology and outcome of acute kidney injury in New Zealand children［J］. J Paediatr Child Health，2008，44（11）：642-646.

［256］　ESEZOBOR C I，LADAPO T A，OSINAIKE B，et al. Paediatric acute kidney injury in a tertiary hospital in Nigeria：prevalence，causes and mortality rate［J］. PLoS One，2012，7（12）：e51229.

［257］　刘之蕙，孟群，沈颖. 急性肾损伤269例［J］. 实用儿科临床杂志，2011，26（17）：1340-1342.

［258］　LI S，KRAWCZESKI C D，ZAPPITELLI M，et al. Incidence，risk factors，and outcomes of acute kidney injury after pediatric cardiac surgeryea prospective multicenter study［J］. Crit Care Med，2011，39（6）：1493.

［259］　HARI P，BAGGA A，MAHAJAN P，et al. Effect of malnutrition on serum creatinine and cystatin C levels［J］. Pediatr Nephrol，2007，22（10）：1757e61.

［260］　SUTHERLAND S M，BYRNES J J，KOTHARI M，et al. AKI in hospitalized children：comparing the pRIFLE，AKIN，and KDIGO definitions［J］. Clin J Am Soc Nephrol，2015，10（4）：554e61.

［261］　HASSINGER A B，BACKER C L，LANE J C，et al. Predictive power of serum cystatin C to detect acute kidney injury and pediatric-modified RIFLE class in children undergoing cardiac surgery［J］. Pediatr Crit Care Med，2012，13（4）：435e40.

［262］　BASU R K，ZAPPITELLI M，BRUNNER L，et al. Derivation and validation of the renal angina index to improve the prediction of acute kidney injury in critically ill children［J］. Kidney Int，2014，85（3）：659e67.

［263］　RAIMUNDO M，CRICHTON S，SYED Y，et al. Low systemic oxygen delivery and BP and risk of progression of early AKI［J］. Clin J Am Soc Nephrol，2015，10（8）：1340-1349.

［264］　DUNNING J，KHASATI N，BARNARD J，et al. Low dose（renal dose）dopamine in the critically ill patient［J］. Interact Cardiovasc Thorac Surg，2005，3（1）：114-117.

［265］　MOFFETT B S，GOLDSTEIN S L. Acute kidney injury and increasing nephrotoxic-medication exposure in noncritically-ill children［J］. Clin J Am Soc Nephrol，2011，6（4）：856-863.

［266］　GOLDSTEIN S L，MOTTES T，SIMPSON K，et al. A sustained quality improvement program reduces nephrotoxic medication-associated acute kidney injury［J］. Kidney Int，2016，90（1）：212-221.

［267］　National Clinical Guideline Centre（UK）. NICE clinical guidelines［C］// royal college of physicians（UK）. acute kidney injury：prevention，detection and management up to the point of renal replacement therapy，Aug，2013. national clinical guideline centre（UK），London，UK：c2013：no169.

［268］ FAUBEL S，PATEL N U，LOCKHART M E，CADNAPAPHORNCHAI M A. Renal relevant radiology：use of ultrasonography in patients with AKI［J］. Clin J Am Soc Nephrol，2014，9（2）：382-394.

［269］ KARVELLAS C J，FARHAT M R，SAJJAD I，et al. A comparison of early versus late initiation of renal replacement therapy in critically ill patients with acute kidney injury：a systematic review and meta-analysis［J］. Crit Care，2011，15（1）：R72.

［270］ VASUDEVAN A，IYENGAR A，PHADKE K. Modality of choice for renal replacement therapy for children with acute kidney injury：Results of a survey［J］. Indian J Nephrol，2012，22（2）：121-124.

［271］ 陆任华，方燕，高嘉元，等. 住院患者急性肾损伤发病情况及危险因素分析［J］. 中国危重病急救医学，2011，23（7）：413-417.

［272］ BOUCHARD J，ACHARYA A，CERDA J，et al. A Prospective International Multicenter Study of AKI in the Intensive Care Unit［J］. Clin J Am Soc Nephrol，2015，10（8）：1324-1331.

［273］ GE S，NIE S，LIU Z，et al. Epidemiology and outcomes of acute kidney injury in elderly Chinese patients：a subgroup analysis from the EACH study［J］. BMC Nephrol，2016，17：136.

［274］ 李青霖，李凯，王小丹，等. 高龄老年住院患者急性肾损伤发生情况及预后因素分析［J］. 中华医学杂志，2018，98（2）：96-101.

［275］ ZARBOCK A，GOMEZ H，KELLUM J A. Sepsis-induced acute kidney injury revisited：pathophysiology，prevention and future therapies［J］. Curr Opin Crit Care，2014，20（6）：588-595.

［276］ BALINT I，VUČAK J，BAŠIĆ-MARKOVIĆ N，et al. Pathophysiology of the cardiorenal syndrome［J］. Acta Med Croatica，2016，70（4-5）：325-331.

［277］ ANGUS D C，VAN DER POLL T. Severe sepsis and septic shock［J］. New Engl J Med，2013，369：840-851.

［278］ IZZEDINE H，PERAZELLA M A. Anticancer Drug-Induced Acute Kidney Injury［J］. Kidney Int Rep，2017，16；2（4）：504-514.

［279］ 王俊琳，严玉澄. 老年人急性肾损伤的特点及研究进展［J］. 中国中西医结合肾病杂志，2012，13（03）：272-275.

［280］ ALZAHRANI A，SINNERT R，GERNSHEIMER J. Acute kidney injury，sodium disorders，and hypercalcemia in the aging kidney：diagnostic and therapeutic management strategies in emergency medicine［J］. Clin Geriatr Med，2013，29（1）：275-319.

［281］ BALDEA A J. Effect of aging on renal function plus monitoring and support［J］. Surg Clin North Am，2015，95（1）：71-83.

［282］ YERRAM P，KARUPARTHI P R，MISRA M. Fluid overload and acute kidney injury［J］. Hemodial Int，2010，14（4）：348-354.

［283］ PAYEN D，DE PONT AC，SAKR Y，et al. Sepsis Occurrence in Acutely Ill Patients（SOAP）Investigators. A positive fluid balance is associated with a worse outcome in patients with acute renal failure［J］. Crit Care，2008，12（3）：R74.

［284］ CHENG R，HACHAMOVITCH R，KITTLESON M，et al. Complications of extracorporeal membrane oxygenation for treatment of cardiogenic shock and cardiac arrest：a meta-analysis of 1，866 adult patients［J］. Ann Thorac Surg，2014，97（2）：610-616.

［285］ THONGPRAYOON C，CHEUNGPASITPORN W，LERTJITBANJONG P，et al. Incidence and Impact of Acute Kidney Injury in Patients Receiving Extracorporeal Membrane Oxygenation：A Meta-Analysis［J］. J Clin Med，2019，8（7）：981.

［286］ CHEN Y C，TSAI F C，FANG J T，et al. Acute kidney injury in adults receiving extracorporeal membrane oxygenation［J］. J Formos Med Assoc，2014，113（11）：778-785.

［287］ VILLA G，KATZ N，RONCO C. Extracorporeal membrane oxygenation and the kidney［J］. Cardiorenal

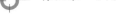
Med，2015，6（1）：50-60.

［288］ KOYNER J L，MURRAY P T. Mechanical ventilation and the kidney［J］. Blood Purif，2010，29（1）：52-68.

［289］ LEE S W，YU M Y，LEE H，et al. Risk factors for acute kidney injury and in-hospital mortality in patients receiving extracorporeal membrane oxygenation［J］. PLoS One，2015，10（10）：e0140674.

［290］ KILBURN D J，SHEKAR K，FRASER J F：The complex relationship of extracorporeal membrane oxygenation and acute kidney injury: causation or association？［J］BioMed research international，2016，2016：1094296.

第五章 急性肾损伤的预后和预防

AKI 不仅增加了重症患者经济负担而且是影响其病死率的独立危险因素。临床上急性肾损伤发生往往有一个渐进的过程，使其有机会进行预防。尽早识别高危人群、及早去除发生肾损伤高危因素、避免药物相关性肾损伤等措施可有效预防 AKI 发生。

第一节 急性肾损伤的临床结局

急性肾损伤患者往往住院时间长，治疗费用高，且病死率居高不下。虽然经过积极的治疗但仍有部分 AKI 患者进展为急性肾病（acute kidney disease，AKD）、CKD 和终末期肾病（end-stage renal disease，ESRD）。一旦发展为 CKD 和 ESRD 则会因病情的难以逆转、治疗手段的匮乏，从而严重影响患者的生存质量和生存率。

一、急性肾损伤的预后

虽然过去关于 AKI 的定义分类以及严重程度的分级一直尚未统一，文献报道的定义也高达 30 多种，不同研究定义基线肌酐值的方法也不尽相同。但毋庸置疑的是 AKI 是一种高发病率和死亡率的疾病。Hoste 早在 2006 年就报道美国 ICU 内 AKI 患者的发病率高达 67.2%。在过去的 40 年里虽然以血液净化技术为代表的各种治疗手段迅速发展，但 AKI 的病死率仍维持在较高水平。研究表明 RIFLE 及 KDIGO 分级与 AKI 患者的病死率有关，且 AKI 程度越严重、病死率越高，无 AKI、AKI 1 期、AKI 2 期、AKI 3 期患者病死率依次递增。国外学者曾以 RIFLE 分级和 AKIN 分期标准研究 AKI 病死率，其结果显示 AKI 的病死率分别高达 41.3% 和 39.8%。而国内一项纳入 30 个 ICU 参与的多中心前瞻性 AKI 流行病学研究显示：AKI 患者的病死率高于未发生 AKI 的患者，根据 RIFLE、AKIN 和 KDIGO 标准其病死率分别为：27.8%、32.2% 和 27.4%。这些研究表明 AKI 的分期和患者的病死率呈正相关，分期越高预后亦越差。

二、急性肾损伤的转归

无论国内还是国外尚缺乏足够的关于 AKI 长期预后的研究，大部分随访调查时间较短，很少超过 1 年。然而，部分 AKI 患者住院期间肾功能不能完全恢复，出院后则转变为 CKD，患者生活质量和远期生存率明显降低，该部分患者占出院 AKI 患者的 5%~10%。

一项来自 BEST 大规模多中心研究数据显示，约有 13% AKI 患者出院后进展为 CKD。瑞典和加拿大也曾做过此类研究，其 AKI 患者出院后进展为 ESRD 的比例分别为：16.5% 和 22%。既往存在 CKD 的 AKI 患者发展为 ESRD 的可能性更大，苏格兰的一项研究显示，13% 基础肾功能正常患者发展为 ESRD，而 53% 的 CKD 患者发展为 ESRD。Cartin-Ceba 等回顾性观察了 11 644 例患者，发现根据 RIFLE 分级，在 AKI 患者中 4.9% 进展为 ESKD，而 ESRD 往往发生在那些基线肌酐升高及间断血液透析的患者中。

三、急性肾损伤患者死因分析

在发生 AKI 死亡的患者中，感染是其首位原因，其次分别为心脏病变和 ARDS。其他重要的死亡原因还包括中枢神经系统病变、水电解质紊乱及消化道出血等。

感染控制失败往往引起严重的多脏器功能不全，Avasthi G 等研究显示在 ICU 内 AKI 死亡率和器官功能障碍的数量与脓毒症有显著的相关性。在既往发生心梗的患者中，AKI 则是出现心血管并发症的主要危险因素。而影响 AKI 患者预后最重要的因素是肾脏是否为唯一发生功能障碍的器官，故有学者建议将 AKI 分为"ICU 型"和"非 ICU 型"，后者仅仅为单纯的急性肾损伤，其病死率较低，预后较好，而"ICU 型"AKI 作为 MODS 的一部分，无论从其诊断、治疗和预后完全与单纯肾功能损伤不同。有数据支持只有单纯肾损伤时，病死率约为 5%～10%，而出现 ARDS 需要机械通气时，病死率则陡然升高至 50%～60%。

随着 AKI 发病率的增加，患者的住院时间、ICU 住院时间以及医疗资源的消耗、医疗费用均相应增加。AKI 无疑增加了个人和国家的负担，特别是对于医疗发展水平不均衡的地区尤为明显。因此，AKI 现已不仅仅是一个医学难题，而且成为阻碍人类社会发展的全球性难题。

第二节 急性肾损伤的预防

多项研究早已证明 AKI 是重症患者预后不良的独立危险因素，且 AKI 的分期和分级都与患者的预后密切相关，肾损伤的程度越重患者的死亡率也会越高。因此，需要在 AKI 发生之前早期识别高危因素并采取积极有效的干预措施，以期改善 AKI 患者预后。从预防医学角度来看，AKI 的预防不仅仅局限在防止 AKI 的发生，而且还在于阻止 AKI 的进展。

一、识别急性肾损伤的病因和高危因素

积极治疗患者的原发病、及时发现导致肾损伤的危险因素并在早期加以去除，是预防 AKI 的关键。AKI 按照病因可分为肾前性、肾性和肾后性。其中的主要机制包括低血容量、心输出量下降、急性肾小球肾炎、肾小管损伤、肾血管损伤、尿路梗阻等。而 AKI 发生有时并不局限于单一病因，往往相互叠加，脓毒性休克患者肾前性因素和肾后性因素同时存在。而在尿路结石诱发严重感染导致脓毒症相关 AKI 过程中，早期是肾后性因素，后期感染阶段肾性和肾前性三种因素相互叠加。目前已经认识到住院患者出现 AKI 的主要高危因素包括：脓毒症、低血压 / 休克、既往 CKD 病史、高龄、糖尿病、高血压、肾毒性药物使用、机械通气、外科大手术、肝衰竭、高胆红素血症、心力衰竭等。

二、急性肾损伤预防的原则

虽然造成 AKI 的病因和高危因素具有一定的差异，但是其总的预防原则是相通的。

（一）积极治疗原发病、尽早识别导致 AKI 的危险因素

尽早区分肾前性、肾性和肾后性因素。对于肾前性因素要保证患者有效灌注。由于肾脏灌注依赖充足的血管内容量，因此确保血管内容量充分是任何治疗策略的基础。加强容

量管理，避免容量不足和容量超负荷的发生。例如在心力衰竭患者给予治疗原发病、改善心功能，从而改善肾灌注。在严重感染、外伤、失血等引起的有效循环血容量不足均应积极控制病因，同时补液扩容以维持足够的肾脏灌注。对于肾性因素中积极治疗肾小管、肾小球、肾间质等肾脏疾病，尽量减少造影剂和肾毒性药物的应用。对于肾后性因素，积极通过影像学技术排查，在相应专科配合下有效解除梗阻。

（二）非药物肾脏保护策略为主

非药物肾脏保护主要包括，维持肾脏的灌注压、水化、避免肾毒性药物的应用、避免容量过负荷、亚低温等。对于药物预防研究较多药物有袢利尿剂、甘露醇、多巴胺、非诺多泮、N-乙酰半胱氨酸、腺苷受体拮抗剂等。目前大多局限于小规模的研究，研究的结果还存在差异性，循证医学的证据也不充分，最终结论仍需大量试验数据证明。

（三）个体化原则

随着精准医学概念的提出，AKI 精准预防尤为重要，在保证基本原则的前提下，AKI 的预防要根据个体的差异制定不同的方案。即便是相同类型的 AKI 也存在个体差异。如果患者合并高龄、糖尿病、自身免疫性疾病、心功能不全等因素，除了保证肾脏灌注、整理血流动力学稳定因素外，如何精确地掌握不同疾病，寻找最佳平衡点尤为重要。只有调控得更为精细，才能做到事半功倍。

做好 AKI 的预防意义重大，对于个人而言无疑可以降低 AKI 的发生率，改善患者的预后，对于社会而言可以减少医疗资源消耗和费用支出。

第三节　特定情况下急性肾损伤的预防

一、液体复苏

在引起 AKI 的诸多因素中低血容量是最常见的原因。及时补液，优化血流动力学参数，纠正任何原因引起的脱水，恢复有效循环血容量均对肾功能有益。并且能够减少进一步肾损伤或促进肾功能的康复。但是过犹不及，补液过多、过快会造成机械通气时间延长、腹内压增加等，这些因素也是导致或加重 AKI 发生的危险因素。

早期充分的液体复苏并不等于液体超负荷，而在循证医学方面液体超负荷（fluid overload，FO）与病死率相关性的文献报道不断涌现。重症儿科领域尤为突出，Goldstein 等回顾性研究表明：儿科 AKI 患者中，死亡组患儿血液透析治疗前的平均液体超负荷现象明显高于生存组患儿。同样 Hayes 等的研究以器官功能恢复时间作为主要研究指标，结果发现生存的儿科 AKI 重症患者中，液体超负荷可以增加患儿的机械通气时间，进而增加住 ICU 时间和住院时间。FO 是这些急性肾损伤患者病死率增加的独立危险因素。

改善急性肾脏疾病计划（program to improve care in acute renal disease，PICARD）证实当液体超负荷存在时 AKI 患者病死率增加，而且与液体超负荷程度和持续时间均呈正相关。2016 年，另一项有关液体剂量反应性评估的多中心调查（dose response multicentre investigation on fluid assessment，DoReMIFA）研究更证实不仅液体超负荷的最大值和超负荷增长速度是 AKI 患者死亡风险的独立危险因素，且死亡风险随这两个指标的增高而呈指数增长。而与上述试验相对应的是 SOAP 研究中发现早期肾脏替代治疗对患者进行液体管理，防止液体超负荷可以降低 AKI 患者的死亡率。

液体超负荷造成 AKI 研究较为清楚的机制有以下几种：

1. 液体超负荷使组织间液体量增加，出现肺水肿、组织缺氧需要进行机械通气，而长时间的机械通气将会造成肺损伤、感染、氧中毒以及炎症因子的释放增加，进而损伤包括肾脏在内的远隔器官的功能。

2. 大量输血、补液导致心输出量和心肌耗氧量增加，在失代偿期发生心脏舒张功能障碍，影响肾脏的有效灌注压和 AKI 的恢复，特别是本身就有心功能障碍的患者。

3. FO 导致中心静脉及肾静脉压升高，从而降低肾小球有效灌注压，并激活肾素 - 血管紧张素 - 醛固酮系统，加速 AKI 的发生。

多项研究均显示，FO 可以使 AKI 患者死亡率增加。然而即使采用方案指导的液体复苏和早期使用血管升压药来治疗血管扩张性低血压，急性重症疾病的复苏很多时候不可避免地导致液体正平衡和组织水肿。对于病情严重的患者在药物应用和营养支持治疗中往往需要水和钠的摄入，在排泄受损的情况下需要尽早注意清除液体积聚，以防止已经发生的液体正平衡状态逐渐加重。

对于尚未出现 AKI 的患者，防止 FO 有助于减少 AKI 的发生。减少 FO 的措施应该从液体复苏的起始就开始。首先应当严格把握液体的使用指征，避免经验性的液体复苏。注意液体复苏的目的是增加心脏输出，结合具体情况适当给予血管加压药物来减少过度的液体需求。在液体复苏过程中也要严格监测容量反应性，及时终止复苏。在治疗过程中要动态评估炎症反应及渗漏情况，及时过渡到降阶梯期，开始液体清除。对于液体积聚的清除目前常使用的方法包括利尿剂治疗和肾替代治疗，但是即使在全身液体过负荷的情况下，任何通过利尿剂疗法或 RRT 进行的液体排除过程都有短暂的低血容量的风险。而在利尿剂并不能改善急性肾损伤的临床疗效或加速肾功能恢复的背景下，为了维持患者的液体平衡和减少并发症的发生，及时启动 RRT 不失为一种选择。

因此作为临床医师应格外关注患者容量状态，做好对患者容量监测和评价工作。为防止 FO 加重肾脏损伤，应该在血流动力学监测指导下进行精准的容量管理。

二、围手术期

AKI 是外科术后常见而严重的并发症之一，发生率在 1%～31%，更有研究显示 40% 院内发生的 AKI 与手术有关。术后发生 AKI 不仅使手术患者住院时间延长，治疗费用增加，而且可以使患者的病死率增加。特别是对于具有基础疾病的患者，围手术期特别应注意对其肾脏功能的保护。

术后发生 AKI 的机制是复杂和多因素的，目前尚未明确。一般认为有以下几个方面：

1. 术前患者存在高龄、冠心病、高血压、糖尿病、慢性阻塞性肺疾病、肾功能不全、血清肌酐水平升高等高危因素，容易在麻醉和手术的应激下诱发 AKI。

2. 术中麻醉、手术应激、失血等导致肾脏有效灌注减少及炎症因子的激活引起肾脏血管收缩、肾灌注压下降造成肾缺血。从而引起肾小管水肿、变性甚至凋亡或坏死，进而肾小球滤过率降低，诱发 AKI。

3. 术后出现感染、休克、心力衰竭等并发症或应用肾毒性药物构成对肾脏的二次打击。

因此手术后 AKI 的预防应从术前就应该开始，可根据围手术期不同的时期、不同的致病因素采取不同的策略。主要包括以下几个方面：

1. 术前评估危险因素、确定高危患者、优化前负荷、调整心功能。

2. 术中维持足够血压、尽量减少体外循环时间、及时输血保证肾脏灌注。

3. 术后优化前后负荷、避免肾毒性药物。

术后 AKI 是临床较为常见和棘手的难题。但尚没有明确的药物对 AKI 有效,而肾脏替代治疗也无疑增加患者经济负担。早期针对不同的患者的病情进行个体化预防,对于避免和减轻 AKI 的发生,降低术后并发症和病死率都至关重要。

三、造影剂的使用

造影剂相关肾损伤(CI-AKI)是使用造影剂的影像学检查和介入治疗的并发症,在院内获得性 AKI 中位列第三位,且发病率上升趋势明显,尤其是对于 CKD 患者 CI-AKI 发生率更高。国外的一项荟萃分析显示 CI-AKI 可在 1%～30% 内波动。因此近年来如何有效地预防并减少 CI-AKI 的发生备受关注。

静脉水化疗法是目前认为最有效的预防 CI-AKI 的方法,现在的指南都推荐高危患者使用造影剂之前接受预防性水化。而药物性肾保护策略中,N- 乙酰半胱氨酸(NAC)是研究最多的防治药物之一,理论上它可以通过抗氧化效应、诱导谷胱甘肽合成、扩张肾血管、抑制血管紧张素转化酶的生成和稳定一氧化氮等多种机制来减少造影剂对肾功能的损害,但是其研究结果各异,对 CI-AKI 预防效果尚不确定。此外普罗布考、腺苷受体拮抗剂、他汀类等药物在一些研究中被证明可以有效地减少 CI-AKI 的发生率,但目前大多局限于小规模的研究,研究的结果还存在差异性,循证医学的证据也不充分。尽管有研究表明预防性血液滤过可有效预防高危患者 CI-AKI 的发生,但肾脏替代治疗费用昂贵,且风险和并发症也比常规预防大,所以肾脏替代治疗并非 CI-AKI 的常规治疗和预防手段。此外相关研究还证实肢体缺血预处理(LIPC)可以有效地预防 CI-AKI 的发生。既使用造影剂前给予肢体反复短暂的缺血再灌注,不但不会对肢体产生损伤的叠加,反而会激发机体内源性保护机制,增加 NO 生成,诱导肾脏耐受长时间的缺血,从而预防 CI-AKI 的发生。但目前的研究多为小样本单中心 RCT,且结果也存在差异性,并不被广泛认可,但不失为一个研究的方向。

通过大量临床数据研究表明决定 CI-AKI 最重要的三个危险因素是:基础肾功能水平、患者容量状态、造影剂的用量。无论是药物预防还是非药物预防都是围绕这三个因素而进行,是降低 CI-AKI 的关键中的关键。第一、造影前详细询问患者的病史,评估肾功能水平,停用肾毒性药物;第二、认真评估患者容量状态,对高危患者进行充分水化,保证肾脏的灌注水平;第三、控制造影剂的用量,存在多种危险因素和肾功能不全患者优先选择等渗非离子型造影剂,造影后还应密切监测患者肾功能变化。

随着造影剂的广泛应用,CI-AKI 发病率日趋上升,应受到每一位临床医师的关注。对于 CI-AKI 要以预防为主,尽量避免因医源性因素给患者造成不必要的损害。能不选择造影剂检查就不选择造影剂检查,非选不可的话就选择对肾脏损伤最小的、最适宜的剂量。具有严重肾功能不全的患者甚至可以考虑进行预防性的肾脏替代治疗。

四、低温治疗对于肾损伤的预防作用

目前所指的低温治疗即是控制性患者核心温度至亚低温范围,以减弱初始损伤之后带来的继发性器官损害,越来越多研究显示低温治疗能够对 AKI 起到预防作用。

虽然根据病理生理特点，低温过程能够抑制肾脏血流，从而造成以肾前性因素为主的AKI。但对于以缺血/再灌注为主要损伤机制的AKI而言，低温可能通过一系列前述保护性机制避免或降低肾脏损伤程度，并促进肾功能恢复。早在1956年就有学者对温度与缺血/再灌注肾损伤的关系作了研究，结果表明肾动脉阻塞60min内行冷水浸泡几乎能完全预防大鼠的肾小管坏死。而肾脏对温度的高敏感性似乎已经成为共识，高热已被多次报道能诱发或加重大型手术后的肾脏损伤，复温和高温相关性AKI被频频报道。研究表明，高温能够增加细胞的工作负担和能量需求，温度每增加1华氏度耗氧量将增加6%，ATP、ADP等高能磷酸键也会纷纷降低。随后Delbridg等和Zager等的研究结果均表明，相对于常温组，高温组大鼠出现了更加严重的肾功能损伤甚至不可逆转急性肾损伤，而低温组肾缺血损伤则得到了明显改善。Hruby等研究表明在腹腔镜肾部分切除术中应用冷生理盐水灌注能有效并安全地延长肾脏缺血时间，同时减少肾功能恶化。一项病例研究表明低灌注肾损伤患者在缺血和再灌后行亚低温能对肾脏起明显保护作用。进一步的研究显示血管外降温诱导后的持续性亚低温对肾动脉梗阻后的肾功能及其结构几乎具有完全的保护作用。此外研究发现亚低温能显著降低新生儿AKI的发病率和死亡率。Stone等的一项多中心临床试验表明，亚低温在原有肾脏损伤患者行侵入性心血管造影术中的应用是安全的。

总之，亚低温对预防AKI积极的作用被越来越多的研究所报道，但缺乏相关的高水平的前瞻性多中心的研究提供循证学依据。对于目标温度的控制、低温持续的时间、适应证的选择也未达成一致意见。这些都是下一步研究的重点。

本章介绍临床上常见AKI的预防理念和相关措施。然而AKI的种类不限于文中所介绍，还有一些像妊娠相关AKI、肾综合征出血热、肿瘤溶解综合征AKI等非典型AKI，其预防还应结合各个病种的特点针对性地采取相关措施。具体内容见相关章节。相信随着AKI预防理念的深入以及医学技术的发展AKI这一难题终究会被攻克！

（王洪亮）

参 考 文 献

[1] HOSTE E A, KELLUM J A. Acute kidney injury: epidemiology and diagnostic criteria[J]. Curr Opin Crit Care, 2006, 12(6): 531-537.

[2] MEHTA R L, KELLUM J A, SHAH S V, et al. Acute kidney injury network: report of an initiative to improve outcomes in acute kidney injury[J]. Crit Care, 2007, 11: R31.

[3] LUO X, JIANG L, DU B, et al. A comparison of different diagnostic criteria of acute kidney injury in critically ill patients[J]. Crit Care, 2014, 18(4): R144.

[4] CARTIN-CEBA R, HAUGEN E N, ISCIMEN R, et al. Evaluation of "Loss" and "End stage renal disease" after acute kidney injury defined by the Risk, Injury, Failure, Loss and ESRD classification in critically ill patients[J]. Intensive Care Med, 2009, 35(12): 2087-2095.

[5] ISHANI A, XUE J L, HIMMELFARB J, et al. Acute Kidney Injury Increases Risk of ESRD among Elderly[J]. J Am Soc Nephrol, 2009, 20(1): 223-228.

[6] PLATAKI M, KASHANI K, CABELLO-GARZA J, et al. Predictors of acute kidney injury in septic shock patients: an observational cohort study[J]. Clinical Journal of the American Society of Nephrology Clin J Am Soc Nephrol, 2011, 6(7): 1744.

[7] AVASTHI G, MALHOTRA S, NARANG A, et al. Study of thyroid function in patients of chronic renal failure[J]. Am J Kidney Dis, 2001, (4): 165.

［8］ 王质刚.血液净化学［M］.北京：北京科学技术出版社，2013：1356.

［9］ 杨毅，于凯江.重症肾脏病学［M］.上海：上海科学技术出版社，2014：108-109.

［10］ JOANNIDIS M，DRUML W，FORNI LG，et al. Prevention of acute kidney injury and protection of renal function in the intensive care unit. Expert opinion of the Working Group for Nephrology，ESICM［J］. Intensive Care Med，2010，36（3）：392-411.

［11］ GOLDSTEIN SL. Fluid management in acute kidney injury［J］. J Intensive Care Med，2014，29（4）：183-189.

［12］ ALLINOVI M，SALEEM M，ROMAGNANI P，et al. Lung ultrasound：a novel technique for detecting fluid overload in children on dialysis［J］. Nephrol Dial Transplantation，2017，32（3）541-547.

［13］ OUCHARD J，SOROKO S B，CHERTOW G M，et al. Fluid accumulation，survival and recovery of kidney function in critically ill patients with acute kidney injury［J］. Kidney Int，2009，76（4）：422-427.

［14］ GARZOTTO F，OSTERMANN M，MARTÍN-LANGERWERF D，et al. The dose response multicentre investigation on fluid assessment（DoReMIFA）in critically ill patients［J］. Crit Care，2016，20（1）：196.

［15］ SCHRIER R W. AKI：fluid overload and mortality［J］. Nature Rev Nephrol，2009，5（9）：485.

［16］ THAKAR C V. Perioperative acute kidney injury［J］. Adv Chronic Kidney Dis，2013，20：67-75.

［17］ WALSH M，DEVEREAUX P J，GARG A X，et al. Relationship between intraoperative mean arterial pressure and clinical outcomes after noncardiac surgery：toward an empirical definition of hypotension［J］. Anesthesiology，2013，119：507-515.

［18］ KARKOUTI K，GROCOTT H P，HALL R，et al. Interrelationship of preoperative anemia，intraoperative anemia，and red blood cell transfusion as potentially modifiable risk factors for acute kidney injury in cardiac surgery：a historical multicentre cohort study［J］. Can J Anaesth，2015，62：377-384.

［19］ MARTÍNEZ L F，TOBAR C. Accuracy of point of care serum creatinine devices for detecting patients at risk of contrast-induced nephropathy：a critical overview［J］. Crit Rev Clin Lab Sci，2014，51（6）：332-343.

［20］ HAFIZ A M，JAN M F，MORI N，et al. Prevention of contrast-induced acute kidney injury in patients with stable chronic renal disease undergoing elective percutaneous coronary and peripheral interventions：Randomized comparison of two preventive strategies［J］. Catheter Cardiovasc Interv，2012，79（6）：929-937.

［21］ MAHMOODI K，SOHRABI B，ILKHCHOOYI F，et al. The efficacy of hydration with normal saline versus hydration with sodium bicarbonate in the prevention of contrast-induced nephropathy［J］. Heart Views，2014，15（2）：33-36.

［22］ ER F，NIA A M，DOPP H，et al. Ischemic preconditioning for prevention of contrast medium-induced nephropathy：randomized pilot RenPro Trial（Renal Protection Trial）［J］. Circulation，2012，126（3）：296-303.

［23］ SONG K，JIANG S，SHI Y，et al. Renal replacement therapy for prevention of contrast-induced acute kidney injury：a meta-analysis of randomized controlled trials.［J］. Am J Nephrol，2010，32（5）：497-504.

［24］ GOWING NFC，DEXTER D. The effects of temporary renal ischaemia in normal and hypothermic rats［J］. J Pathol，1956，72（2）：519-529.

［25］ ZAGER R A，ALTSCHULD R. Body temperature：an important determinant of severity of ischemic renal injury［J］. Am J Physiol，1986，251（1Pt 2）：F87.

［26］ BAKER K Z，YOUNG W L，STONES J G，et al. Deliberate mild intraoperative hypothermia for craniotomy［J］. Anesthesiology，1994，81（2）：361.

［27］ SONG S W，YOO K J，SHIN Y R，et al. Effects of intermittent lower body perfusion on end-organ function during repair of acute DeBakey type Ⅰ aortic dissection under moderate hypothermic circulatory arrest［J］. Eur J Cardiothorac Surg，2013，12：44（6）：1070-1074.

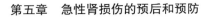

[28] STOJANOVIĆ V. The influence of EPO and hypothermia on the kidneys of rats after perinatal asphyxia[J]. Pediatr Nephrol, 2012, 27(1): 139-144.

[29] JORDAN D T, JORDAN B K, ASKENAZI D J, et al. Acute kidney injury in asphyxiated newborns treated with therapeutic hypothermia[J]. J Pediatr, 2013, 162(4): 725-729.

[30] JESCHKE S. Cooling mechanisms in laparoscopic partial nephrectomy: are really necessary? [J] Arch Esp Urol, 2013, 66(1): 139-145.

第六章 急性肾损伤后的恢复

第一节 概　　述

　　AKI 为 ICU 常见的疾病之一，发生率为 30%～50%。近年来，随着 AKI 定义的逐渐统一，指南的修订，AKI 受到越来越多临床医师的关注和重视。通过早期识别高危因素，尽量避免损伤因素以及及早诊断和治疗后，许多急性肾损伤的肾功能都能得到不同程度的恢复。然而，急性肾损伤后肾功能恢复如何却不得而知，因此，AKI 后肾功能恢复成为大家关注的热点问题之一。

　　近期研究显示，AKI 生存者仍然持续面临短期和长期不良预后的风险。短期风险包括 AKI 复发、需要肾脏替代治疗和死亡，长期风险包括新发的 CKD、既往存在的 CKD 的进展、ESRD 和死亡。大型登记中心的数据分析表明，危重病并发 AKI 后有发生 CKD 的风险。有研究发现，经历过 AKI 而新发生 CKD（患者已排除入院前 CKD）和 ESRD 相关风险比没有 AKI 患者分别高 7 倍及 22 倍。因此，明确 AKI 后肾单位修复的病理生理学机制，制定标准的随访方案，寻找有效的改善 AKI 后肾功能恢复的措施，十分必要。

第二节 定　　义

　　传统观点认为，AKI 后的肾功能恢复，是指患者成功地度过 AKI 的严重阶段，并恢复到发病前的肾功能状态。其实从 2004 年的急性疾病质量改进组织（ADQI）到 2012 年的全球改善肾脏疾病预后组织（KDIGO）都提及了肾功能恢复的问题（表 6-1），基本上分类为：完全恢复、部分恢复及未恢复。但这些定义都存在一定的问题：未考虑 AKI 发生时的具体诱因（如药物性、感染、其他器官功能损害等）；未考虑合并的基础疾病（如高血压、慢性肾病、既往的肾病病史，糖尿病等）对肾功能恢复的影响；未考虑急性疾病的严重程度、AKI 分级、血流动力学是否稳定及不同的治疗措施（如液体复苏、利尿、透析、肾脏替代治疗（RRT））的影响；定义往往采用固定的血肌酐值或肾小球滤过率（GFR）为分界指标，未考虑到患者 AKI 发生前的肾储备功能及具体肾功能基线水平。以上问题的存在给临床实践造成很大的混乱。

　　因此，为进一步研究 AKI 后肾功能恢复问题，2017 年 ADQI 提出了新的共识性的 AKI 后肾功能恢复的定义。ADQI 将 AKI 后，CKD 前之间的时期定义为急性肾疾病（AKD），将恢复分为早期恢复、延迟恢复，并提供了 AKI 后 /CKD 前疾病分期的框架 AKD。将 AKI 后肾脏恢复定义为：AKI 严重程度减轻（基于 KDIGO 标准），并能通过血浆肌酐水平、肾小球滤过率、损伤或修复的生物标志物和 / 或肾脏储备的变化来反映（证据级别：level 5）。为了阐明定义，需要从以下三个方面来综合评估（表 6-2）。

表6-1 肾功能恢复定义的变迁

	ADQI 2004	AKIN 2008	Srisawat 2011	KDIGO 2012
完全恢复	肾功能恢复至基线水平低于基线150%	Scr不超过基线水平0.5mg/dl（44μmol/L）	生存，无需RRT，肾功能↓RIFLE-F	GFR≥60ml/（min·1.73m²）
部分恢复	肾功能维持在R，I，L，但不需要RRT	Scr↑基线水平0.5mg/dl（44μmol/L），但不需要RRT		GFR↓60ml/（min·1.73m²），持续时间小于90d，但不需要RRT
未恢复	RRT，RIFLE-L，E	RRT，RIFLE-L，E	死亡，RRT，RIFLE-L，E	GFR↓60ml/（min·1.73m²），持续时间超过90d，需要RRT

表6-2 肾功能恢复的定义及评估

基于临床	恢复性生物标志物增加
— 不依赖透析	基于功能
— 完全恢复=达不到AKI标准	— 尿量
— 部分恢复=AKI等级下降	— GFR测定，肌酐清除率
基于标志物	— 肾功能储备
— 损伤性生物标志物下降	— 血肌酐：按标准（浓度、趋势、KeGFR等）

AKI后肾功能恢复的定义关键点有：

1. 基线功能的评估 肌酐清除率定量、使用放射性核素或胱抑素C来测定GFR和各项指标，包括炎症指标：NGAL、IL-6、IL-18；细胞损伤指标：KIM-1、L-FABP；细胞周期停滞指标：IGFBP7、TIMP-2。

2. 人群的选择 AKI的患者（住院患者、ICU患者）；排除终末期肾病和慢性肾病患者；特定疾病（如手术、药物）致AKI的患者；死亡患者。

3. 时间节点 AKI后3～7d，出ICU时/出院时，AKI后30d/90d/1年。

4. 定义方式 过去定义为AKI后不需要RRT或透析治疗，近期定义为AKI或AKD降级。

5. 恢复的终点 短期恢复的终点事件包括死亡、RRT、透析等，长期恢复的终点指标包括死亡、透析、持续的肾功能不全（CKD、ESRD）。

综上所述，AKI后肾功能恢复的定义仍然存在许多需要探讨和统一的问题。这些问题的解决才能更加明确定义和根据定义进行筛选和研究此类患者。

因此，根据目前的定义，AKD肾功能恢复的假设模式包括：

1. AKI 3期可以慢慢进展为AKI 2期，并发展为AKD。

2. AKI 1期可能发展为AKI 3期，然后在发展为AKD 1期前快速发展为AKI 1期。

3. 持续AKI（>48h）可能伴随一段时间的肾功能持续恢复，然后经历第二次AKI，导致AKD。

4. AKI 2期可以快速恢复。

5. 亚急性AKD可能发生于最初7d内的慢性肾功能恶化，严格意义上讲没有达到AKI标准，后发展为AKD 3期。

不同的恢复方式与预后关系密切。在一项纳入17 000例AKI患者（AKI 2、3级）的队列研究中，作者观察到 AKI 最初阶段后恢复的 5 种形式：早期恢复，肾功能持续好转（26.6%）；完全未恢复（26.5%）；7d 后延迟恢复（9.7%）；早期恢复后复发 / 复发后最终恢复（22.5%）；以及复发无法恢复（14.7%）。

<h2 style="text-align:center">第三节 机 制</h2>

AKI 的病理生理机制主要包括三个方面：肾小管损伤、血管内皮细胞损伤和炎症反应。具体包括：肾小管损伤、内皮细胞激活、肾小管阻塞、白细胞招募、血管损伤。所以 AKI 后肾脏恢复的机制可能与这几个方面有关：①巨噬细胞 M1 向 M2 转换；②炎症浸润的恢复；③肾小管增殖；④内皮修复和再生。

一、巨噬细胞 M1 向 M2 转换

巨噬细胞经典的表型有 M1 型和 M2 型。在不同的组织微环境下，巨噬细胞可通过这两个方向的极化传导炎症信号，在早期，M1 受外来的炎性刺激，释放炎症介质，随后 M2 下调炎症反应促进组织修复。当脂多糖、干扰素 -γ、巨噬细胞集落刺激因子或 TNF-α 刺激时，经典活化型巨噬细胞 M1 可被激活，分泌大量的炎症介质和细胞因子，促发炎症级联放大效应，从而引起组织损伤。当 IL-4、IL-13 刺激时，巨噬细胞可形成替代活化型 M2，从而引起抗炎反应，促进抗炎因子如 IL-10 等的释放，拮抗炎症，促进组织愈合和修复。M2 型巨噬细胞有三种亚型 M2a，M2b 和 M2c。M2a 表面高表达精氨酸酶 -1（arginase-1，Arg-1），通过催化多胺的形成，促进细胞增殖和胶原沉积，还可与 M1 分泌的 iNOS 竞争水解体内精氨酸，抑制 M1 细胞生成 NO。M2b 可高表达 MHC II 和 CD80/86 分子，具有抗原呈递功能，并诱导 Th2 分泌 IL-10，从而抑制炎症。M2c 可由 IL-10、GF-B 或糖皮质激素刺激形成，它低表达 MHC II 分子和协同刺激分子，但可大量分泌 IL-10，从而下调炎性细胞因子的产生，有利于清除细胞碎片和形成血管。在 AKI 后肾脏恢复阶段，巨噬细胞 M1 可向 M2 转换来进行修复。已有研究通过体内和体外实验发现，肾小管分泌的 GM-CSF 通过 pSTAT5 通路能改变巨噬细胞的活性，减少肾小管细胞的凋亡，从而提高 AKI 的生存率。AKI 后肾小管上皮细胞再生的一个重要机制为 GM-CSF 调节残存肾巨噬细胞的极化功能。因此，肾巨噬细胞由 M1 向 M2 极化可能为 AKI 后肾脏恢复的机制之一。

二、炎症浸润的恢复

AKI 的病理过程其实是基于炎症损伤的过程。各种炎症细胞、炎症因子和氧化损伤参与其过程。导致肾小管损伤，微循环改变，微血栓形成，内皮功能障碍，肾静脉充血、过敏反应和阻塞等。在炎症损伤阶段，急性炎症浸润的首要表现为炎症反应介导的肾损伤。炎性细胞如中性粒细胞、淋巴细胞和 NK 细胞为 AKI 后最初炎症损伤的主要细胞类型。它们通过炎症浸润来损伤肾脏。在炎症修复阶段，单核细胞通过清除对损伤后凋亡的中性粒细胞和内皮细胞来起着重要的炎症修复作用。单核细胞和巨噬细胞在组织修复的各个阶段都起着炎症调节作用。例如巨噬细胞可通过改变其形态来参与修复的过程。此外，细胞因子吸附治疗能通过广谱吸附炎症介质，调节过强的免疫反应来减轻炎症反应，促进 AKI 后的炎症损伤修复。

三、肾小管的修复

1. 肾小管上皮细胞的重建 肾小管上皮细胞的修复主要分为两个阶段：第一阶段为去分化阶段：肾近曲小管上皮细胞的去分化过程主要表现为顶-基极化的减少，紧密连接的缺乏，上皮细胞标志物（如神经-钙黏蛋白 N-cadherin、上皮-钙黏蛋白 E-cadherin、带状闭合蛋白-1 Z-1）的表达降低以及间叶细胞标志物（如a-平滑肌肌动蛋白 a-SMA、成纤维细胞特异性蛋白-1 FSP-1）的表达增加。第二阶段为增殖和再分化阶段：主要表现为顶-基极化的重建，紧密连接作用，上皮细胞标志物的表达增加，间叶细胞标志物的表达降低以及肾小管上皮细胞残存的功能作用。

2. 新生细胞的迁移 肾小管细胞的急性损伤会导致细胞的坏死、凋亡以及从肾小管基底膜上分离脱落。此时，会有新的细胞迁移至损伤部位来重建有功能的肾小管上皮细胞。然而，这些新的上皮细胞的来源仍然存在争议。目前认为这些细胞的来源有三种可能：肾脏干细胞或原始祖细胞、去分化的损伤的肾小管细胞、骨髓来源的细胞。

四、毛细血管内皮修复和再生

由于缺血再灌注的损伤，血管内皮的损伤在 AKI 中很常见。首先，破坏的内皮细胞脱落进入血液循环，引起破坏的血管内皮祖细胞的聚集、分化，临近内皮细胞的增殖。通过内皮祖细胞和邻近内皮细胞两方面的修复作用完成破坏处内皮细胞的修复过程。此外，内皮祖细胞还可促进新生血管的形成，最终完成内皮修复和血管的再生。

第四节 如 何 评 估

一、基于血肌酐推算出的参数

1. 动态肾小球滤过率（dynamic GFR） 通过肌酐可计算出肾小球滤过率（Estimated GFR，eGFR）。$eGFR=[(140-age)*weight(kg)]/(72*Pcr)$，其中 Pcr 为血浆的肌酐值。肌酐的动态变化可导致肾小球滤过率的动态变化，动态 $eGFR=(SSPcr*CrCl/Mean Pcr)*[1-(24*\Delta Pcr)]/[\Delta$ 时间（h）* 最大 $\Delta Pcr/d]$。其中 SSPcr 为上个肌酐值，CrCl 为根据上次肌酐值推算出的肌酐清除率（也即肾小球滤过率），Mean Pcr 为这二次肌酐变化的平均值，ΔPcr 为这二次肌酐变化的差值，Δ 时间为这二次肌酐测量的时间差值，最大 $\Delta Pcr/d$ 为当天最大的血浆肌酐变化值。通过动态 eGFR 随时间变化绘制的曲线可预测肾脏的恢复情况。

有研究将动态 eGFR 和生物标志物（血浆 NGAL 和 TIMP-2*IGFBP7）进行对比来预测 AKI 的肾功能恢复情况，发现动态 eGFR 预测肾功能恢复的曲线下面积（AUC-ROC）最高（0.87），好于这些生物标志物。尽管肾损害的生物标志物也能预测短期的肾功能恢复和主要不良肾脏事件，但动态 eGFR 有较好的诊断和预后价值。

2. 肌酐轨迹（creatinine trajectory） 为了解肌酐的动态变化对 AKI 预后的影响，将患者 72h 内肌酐的动态变化制成曲线，此为肌酐轨迹。肌酐变化曲线是重要的临床直观地评估 AKI 是否恢复的参数。基于曲线的分类还考虑了患者对早期医疗干预的反应，并使用了一系列肾功能不全测量所提供的附加信息。因此，根据肌酐轨迹识别 AKI 亚型可以提高风险分层的准确性，并提供更多有关 AKI 患者的同质因素。有研究根据肌酐轨迹将 AKI

患者分为 AKI 恢复组和 AKI 未恢复组，观察两组的基于肌酐动态曲线的分类与和死亡风险的关系。AKI 恢复的定义为血肌酐水平下降 0.3mg/dl，或比最初 72h 的最高值下降 25%。AKI 未恢复的定义为未达到 AKI 恢复的指标。结果发现，AKI 恢复组的患者死亡风险更低，而 AKI 未恢复组的患者死亡风险更高。此研究提示，肌酐动态变化曲线可预测肾脏恢复，并与死亡率相关。

所以，SCr 变化的轨迹可以识别不同死亡风险的 AKI 亚型，即使在严重程度相近的 AKI 患者中也是如此。这些 AKI 亚表型有助于定义那些可能是受益于新的干预措施的患者。

二、蛋白尿

在发生 AKI 后，肾小管功能很少受到重视。在 CKD 中，蛋白尿是疾病进展和 ESKD 高于高血压的最佳预测因素，这可能是由于肾小球通透性增加和滤过蛋白的肾小管摄取减少所致。一些研究强调，术前蛋白尿患者患 AKI 的风险增加，特别是在心脏手术和严重烧伤后。此外，已经发现（管状）蛋白尿与危重患者的预后更差有关，包括 AKI 的发生率和长期肾功能。其他肾小管功能的标志还没有得到任何详细的研究。由于蛋白尿是 CKD 的一个可改变的危险因素，这种评估应该在 AKI 患者的随访中得到授权。

三、合并高血压及心血管疾病风险

血压变化对肾脏的灌注影响颇大。长期高血压可导致高血压性肾损害，低血压可导致肾脏灌注不足，导致肾缺血缺氧。各种心血管疾病也同样为急性肾损伤的危险因素。而如果 AKI 不能恢复导致慢性肾功能不全，这些改变也容易并发高血压及其他心血管疾病，所以评估患者是否有新出现的高血压和心血管疾病反映患者是否已经有潜在的慢性肾脏疾病。

四、肾脏储备功能的变化

肾脏储备功能（renal functional reserve，RFR）是指蛋白负荷后肾脏肾小球滤过率峰值与肾小球滤过率基线的差值。RFR 是肾脏对生理或病理刺激适应的能力，是评价肾脏功能的敏感指标。通过口服蛋白质或静脉输注氨基酸可激发和测定 RFR，另外有研究采用肾实质电阻率法计算 RFR，或者通过多普勒超声测定肾动脉或肾内动脉阻力指数和搏动指数的变化估计肾脏 RFR。临床上，当肾功能受到损害或 RFR 生理需求的因素均可使 RFR 下降。如妊娠期、病理学高滤过状态、心肾综合征患者、肾脏捐献者。

已有多项研究探究了 RFR 与 AKI 的关系，AKI 会降低肾脏 RFR，而 RFR 降低也会增加发生 AKI 的风险。如有研究显示，术前具有正常肾小球滤过率的择期心脏手术患者若测定 RFR，可高度预测 AKI。降低的 RFR 似乎是 AKI 的新风险因素。测量术前 RFR 可识别患者可能受益于预防措施或用于早期检测 AKI 的生物标志物。

既往 ADQI 定义肾功能恢复为患者肌酐水平返回到基线血清肌酐的 50% 内，并且当患者脱离肾脏替代时没有达到基线的 50%。将未恢复定义为持久需要进行肾脏替代治疗的患者。但是，这些定义没有考虑 RFR 在最终评价中的可能影响。即使肌酐水平和 GFR 返回至基线值，但 RFR 显著减少可能已经发生，对 AKI 的敏感性增加。已证明，AKI 恢复过程中，肌酐和 GFR 可能恢复正常，显示明显地完全恢复。事实上，由于肾脏利用部分或全部 RFR 来维持其正常功能,肌酐水平恢复了但肾单位已丢失,这种恢复也可能是不完全的。因此,我们也应该考虑 CKD 可能与减少 RFR 有关,即使有明显的完全恢复。亚临床 AKI 的概念很好地描述了这种情况。最近的研究表明,即使 AKI 明显完全恢复,也会增加继发 CKD 的风险。已经建立了基于 RFR 变化的风险预测模型,需要进一步完善和验证。识别 AKI 患者在发生 CKD 的高风险患者的能力是一个重要的临床任务和研究目标,可以通过 RFR 的评估来实现这一目标。

五、生物标志物

1. **与 AKI 后肾脏(未)恢复相关的生物标志物** 作为 AKI 早期指标的血肌酐和尿量存在着一定的局限性,使得寻找可靠的早期肾损害标志物成为了热点。肾损伤性生物标志物的减少已被用来预测 AKI 后肾脏的恢复,而这些损伤性标志物的持续增加被认为是持续的肾损伤的信号。也可反映进展到 AKD 或 CKD 的风险。早期的生物标志物大致可分为炎症标志物[如中性粒细胞明胶酶相关脂钙蛋白(NGAL)、白细胞介素(IL)-6 和 IL-18]、细胞损伤生物标志物[如肾损伤分子 -1(Kim-1)和肝脂肪酸结合蛋白(L-FABP)]和细胞周期停滞标志物[如胰岛素生长因子结合蛋白 7(IGFBP 7)和金属蛋白酶组织抑制因子 2(TIMP-2)]。其中,表 6-3 为预测 AKI 未恢复的损伤标志物,即这些标志物持续升高意味着 AKI 在进展。

表 6-3 与 AKI 未恢复相关的生物标志物

AKI 对象	生物标志物	采样时间	AKI 未恢复定义
肾移植	尿 IGFBP-7, TIMP-2	移植后 4～12h	移植肾功能缺乏
	尿管型 IL-18, NGAL	移植后 4～12h	移植肾功能缺乏
	尿 IL-18, NGAL	移植后 24h	移植肾功能缺乏
重症监护	血浆 NGAL	AKI 诊断 24h 内	肌酐和尿量低于 AKI 1 级的标准(KDIGO)
	尿 IGFBP-7, TIMP-2		
	尿 NGAL、HGF	透析第 1, 7, 14d	生存并脱离透析 60d
心肺搭桥(儿童)	尿 NGAL 阴性 + 血浆胱抑素 C 阳性	心肺搭桥 7d 内	短暂 AKI(<48h) AKI 2 或 3 级
	尿 NGAL 阳性 + 血浆胱抑素 C 阴性	心肺搭桥后 2h	严重或持续 AKI AKI 3 级
社区获得性肺炎	血浆 NGAL	第 1 天	生存并无透析或 AKI 等级低于 3 级
心肾综合征 1 型	尿 AGT, NGAL, uIL-18	诊断 AKI 1 或 2 级时	AKI 进展

很少有研究对这些经典的损伤指标评估其预测肾功能恢复的能力。目前,NGAL 在这方面得到了最广泛的关注。在 AKI 3 期的第 1 天测定的血浆 NGAL 已被证明是社区获得性肺炎患者 AKI 未能恢复的合理预测因子,但其中许多人不住在 ICU。对 VA/NIH 急性肾功能衰竭试验网络研究的一项小型子研究数据分析发现,除了年龄和高 Charlson 共病指数外,在 RRT 开始后第 14 天,高浓度的尿生物标志物对 60d 后肾脏功能不恢复 / 透析依赖有较高的预测能力。然而,研究人员使用了死亡或肾功能不恢复的联合终点,只有 25 人死亡,13 人未恢复。同样,应用于需要 RRT 的 AKI 患者的一组生物标志物显示,在 AKI 后的 14d 低

的尿 NGAL 与 60d 的 RRT 需求减少有关。这项研究清楚地强调了重复测量对单个数值的价值。KIM-1 和 L-FABP 也被认为是 AKI 后肾功能恢复的标志物。最近报道的肾应激细胞周期停滞标志物 TIMP-2 和 IGFBP 7（[TIMP-2]×[IGFBP 7]）的乘积在 57 例早期 AKI 患者中预测了 48h 内的（短期）肾脏能否恢复。而对预测的适当时机目前尚未达成共识，预测恢复的生物标志物的适当时间取决于研究本身。

2. **与短期 AKI 恢复及持续 AKD 相关的生物标志物**　有关修复过程所特有的生物标志物的数据甚至更少。在 CKD 环境下，转化生长因子 β（TGFβ）、单核细胞趋化蛋白 -1（MCP-1）和基质金属蛋白酶 -2（MMP-2）与纤维化和 CKD 进展密切相关。肾移植后，供体中的一种修复期蛋白 YKL-40 与 AKI 的恢复和移植物功能的延迟密切相关。YKL-40 在小鼠中也被称为乳腺退行性蛋白 -39，它是一种参与炎症、细胞保护和修复的糖蛋白，由包括肾巨噬细胞在内的多种细胞产生。死亡肾捐献者的高尿 YKL-40 不仅与 AKI 有关，而且与 6 个月后受者移植物功能延迟的频率降低和 EGFR 的改善有关，提示这一标志物的升高可能是有效修复的开始。>30mg/dl 的尿蛋白与脓毒症患者 30d 的 AKI 恢复率较低有关。另一个有希望的恢复生物标志物是骨桥蛋白。表 6-4 为短期 AKI 恢复及持续 AKD 的标志物。

表 6-4　与短期 AKI 恢复及持续 AKD 相关的标志物

AKI 标志物	特征	临床单位	结局
血管紧张素原 血管紧张素 I 前体	453 氨基酸蛋白	心脏外科 ICU	急性心肾综合征 AKI 进展
胱抑素 C	3kDa 半胱氨酸蛋白酶抑制剂 肾小球滤过	ICU	RRT
肝细胞生长因子	间充质细胞产生抗纤维细胞因子 并参与 AKI 后肾小管细胞再生	ICU	RRT
IGFBP7 TIMP-2	29kDa 和 21kDa 蛋白参与细胞周期停滞；在肾小管细胞应激后释放到尿中	ICU 心脏外科	RRT
IL-18	18kDa 促炎细胞因子； 调节天然免疫和适应性免疫； 近端肾小管细胞损伤后释放入尿	ICU 心脏外科	AKI 进展 急性心肾综合征 RRT 肾移植 DGF
KIM-1	39kDa 跨膜糖蛋白参与肾小管再生；在缺血性或肾毒性肾小管细胞损伤后释放到尿液中	ICU 住院患者	AKI 进展 需要 RRT 肾移植 DGF
L-FABP	在近端肾小管细胞中产生 14kDa 的细胞内脂质伴侣；辅助调节脂肪酸摄取和细胞内转运；肾小管损伤后排入尿中	ICU 心脏外科	AKI 进展 RRT
MicroRNA	内源性非编码核苷酸单链分子；肾小管细胞损伤和细胞增殖后血浆中上调；尿液中可检测到	ICU 心脏外科	AKI 进展 RRT
NAG	>130kDa 溶酶体酶；产生于肾小管近端和远端细胞；肾小管细胞损伤后释放入尿	住院患者	RRT

续表

AKI 标志物	特征	临床单位	结局
NGAL	至少有三种不同的类型：中性粒细胞和上皮细胞产生的 25kDa 糖蛋白，包括肾小管同型二聚体 45kDa 蛋白，由肾小管细胞产生的异型二聚体 135kDa 蛋白在系统产生或管状损伤后释放到尿中	ICU 心脏外科	AKI 进展 急性心肾综合征 RRT 肾移植 DGF

注：DGF. 移植物功能延迟。

第五节　结局及流行病学

1. 短期肾功能结局　需要透析的 AKI 患者在不同人群之间存在显著差异（0～40%）。还有其他研究评价了 AKI 患者的恢复情况，提示完全恢复的比例介于 33% 和 90% 之间。然而，使用 AKI 的不同定义（包括或不包括尿量标准，纳入或不纳入较不严重的情况），纳入不同的人群（外科，内科）或混合人群、入选或排除 CKD 患者，或仅对生存者进行评估等，都会影响不同的结局。另外，ICU 住院期间死亡的患者，严重影响恢复率。

2. 长期肾脏结局　近期的流行病学研究突出了 AKI 与随后进展的 CKD 之间的联系，但因果关系尚不能被证明。AKI 与 CKD 之间的联系是复杂的和多向的，未恢复的 AKI 可以进展为 CKD，既往存在的 CKD 患者即便 AKI 恢复后也可能 CKD 继续进展。没有基础 CKD 的患者，在完全恢复肾功能后进展为 CKD 的风险可能较低。也有其他研究已经证明了 AKI 生存者发生 CKD 和死亡的风险比非 AKI 患者比例高，包括不需要 RRT 的 AKI 患者。

大多数研究表明 AKI 后发生 ESKD 的风险增加。大多长期肾脏结局的研究仅限于接受 RRT 并提示在 90d 内需要依赖透析的患者比例可以接近 30%。死亡和长期透析治疗是潜在风险，也应该包括在分析中。随访研究显示 AKI 患者长期结局死亡风险远远大于 ESKD 的风险。

3. 肾功能未恢复的危险因素　AKI 后未恢复的危险因素包括年龄、伴随疾病、急性疾病的严重程度和需要 RRT 的潜在性。在未恢复患者的相关危险因素中，高龄、CKD、高血压、糖尿病和心脏病是最常见的危险因素。它们的共性是与年龄或慢性疾病相关的肾小球储备减少，提示这可能是一个常见的导致 AKI 和 CKD 的潜在疾病。急性疾病的类型和严重程度也可能决定其无法恢复。较高的 APACHE 或 SAPS 评分，更严重的血液动力学不稳定，住院或更严重的 AKI 所反映的疾病，是 AKI 无法恢复的额外危险因素。总之，导致肾不恢复的可能机制是相对减少的肾单位暴露于更大的损伤，再加上与年龄或慢性疾病相关的高危因素共同参与作用。

一般来说，需要 RRT 的患者有较高的死亡率和无法康复的风险。虽然一些数据表明 RRT 可能独立地与 AKI 后的恢复受损有关，但这个问题仍然有争议，因为有许多无法测量的混杂变量。RRT 模式对恢复的影响也是有争议的。回顾性队列研究表明，与间歇性血液透析相比，初次使用 CRRT 与更低发生率的 CKD 有关，但并非所有研究都支持这一观点。有趣的是，最近法国一项回顾性观察研究使用边际结构模型，发现在整个人群中，连续和间歇性 RRT 之间的 30d 死亡率和透析依赖（合并主要结果）没有差别。然而，持续透析治疗对液体超负荷患者 30d 无透析生存结果更好，而在血流动力学稳定的患者应用 RRT 可能预后更差。另一项最近的多中心回顾性队列评估 638 例在医院出院的患者，在调整协变量后不能显示在接受间歇性血液透析或连续 RRT 的患者之间肾恢复方面的任何差异。

4. 可能促进肾恢复的措施　采取一定措施来预防 AKI 和保护肾功能可能会增加肾脏恢复的机会。比如避免高血糖和肾毒性药物，加强使用药物监控等。应确保血流动力学稳定性，并使 RRT 模式适应血流动力学状况和流体超负荷的存在，以避免肾低灌注的发生。此外，AT1 受体拮抗剂、吡多胺、α-Klotho、内皮细胞鞘氨醇 -1- 磷酸受体 1 或 PTBA 类似物促进细胞增殖和肾修复，这些干预在动物研究中显示出了良好的效果，但缺乏一致性临床研究数据。

第六节　如何随访

1. 哪些是需要随访的患者？

所有发生 AKI 的患者，不管肾功能恢复的程度如何，都应进行随访以判断是否会进展为 CKD。重要的是，虽然只有一小部分 AKI 生存者会随着时间的推移而发展为 ESKD，但许多人反而是死于心血管疾病。CKD 确实与心血管疾病的发病率和死亡率密切相关。在年轻生存者中，高血压和心血管疾病的发展可能加速 CKD 的进展，因此即使最初恢复不错，许多年后可能会发展为 ESKD。因此，在 AKI 后所有生存者中，还有很大的干预空间来改善患者长期预后。

2. 如何随访？

在实际工作中，随访的主要困难是对需要随访的患者进行评估和识别。有的患者出院时就是有问题的。目前只有少数在 ICU 中需要 RRT 的患者，在肾功能恢复后接受肾脏病随访，但需要建立强有力的机制以确保有针对性地对 AKI 患者目标随访。虽然有些单位已经开展了这些服务，但总体上仍集中在住院肾脏病会诊咨询的患者中，有必要对此类患者进行目标跟进。出院时存在严重肾功能损害的患者（例如，eGFR）30ml/（min·m²）在出院后 2 周内需要重新评估肾功能。对于其他患者，在肾脏损伤后 90d 内重新评估肾脏功能可能更加合适，允许在一定时间内观察肌肉体积 / 重量的恢复状况和任何进一步的肾功能恢复判定，允许对肾功能的新基线更明确评估。后续随访的时间和地点依赖当地医疗资源；然而，对所有 AKI 1 级患者在二级护理单元进行随的可能性不大。CKD 的有效长期管理可在初级护理单元实现，但要求这类患者在出院时容易被识别，且被专家认为符合临床指南标准。AKI 后如何随访，在最近的（2019）KDIGO 会议中提到以下的随访流程（图 6-1）。

需要 RRT 的严重 AKI 生存者和那些发展为 CKD 的患者可特别受益于肾脏病专家的诊查。即使在 3 个月时，肌酐可能无法准确反映许多生存者的 GFR。严重的疾病。血清胱抑素 C、尿肌酐清除率的测定，甚至 GFR 的测定，可能需要考虑患者肌肉质量的损失。除了测量 GFR，CKD 评估需要评估蛋白尿（尿蛋白 - 肌酐比）。蛋白尿是 AKI 后常见的表现，即使患者没有明显的肾功能不全。这可能提示高肾滤过和肾储备的损失。然而，不管是何种作用机制，很明显蛋白尿与任何水平的 GFR 患者发生心血管风险和 CKD 强烈相关。

即使缺乏 90d CKD 的证据，AKI 生存者也应至少在 1 年应按 CKD 标准进行复查是否

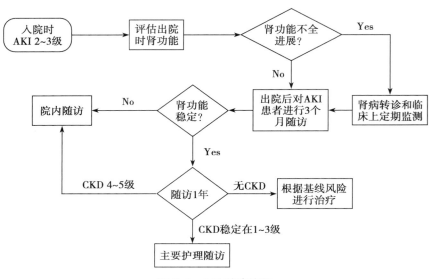

图 6-1　AKI 随访流程

后期肾功能有恶化。

　　总的来说，大多数临床医师已接受 AKI 的统一定义，提高了对 AKI 的发病率和预后的认识。但对 AKI 后肾功能的恢复关注较少。尽管有许多不足，AKI 后肾功能恢复的定义需要像 AKI 的定义标准一样进行统一。AKI 的未恢复和部分恢复均与 CKD 的发展和心血管疾病、需要长期透析及死亡率有关。肾功能不恢复的发生率在不同研究和人群之间有所不同，其危险因素包括高龄、CKD、伴随疾病、AKI 严重程度和急性疾病。在 AKI 发生后，对血清肌酐和蛋白尿连续随访，以诊断是否有进行性肾损害，并在必要时实施控制进展为 CKD 的措施。

（王静　彭志勇）

参 考 文 献

[1] ZOLTAN H E. Assessing renal recovery after acute kidney injury: can biomarkers help? [J]. Nephron, 2018,（140）: 86-89.

[2] RAGNAR P, SUSHRUT S. W. Renal functional reserve revisited [J]. Adv Chronic Kidney Dis, 2018,（3）: e1-e8.

[3] SANJEEV K. Cellular and molecular pathways of renal repair after acute kidney injury [J]. Kidney Int, 2018,（93）: 27-40.

[4] FAEQ H S, FIORENZA F, AASHISH S, et al. Preoperative renal functional reserve rredicts risk of acute kidney injury after cardiac operation [J]. Ann Thorac Surg, 2018,（105）: 1094-1101.

[5] AASHISH S, MARIA J M, CLAUDO R. Renal functional reserve and renal recovery after acute kidney Injury [J]. Nephron Clin Pract, 2014,（127）: 94-100.

[6] FAEQ H S, FIORENZA F, AASHISH S, et al. Preoperative renal functional reserve predicts risk of acute kidney injury after cardiac operation. Ann Torac Surg, 2018, 105: 1094-1101.

[7] ANTONIE D, OLIVIER J B, CAROLE S, et al. Kinetic eGFR and novel AKI biomarkers to predict renal recovery [J]. Clin J Am Soc Nephrol, 2015,（10）: 1900-1910.

[8] BHATRAJU P K, MUKHERJEE P, COHEN C R, et al. Acute kidney injury sub-phenotypes based on creatinine trajectory identifies patients at increased risk of death [J]. Critical Care, 2016,（20）: 372.

［9］KELLUM J A，SILEANU F E，BIHORAC A，et al. Recovery after acute kidney injury［J］. Am J Respir Crit Care Med，2017，（195）：784-791.

［10］CHAWLA L S，BELLOMO R，BIHORAC A，et al. Acute kidney disease and renal recovery：consensus report of the Acute Disease Quality Initiative（ADQI）16 Workgroup［J］. Nat Rev Nephrol，2017，（13）：241-257.

第七章 急性肾损伤患者的药物剂量调整

第一节 急性肾损伤对药物排泄的影响

肾脏是药物代谢和排泄的重要器官,当肾脏功能发生变化时,药物代谢特别是通过肾脏排泄的药物随之发生变化。AKI 使很多药物的药代动力学发生改变。为 AKI 患者开药物处方时,需了解药物的代谢途径、患者病理生理变化的程度及影响药物剂量的药代动力学原理。肾功能受损可以产生很多种病理生理效应,但对每一个特定的患者的影响程度很难确定。因此,了解每一种药物的药代动力学以及如何应用对临床医师是很重要的。无论肾脏疾病是急性还是慢性,药物清除率降低,药物分布容积可能保持不变或增加。尽管在 CKD 中,这些变化进展相对缓慢,但在 AKI 中,肾功能变化可能是迅速的,短时间内变化很大。另外 AKI 在找到病因并积极处理原发疾病,肾脏恢复是可能的。很多 AKI 患者也会使用肾脏替代治疗,这种情况下给患者开处方给药,量化药物清除率变得更加复杂。所以我们需要充分了解 AKI 及肾脏替代治疗时的药代动力学原理,并且用来指导合理用药。最大限度地降低因剂量不足或过量所致的药物不良事件。

量化药代动力学的变化可以使药物剂量方案得到精确的调整,使所需药物最大限度地符合浓度 - 时间曲线。药物清除率(clearance,CL)和分布容积(volume of distribution,Vd)是决定浓度 - 时间曲线(药物暴露)主要的药代动力学参数。半衰期($t_{1/2}$)是一种广泛应用的药代动力学参数,它依赖于 CL 和 Vd,因此被称为二级参数。

1. **分布容积** Vd 是一个表观(理论的)容积,而不是一个真实容积。它是将血药浓度与体内药物的总量联系起来的参数。它被量化为每公斤体重的升数,它主要取决于血管外药物浓度与血药浓度之比。Vd 也用于估算单次剂量后的最大血药浓度(maximum plasma concentration,Cmax),并且它影响负荷剂量。

单剂量静脉快速给药后,Cmax 由公式预测:Cmax= 剂量 /Vd。

Vd 不仅高度依赖于体重,而且依赖于身体成分,特别是身体内水和脂肪组织的绝对量和相对量。在 Vd 增加的临床情况下,这可能需要剂量的成比例增加以达到相同的 Cmax。

2. **清除率** CL 是在一段时间内药物被清除的血液的体积,通常以 L/h 或毫升分钟为单位测量,并且它是最接近描述药物清除的参数。CL 决定了在稳定状态下达到目标血浆浓度(有效浓度)所需药物的维持剂量。

CL 可指代特定的器官(如肝脏或肾脏)、特定的代谢途径或全身。总的或全身性 CL 是单个器官的 CL 之和,包括主动过程(如新陈代谢或主动分泌)和被动过程(例如肾小球滤过),具体用如下公式表示:$CL=CL_K+CL_H+CL_{other}$。

其中 CL_K 为肾清除率,CL_H 为肝清除率,CL_{other} 为药物的其他清除途径(例如,肾脏替代治疗或循环酯酶代谢）。CL_H 和 CL_{other} 的之和有时被称为非肾 CL，总 CL 的预期变化与肾小球滤过率（glomerular filtration rate，GFR）有关。

3. **肾脏清除率**　传统的测定肾脏 CL 的方法是同时测定药物在尿液中的排泄率和血药浓度的变化。肾脏 CL 是肾小球滤过、近端小管主动分泌和肾小管被动重吸收三个过程的净结果，如下公式说明：

$$CL_K=(Fu \times GFR)+CL_{secretion}-CL_{reabsorption}$$

Fu 是总药物浓度中未与血浆蛋白结合（游离）的部分，$CL_{secretion}$ 是肾小管的主动分泌部分，$CL_{reabsorption}$ 是指重吸收的肾小球滤过部分。

肾小球滤过因肾血流量而异，当心输出量减少或容量下降时，肾小球滤过率会降低。然而，对于一些主动分泌显著的药物，肾脏 CL 会超过 GFR（例如，二甲双胍、美罗培南、阿莫西林、头孢氨苄、氨苄青霉素和哌拉西林）。

此外，随着 GFR 的下降，药物的肾脏 CL 依赖于主动分泌的程度会增加，所以肾小球疾病患者，尽管肾小球滤过率降低，由于药物或代谢产物可经肾小管主动分泌，CL 可能不随之下降。此外，主动转运蛋白也很重要，因为药物 - 药物相互作用可能由于竞争性结合和饱和过程而致 CL 降低，药物转运蛋白活性可能存在 pH 依赖性。这些因素对 GFR 作为评估药物肾脏 CL 的唯一标准提出了挑战。

最后，肾小管可以重吸收肾小球滤过液中一些药物，重吸收的程度可能随尿液 pH 值和流量（如水杨酸或某些除草剂等弱酸）的变化而不同，这一认识已被用于中毒的治疗。

肾损伤患者的非肾 CL 可能明显增加，这可能反映了替代肾 CL 机制的机会增加或上调其他 CL 过程。值得注意的是，由于分泌减少（例如，P- 糖蛋白，有机阴离子转运多肽或有机阳离子转运蛋白）或被摄入肝细胞（例如，有机阴离子转运多肽或有机阳离子转运蛋白），药物转运蛋白受抑可能会减少非肾脏药物 CL。

尽管有点复杂，预估药物总的 CL 变化的方法主要是评估对药物清除有重要作用的器官的功能变化。例如：药物如果主要由肾脏清除，可以通过计算 GFR 来确定肾功能，随后，利用公式可以估计肾损伤患者药物 CL 相对于正常人的百分比变化。与肾功能相关的药物 CL 可以在相关药品说明书或文献中找到。在可能的情况下，最好是了解总的 CL 如何随着肾功能的下降而变化，或者是考虑 $t_{1/2}$ 的改变，因为这包括 CL 和 Vd。另一个影响由 GFR 估计药物 CL 准确性的因素为药物药代动力学的个体差异。

4. **药物消除半衰期（$t_{1/2}$）**　消除 $t_{1/2}$ 是血浆浓度降低 50% 所需的时间。通过连续测量血浆药物浓度的降低率（至少三次）来确定个体的 $t_{1/2}$。血浆取样可在静脉内注射后立即进行，或在口服药物的情况下，在吸收完成后进行。

$t_{1/2}$ 是影响单次给药后作用时间、多次给药后达到稳定血浆浓度所需时间（约 4～5 个 $t_{1/2}$）和给药频率的主要因素。重要的是要认识到，对于半衰期相对较长的药物，达到稳态浓度的时间将延迟。$t_{1/2}$ 与 Vd 和 CL 有关，计算公式如下：$t_{1/2}=0.693 \times Vd/CL$。

$t_{1/2}$ 与 Vd 的增加或 CL 的下降成正比。例如，在 CL 降低 50% 或 Vd 加倍后，$t_{1/2}$ 将翻倍。在肾脏 CL 受损的情况下未能进行剂量调整将导致药物蓄积和毒性风险。最后，要考虑 $t_{1/2}$ 不仅有原形药物，还包括活性或毒性代谢物。由于肾脏排出的代谢物的累积而引起的中毒的情况有很多，如吗啡引起昏迷、哌替啶引起癫痫、别嘌呤醇引起中毒性表皮坏死松解症、优降糖（格列本脲）引起低血糖、环磷酰胺导致免疫抑制等。例如，相对于肾功能正常的患者，肌酐清除率为 18ml/min 的患者环磷酰胺活性代谢物的 $t_{1/2}$ 显著延长并蓄积,会导致长期骨髓抑制。

5. 曲线下面积(area under the curve,AUC) AUC 是指给药后以血浆药物浓度为纵坐标,以时间为横坐标绘制浓度-时间曲线,曲线与坐标轴围成的面积。给定剂量下,AUC 与 CL 的下降成正比。AUC 与 CL 之间的这种关系可以用公式表示:AUC= 剂量 /CL。因此,由于肾脏疾病导致的药物 CL 的变化可以增加给定剂量的 AUC 和总药物暴露,这反过来增加了药物不良反应的风险。

第二节 肾脏替代治疗对药物排泄的影响

肾脏替代治疗是治疗急性肾损伤的有效方法之一,在清除患者体内代谢和毒性产物的同时,也可以清除部分药物,故肾脏替代治疗患者常需校正药物用量以维持有效的血药浓度。在某些情况下,血液净化也用于清除体内过多的药物或毒物。

1. 药物分子量 药物分子量大小决定能否通过肾脏替代治疗滤器而被清除。小分子易以弥散方式通过滤器膜孔,药物清除与分子大小成反比,大分子常以对流方式通过,除非其分子量超过膜孔大小,否则清除与超滤率相关。多数药物的分子量小于 500Da,很少大于 1 500Da。高通量膜及延长血液净化时间可促进较大分子药物的清除。

2. 药物与蛋白结合特性 药物在体内大部分与蛋白质或组织结合,而游离于血液中的药物才可被肾脏替代治疗清除。如与蛋白质结合率高的药物或与组织蛋白结合的药物不能被肾脏替代治疗清除,但可通过吸附和灌流方式清除。当出现严重低蛋白血症时,药物游离增多,清除也增多。当发生腹膜炎时,腹膜通透性增高,某些蛋白质可通过腹膜,与蛋白质结合的药物有可能一同被清除。多种因素影响蛋白结合率,理论数值可能与实际情况有一定差异。

血浆蛋白结合率是影响许多药物 Vd 和清除率的因素,药物与蛋白的结合率影响 CRRT 或透析对药物的清除能力(表 7-1)。药物筛选系数指滤出液的药物浓度,用于评价血浆中未结合的药物百分数,主要与蛋白结合率相关。筛选系数越接近 1,表示药物可通过滤过膜几乎完全滤出。血浆中只有未结合的药物才具有药理活性,能被体外血液净化技术清除。血浆蛋白结合率>80% 的药物被肾脏替代治疗清除的量非常少。通常情况下,小分子、低血

表 7-1 药物的相对筛选系数和蛋白结合率

药物	SC(筛选系数)	PB(蛋白结合率)	药物	SC(筛选系数)	PB(蛋白结合率)
阿昔洛韦	+++	非常低	地高辛	+++	低
两性霉素	+	非常高	更昔洛韦	+++	非常低
氨苄西林	++	低	庆大霉素	++	非常低
头孢西丁	++	高	亚胺培南	+++	低
头孢他啶	+++	非常低	苯唑西林	0	非常高
环丙沙星	++	低	苯妥英钠	+	高
环孢霉素	++	非常高	哌拉西林	++	低
地西泮	0	非常高	万古霉素	++	非常低

注:SC.sieving coefficient,筛选系数;PB.protein binding,蛋白结合率;具有高筛选系数和低蛋白结合率的药物容易被 CRRT 清除。低或者零筛选系数的药物不能被 CRRT 清除;高蛋白结合率的药物只能被 CRRT 清除小部分,完全不能被 IHD 清除。

浆蛋白结合率的药物被清除,分子量大、高血浆蛋白结合率的药物不被清除。肾脏替代治疗若用大孔径、高通透率的滤过膜,分子量<30kDa 的药物或毒物只要不与白蛋白结合,一般都能被滤过清除。药物与蛋白结合形成大的分子复合物(分子量>50kDa)不易被 CRRT 清除。对于与蛋白质结合率高的药物,肾脏替代治疗前或治疗后给药,对血药浓度影响不大;而分子量小、蛋白结合率低的药物,只有在肾脏替代之后给药,才不易被清除。

3. **药物的分布容积**　药物的分布容积(Vd)指药物向体内组织分布的广泛程度。Vd 大的药物,组织分布程度大,被肾脏替代治疗清除的量小,反之 Vd 小的药物可被移出的量较大。影响分布容积的因素有:水溶性与脂溶性程度,与组织或蛋白结合程度。重症患者的 Vd 实际值与理论值有很大差异,而且存在个体差异。Vd≤1L/kg 的药物易被清除,Vd≥2L/kg 的药物难以清除。高通量肾脏替代治疗可将较高 Vd 的药物快速从血浆中清除,降低血药浓度,但一次血液净化清除只是体内药物一小部分,在两次治疗之间,血药浓度会迅速回升。持续肾脏替代治疗(CRRT)可持续缓慢地清除高 Vd 药物,此过程中药物可从组织到血浆进行分布,其在血浆浓度的改变很小。

药物的溶解性会影响药物在体内的代谢过程。Vd 是决定初始剂量的主要药物代谢动力学参数。一般情况下,β- 内酰胺类、糖肽类、氨基糖苷类等水溶性抗菌药物主要分布在血浆和细胞外间隙,Vd 小,药物排泄快,体内存留时间短,通常通过肾脏途径原形排泄,易被肾脏替代治疗清除;大环内酯类、喹诺酮类、利奈唑胺等脂溶性抗菌药物 Vd 大,广泛分布在组织内,药物排泄慢,存留时间长,清除前通过多种途径代谢,不易被肾脏替代治疗清除。Vd>2L/kg 的药物一般为亲脂性,肾脏替代治疗时一般不需追加剂量;Vd<0.6L/kg 的药物多为亲水性,大多需要在肾脏替代治疗后追加剂量,特殊情况除外。

药物筛选系数指滤出液的药物浓度,用于评价血浆中未结合的药物百分数,主要与蛋白结合率相关。筛选系数越接近 1,表示药物可通过滤过膜几乎完全滤出。滤过膜常吸附阴离子,带负电荷,因此带正电荷的药物滤过率减少,而带负电荷的药物滤过率增加。此外,药物的转运主要通过半透膜的弥散、对流和吸附作用将药物从血液中移出。因此,除药物分子量、药物与蛋白结合特性、药物的分布容积外,给药时间、药物筛选系数、药物电荷以及药物转运方式等都是肾脏替代治疗中需要考虑的因素。

第三节　急性肾损伤患者的药物剂量调整策略

机体对药物的反应取决于该药的药代动力学和药效学。药效学涉及药物对机体的影响,包括药物、靶点和下游生化效应之间的相互作用。药代动力学描述的是机体对药物的影响,并反映药物吸收、分布、代谢和排泄的生理过程。这些过程中的每一步都可能在肾病患者中发生改变,并影响治疗结果。

药物浓度 - 时间曲线反映了给药后药代动力学过程的净效果。浓度 - 时间曲线接近大多数药物的临床效果,药物暴露与最大血浆浓度(Cmax)和 / 或浓度 - 时间曲线(AUC)下的面积有关。一般来说,高剂量的药物暴露增加了药物不良反应的风险,而低剂量的药物暴露则是无效的。对于急性肾损伤患者,应当了解其药代动力学的变化,并据此调整给药方案,使浓度 - 时间曲线根据个体进行优化。

如果急性肾损伤患者没有进行适当的剂量调整时,就会出现亚治疗剂量或超治疗剂量,这两种剂量都对患者的预后产生负面影响。亚治疗剂量增加了治疗失败的风险,这可能危害生命（如抗感染药物）或危及器官（如免疫抑制药物）。当药物的治疗范围较窄时，依赖于肾脏排泄的药物（或其活性或毒性代谢）暴露在超治疗剂量的风险就会放大。在许多肾脏疾病情况下，药物累积会持续很长时间，药物毒性的发作可能是潜在的。

1. 药物剂量调整策略 肾功能的轻微变化需要如何调整药物剂量是不明确的。长期的经验法则是，如果药代动力学参数变化＜30%，则无需剂量调整，但该阈值是保守的。FDA 草案文件建议，如果肾脏疾病对药代动力学有"实质性影响"（例如，以 AUC 表示药物暴露，增加至少 50%～100%），则应进行详细的药代动力学研究。当比较相同剂量时，AUC 的增加通常与 CL 的下降成正比。因此，如果药物清除率低于 50%（"无效界限"），肾功能的下降就不太可能具有临床意义。

药物（或其相关代谢产物）多大程度上依赖肾脏排泄对于确定肾病患者是否需要调整剂量也很重要。一般来说，由肾脏排出的药量＜30% 时，无需做剂量调整。有些药物虽然经肝脏代谢，但是因为这些药物代谢的活性成分和 / 或毒性代谢物主要是由肾脏排出，进行剂量调整也十分重要，这可能会增加药理作用和 / 或出现不良事件的风险。例如，吗啡被代谢为吗啡 -6- 葡萄糖醛酸酯（相当于原体药效的 360 倍），这种药物被肾脏排泄，并在肾衰竭时蓄积。

2. 抗生素剂量调整策略 脓毒症是 AKI 的重要病因，这些患者病情复杂，伴有肾功能下降、低蛋白血症、水肿等情况，在选择抗生素种类及剂量时，如何既能保证抗菌疗效，又能避免抗生素过量导致中毒或加重肾损害是我们必须面对的问题。在 AKI 患者中要合理地使用抗菌药物，首先需要了解这些药物的药代动力学与药效学特点。急性肾损伤患者应该根据肾功能水平、不同 PK/PD 类别的抗菌药物，肾脏替代治疗及低白蛋白血症对 PK/PD 的影响等调整用药方案。

抗生素的效力取决于针对致病菌的最低抑菌浓度（MIC）有关。三种药动学 - 药效学指标描述了使抗生素效力最大化的浓度 - 时间曲线的特征。

（1）最大游离血药浓度与 MIC 的比值（浓度依赖性；如氨基糖苷类）。

（2）AUC 与 MIC 的比值（AUC：MIC；如万古霉素）。

（3）血药浓度超过 MIC 的时间（时间依赖性；例如，β- 内酰胺类抗生素）。

因此，实际的疗效取决于抗生素的种类和致病菌的 MIC。血浆浓度低于目标浓度易导致治疗失败和多重耐药菌的产生。虽然高剂量处方增加了达到药代动力学 - 药效学目标的可能，但它也增加了不良事件的风险，包括被认为具有广谱治疗指征的药物，如 β- 内酰胺类抗生素。

药代动力学（pharmacokinetics，PK）指药物剂量与药物体内浓度之间的关系，药效学（pharmacodynamics，PD）指药物浓度与疗效之间的关系。PK/PD 指剂量与疗效之间的关系。抗菌药物与抗菌活性、疗效相关的 PK/PD 指标包括：①最小抑制浓度（MIC）：表示抗生素的抗菌活性，指体外可以抑制菌生长的最低的抗菌浓度。MIC 越低说明该药物对相应的病原菌的作用越强。当 MIC 变化时，需要调整抗菌药物的剂量来达到疗效；②T＞MIC：给药后一个给药间期内，游离药物浓度＞MIC 所占的时间比；③Cmax/MIC：抗菌药物血药峰值与 MIC 的比值；④AUC：血药浓度 - 时间曲线下的曲线面积；⑤AUC$_{24}$/MIC：血药浓度 - 时间曲线图中，24h AUC 与 MIC 的比值；⑥PAE：抗菌后效应，细菌接触抗菌药物后，即使血清药物浓度下降至 MIC 以下，对细菌的抑制作用仍然维持一段时间的效应。

根据抗菌药物 PK/PD，依据体外抗生素作用与体内药物作用浓度与作用时间的关系，可以分为三类：时间依赖性、浓度依赖性、时间与浓度依赖性。这样的分类为不同药物的给药方案优化提供依据。根据不同药物的 PK/PD 特点给药，才能保证给药剂量、方式提供充分的抗菌疗效。

时间依赖性抗生素：杀菌作用非浓度依赖性，无抗生素后效应或很短，抗菌作用与药物同细菌接触时间密切相关，而其峰浓度相对不重要，T＞MIC 最重要。当血药浓度大于 MIC 的 4～5 倍时，再增加浓度也不能增加抗菌效果，而增加药物与细菌的接触时间可以增加疗效。所以这类药物需要增加给药频率，每 6～8 小时 1 次，使 T＞MIC 达到 40%～50% 以上。代表药物为 β- 内酰胺类抗生素。

浓度依赖性抗生素：杀菌作用在较大范围内随药物浓度的增高而增加，取决于药物峰浓度，有较好的抗生素后效应。PK/PD 参数主要参考 AUC_{24}/MIC 与 Cmax/MIC。给药时需要提高单次给药后浓度，延长给药时间。要求一般感染时 $AUC_{24}/MIC＞25$，严重感染时＞100。Cmax/MIC 要求＞8～10。常可以每天 1 次给药。代表药物有氨基糖苷类抗生素。

浓度依赖伴时间依赖性：时间依赖，但是有较长抗生素后效应。用 AUC_{24}/MIC 评价。代表药物有大环内酯类抗生素、氟喹诺酮类抗菌药物。除了首先了解抗菌药的 PK/PD 特点外，作为 AKI 患者的抗感染用药，临床医师还需要了解所选用的药物是否存在肾脏毒性。

由于多数抗生素或代谢产物通过肾脏排泄，肾功能下降导致药物的排泄减慢、容易发生蓄积产生毒性。临床上在肾功能受损患者中常见发生蓄积中毒的抗生素有 β- 内酰胺类、氟喹诺酮类等，尤其三代头孢类、碳青霉烯类、三代喹诺酮类报道最多，可能与这些药物在危重患者使用频率较高有关。临床表现有精神、神经症状，轻者出现幻觉、定向力、意识障碍，严重者可发生精神症状、癫痫大发作甚至昏迷。因此用药前首先要确定患者目前的肾功能损伤程度来调整抗生素的剂量。因此，对于某些在肾病患者中药代动力学发生显著变化的药物，需要进行调整剂量，尤其是药物蓄积风险高和严重的和 / 或不可逆毒性的情况。表 7-2 是几种常见抗生素剂量调整的推荐。

表 7-2 常用抗生素的剂量推荐

药物	CrCl 30ml/min，无 RRT	传统 IHD（Kt/V 1.2QOD）	CRRT（CVVH 25ml/kg/h）
头孢吡肟	500mg～1g，q24h	负荷量 1g；500mg，q24h（透析结束后给药）	1～2g，q12h（可考虑持续输注 2～4g/24h）
环丙沙星	500mg 口服或 400mg 静滴 q24h	250～500mg 口服或 200～400mg 静滴每次透析后	250mg～500mg 口服或 200mg～400mg 静滴 q12h
庆大霉素[a]	24h 给药	HD 4h 可清除 30% 剂量；每次透析后按照清除水平给药	24 h 给药
哌拉西林他唑巴坦	剂量减少 30%，q6h 给药	每 8～12h 2.25g，每次透析后额外给药 0.75g	每 8h 4.5g
万古霉素[b]	15～20mg/kg，q24h	每次治疗后 10～15mg/kg	15 ～20mg/kg，q24h

注：[a] 始终应该遵循药物治疗剂量水平；[b] 对于浓度依赖的抗菌药物，一些官方推荐在 IHD 前 1h 给予较高的静脉用剂量。

急性肾损伤是继发于各种急性疾病或危重情况的一部分，对这类患者药物治疗是非常重要的，也是不可或缺的。在 ICU，脓毒症是引起 AKI 非常常见的原因，AKI 患者出现肾功能减退，很多患者会接受 CRRT 治疗，会对药物的代谢清除产生影响，从而影响药物的治疗效果以及可能产生药物不良反应，尤其是抗生素，所以需要对抗生素的剂量进行调整。因为肾脏疾病对药物的药代动力学有多种影响，这些影响是非常复杂的，与药物种类和临床状况相关。理解生理变化如何影响给定药物的药代动力学对于合理用药和优化治疗方案至关重要。因此，对急性肾损伤患者合理用药，需要充分考虑药代动力学原理，药物的特性，以及个体药物代谢特点，从而对药物剂量进行精准调整，必要时需要监测血药浓度，根据血药浓度进行调整。

（张继承）

参 考 文 献

[1] LEA-HENRY T N, CARLAND J E, STOCKER S L, et al. Clinical pharmacokinetics in kidney disease: fundamental principles[J]. Clin J Am Soc Nephrol, 2018,（7）: 1085-1095.

[2] ROBERTS D M, BUCKLEY N A. Pharmacokinetic considerations in clinical toxicology: Clinical applications[J]. Clin Pharmacokinet, 2007,（11）: 897-939.

[3] DE JONGE M E, HUITEMA A D, RODENHUIS S, et al. Clinical pharmacokinetics of cyclophosphamide[J]. Clin Pharmacokinet, 2005,（11）: 1135-1164.

[4] CHOI G, GOMERSALL CD, TIAN Q, et al. Principles of antibacterial dosing in continuous renal replacement therapy[J]. Crit Care Med, 2009,（7）: 2268-2282.

[5] PEA F, VIALE P, PAVAN F, et al. Pharmacokinetic considerations for antimicrobial therapy in patients receiving renal replacement therapy[J]. Clin Pharmacokinet, 2007,（12）: 997-1038.

[6] LEVY G. Pharmacokinetics in renal disease[J]. Am J Med, 1977,（4）: 461-465.

[7] OAKLEY P W, WHYTE I M, CARTER G L. Lithium toxicity: an iatrogenic problem in susceptible individuals. Aust N Z J Psychiatry[J]. 2001,（6）: 833-840.

[8] BLOT S, LIPMAN J, ROBERTS D M, et al. The influence of acute kidney injury on antimicrobial dosing in critically ill patients: Are dose reductions always necessary? [J]. Diagn Microbiol Infect Dis, 2014,（1）: 77-84.

[9] IMANI S, BUSCHER H, MARRIOTT D, et al. Too much of a good thing: a retrospective study of b-lactam concentration toxicity relationships[J]. J Antimicrob Chemother, 2017,（10）: 2891-2897.

第八章 急性肾损伤的护理要点

AKI 是临床常见的严重综合征之一，主要表现为短时间内肾功能突然减退，血浆肌酐（Cr）、尿素氮（BUN）较正常升高或伴有尿量减少。关于 AKI 的诊断存在不同的标准。2004 年，ADQI 提出了 RIFLE 分级诊断标准，将急性肾损伤分为风险、损伤、衰竭、肾功能丧失、终末期肾病等五个层级。该标准根据血清肌酐、肾小球滤过率和尿量将 AKI 分为 3 个严重程度等级 - 风险、损伤和衰竭，2 个预后等级 - 肾功能丧失和终末期肾病。制定于 2012 年的 KDIGO 指南，将 AKI 定义为 48h 内肌酐上升 0.3mg/dl（26.5μmol/l）以上，或 7 日内肌酐水平增至基线 1.5 倍，或持续 6h 尿量≤0.5ml/kg/h。

引起急性肾损伤的原因有很多，根据其病理生理机制可分为肾前性、肾性和肾后性三大类，在临床工作中，护士要与医师一起，明确疾病进程、治疗目标和护理要点，在不同的阶段给予针对性的护理。

第一节 急性肾损伤护理评估

1. **临床表现** 急性肾损伤的临床表现包括各种原发疾病如休克、脓毒症等常见表现，和肾功能受损引起的水钠潴留、代谢紊乱及相关并发症等。

（1）尿量减少：急性肾损伤 KDIGO 分级中，1 级尿量<0.5ml/（kg·h）持续 6～12h；2 级尿量<0.5ml/（kg·h）超过 12h；3 级尿量<0.3ml/（kg·h）超过 24h，或无尿超过 12h。

（2）水钠潴留：表现为全身水肿，血压升高，中心静脉压升高等，可出现心力衰竭、脑水肿、肺水肿。脑水肿常见表现为头痛、嗜睡、躁动或昏迷，有颅高压征象，可引出病理反射征。肺水肿表现为端坐呼吸、咳嗽、咳粉红色泡沫痰、双肺布满湿啰音等。

（3）水、电解质、酸碱平衡紊乱：可出现高钾血症，表现为嗜睡、烦躁、恶心、呕吐、四肢麻木、胸闷等，心电图可见心率缓慢、心律不齐、P-R 间期延长，甚至出现 T 波高尖、房室传导阻滞、心搏骤停等。由于酸性代谢产物在体内蓄积可引起酸中毒，表现为恶心、呕吐、疲乏、呼吸深快，严重者出现低血压、休克。此外，患者可出现低钠、高钠、低钙、低氯、高磷血症等。

（4）代谢异常：由于蛋白质代谢异常，血中尿素氮水平升高；碳水化合物代谢异常，导致葡萄糖耐量降低和胰岛素抵抗；脂质代谢异常，出现高脂血症等。

（5）感染：是急性肾损伤最常见、最严重的并发症，可表现为血流感染、呼吸道感染、泌尿系感染、皮肤感染及各种管路相关感染等。

2. **诱发因素** 根据致病因素在肾脏直接作用的部位不同，将这些因素分为肾前性、肾性和肾后性因素：

（1）肾前性因素：主要是血容量不足和心脏泵功能障碍导致的肾灌注不足。包括循环系统原因：严重呕吐、腹泻、外伤、大出血、大手术、感染性休克、大剂量使用利尿剂等引起的血容量绝对或相对不足；心脏原因：心肌梗死、心力衰竭、严重心律失常、肺栓塞等引起的心输出量下降；血管原因：肾动脉或深静脉的阻塞、肾血管自身调节紊乱等。

（2）肾性因素：主要是肾实质的损害，包括：①肾小管疾病：溶血、中毒等引起的肾小管坏死或凋亡；②肾小球疾病：包括急进性肾炎、过敏性肾炎、狼疮性肾炎、急性链球菌感染后肾炎等；③肾血管病变：包括 DIC、肾动脉栓塞等；④肾间质病变：包括肾移植术后排斥反应、病毒感染等；⑤肾乳头坏死。

（3）肾后性因素：常见原因有尿路梗阻、神经源性膀胱等。

3. 辅助检查

（1）血液检查：查血常规了解患者有无贫血；查血生化了解患者尿素氮和肌酐上升程度；查血气了解患者电解质和酸碱平衡情况。

（2）尿液检查：查尿常规和尿渗透压了解患者尿比重、渗透压、尿肌酐、尿钠、尿蛋白、尿管型情况。

（3）影像学检查：尿路 B 超有助于了解急性肾损伤的原因，排除尿路梗阻、慢性肾衰竭等。X 线检查有助于发现尿路结石、肾性炎症等。CT 可明确有无与压力相关的扩张，如肾囊肿等。CT 下血管造影有助于明确肾血管病变。

（4）肾活检：在排除相关肾前性和肾后性因素后，仍无法确定病因时可考虑行肾组织活检。

4. 心理社会状况

评估患者的一般情况包括年龄、职业、文化程度、婚姻状况；患者和家属对疾病的看法、对相关知识的掌握情况、患者的角色适应情况、有无焦虑恐惧等；患者的经济情况、费用类型、社会支持情况等。

第二节　急性肾损伤护理问题

1. **体液过多**　与肾小球滤过率降低，水钠潴留有关。
2. **有电解质失衡的风险**　包括高钾血症、低钙血症、低钠血症、高磷血症、酸碱失衡等。
3. **营养失调**　低于机体需要量和患者摄入不足，消耗增加，连续性肾脏替代治疗有关。
4. **有感染的风险**　与各项侵入性操作的实施，机体抵抗力下降，营养不良有关。
5. **潜在并发症**　心律失常、心力衰竭、急性肺水肿、脑水肿、DIC、多器官功能衰竭等。
6. **有皮肤完整性受损的危险**　与皮肤水肿，活动受限有关。
7. **知识缺乏**　缺乏疾病治疗、预后相关的知识。
8. **焦虑**　与病情危重，缺乏疾病相关知识，预后不确定有关。

第三节　急性肾损伤护理措施

1. 常规护理

（1）生命体征的监测：动态监测患者的体温、脉搏、呼吸、血压，观察患者神志及瞳孔变化。

（2）休息与活动：为患者提供安静、整洁、温湿度适宜的病室环境，室温维持在 24±1.5℃，湿度维持在 30%～60%。急性期叮嘱患者卧床休息，减轻肾脏负担，待症状逐渐缓解后可酌情增加活动量。

（3）落实生活护理和基础护理：协助患者进食、水，做好口腔护理，定时协助患者翻身，落实床上擦浴和大小便护理等，促进患者舒适。

2. 血流动力学监测 对血流动力学不稳定的患者置入外周动脉导管，行持续有创动脉血压监测。对持续监测中心静脉压的患者，关注中心静脉压波动趋势，如有异常及时报告医师。必要时动态监测心输出量和心脏指数。

3. 液体管理

（1）准确记录患者 24h 出入量，密切观察尿量及尿液性状。必要时每小时评估液体平衡情况。

（2）遵医嘱控制患者饮食饮水量和补液量，量出为入，合理补液。

（3）对行连续肾脏替代治疗的患者，遵医嘱合理设置脱水量，密切观察患者对治疗的反应，并准确记录。

（4）有条件者每日监测体重。

4. 并发症的观察和预防

（1）密切观察病情，注意水肿部位、程度的变化。观察有无胸腔积液、腹腔积液、脑水肿、肺水肿的情况。监测各重要器官的功能，及时评估有无心力衰竭、高血压及消化道出血等表现。

（2）遵医嘱留取各种血标本和尿标本，监测肾功能的各项指标和血电解质情况。评估有无酸中毒、高钾血症、低钠血症等水、电解质、酸碱平衡失调情况。一旦发现严重酸中毒、高血钾等危急情况，及时配合医师处理。

（3）预防感染：严格落实手卫生，避免交叉感染。进行各种有创操作如深静脉置管、动脉置管、胸腹腔穿刺时做好个人防护，遵守无菌原则，落实最大化无菌屏障，减少人员出入，预防感染。指导患者有效咳嗽，进行叩背、肺部物理治疗，协助患者咳痰，预防肺部感染。对已发生肺部感染的患者，合理使用抗生素，并做好体位引流。

1）预防导管相关性血流感染（catheter related blood stream infection，CRBSI）首次置管后 24h 应更换敷料，导管维护应使用无菌维护包。三通、延长管、肝素帽、输液器等输液附加装置不用时应尽量移除。每次接触导管端口前，使用合适的消毒剂（氯己定、碘剂或 70% 酒精）擦拭接触端口 15s 以上，接触导管前后均需严格落实手卫生。对发热患者及时判断导管与感染的相关性，同时留取导管内和外周静脉血标本进行培养。怀疑 CRBSI 时，应留取导管尖端进行培养。

2）预防呼吸机相关性肺炎（ventilator-associated pneumonia，VAP）对建立人工气道行呼吸机辅助呼吸的患者，应预防呼吸机相关性肺炎。重点做好气道管理，包括及时翻身、拍背、吸痰，落实口腔护理，无禁忌证的患者床头抬高 30°～45°，做好气道的温湿化，及时倾倒呼吸管路中的冷凝水，做好声门下分泌物引流，维持气囊压在 25～30cmH$_2$O。持续镇静的患者动态评估镇静深度，维持 RASS 评分 –1～0 分，对心肺功能稳定的患者实施每日唤醒。遵医嘱做好深静脉血栓的预防。帮助患者尽早撤离呼吸机。

3）预防导尿管相关性泌尿系统感染（catheter-associated urinary tract infection，CAUTI）严格掌握留置导尿适应证，减少不必要的置管。留置导尿时严格执行无菌操作，动作轻柔，避免损伤尿道黏膜。保持会阴部、尿道口、导尿管的清洁。保持引流装置的密闭、通畅及完整性，尽量避免打开导尿管与集尿袋的接口。更换集尿袋时应做好接口处的消毒。为患者清空集尿袋时应使用单独的容器，集尿袋的出口端避免接触到容器。每日评估留置导尿的必要性，尽早拔管。

5. 用药护理

（1）遵医嘱定时、定量正确给药。

（2）应用利尿剂时应密切观察尿量，关注患者有无脱水、电解质紊乱等不良反应。

（3）在纠正酸碱失衡过程中，随时监测电解质变化，防止纠酸过程中出现低钙抽搐等。

（4）应用肝素等抗凝剂时，应监测凝血功能，观察皮肤、黏膜、体腔出血情况。

（5）对感染患者尽量使用肾毒性小的抗生素，遵医嘱及时调整用药频次及剂量，观察用药效果和不良反应。

6. 营养支持

（1）合理饮食补充营养，原则上应给予低钾、低钠、高热量、高维生素及适量蛋白质饮食，少食多餐。

（2）当患者不能经口进食时，遵医嘱给予患者肠内营养。KDIGO 指南建议，AKI 患者总热卡摄入量应达到 $20\sim30$kcal/（kg·d），对无需透析治疗的非分解代谢的 AKI 患者，建议蛋白质补充量为 $0.8\sim1.0$g/（kg·d）；对于使用肾脏替代治疗的 AKI 患者，蛋白质补充量为 $1.0\sim1.5$g/（kg·d）；对于使用持续肾脏替代治疗或高分解代谢的患者，蛋白质补充量应不超过 1.7g/（kg·d）。在实施肠内营养的过程中，护士要注意完成喂养目标，观察喂养过程中有无反流、呛咳、腹胀、腹泻等情况。如有异常及时报告医师，协助对症处理。

（3）当肠内营养无法耐受或达不到能量目标时，启动静脉营养。在使用静脉营养的过程中，要注意给药速度，每小时输注速度不能过快，量出为入。同时，密切观察患者血糖变化，必要时给予胰岛素泵入。

7. 安全管理

（1）预防非计划性拔管：加强非计划性拔管危险因素的评估，识别非计划性拔管高危人群。对清醒患者进行健康教育。对年龄≥65 岁或≤6 岁，认知障碍，躁动，GCS 评分≥9 分，APACHE Ⅱ 评分≥17 分，有感染的患者重点关注。规范使用各种管路标识，妥善固定，合理镇痛镇静，控制谵妄，必要时采用保护性约束。

（2）预防压疮：运用压疮风险评估表对患者进行动态评估。保持床单位干燥、平整，按需协助患者翻身，骨隆突处给予减压贴保护。及时清理大小便，防止局部皮肤浸渍。妥善固定、摆放管路，预防管道压迫皮肤引起的压力性损伤。

8. 心理护理 急性肾损伤病情变化快、并发症多、预后不确定，患者容易产生焦虑、恐惧心理。医护人员应耐心倾听患者的想法，给患者充分表达情绪的机会，耐心向患者及家属解释疾病相关知识和治疗方法，强化人文关怀，帮助患者树立战胜疾病的信心，取得患者和家属对治疗和护理的配合。在治疗过程中，可指导患者读书、看报、听音乐，以放松情绪，转移注意力。鼓励家人、朋友多与患者沟通，使其感受到进一步的支持，以乐观积极的心态接受治疗和护理。

第四节 肾脏替代治疗的护理

AKI 患者 RRT 期间，保证其体外循环管路的安全及连续运转是完成此项治疗的必要条件。通常 ICU 医师负责 RRT 开始时机、制定 RRT 处方（包括治疗模式选择和剂量设定、置换液配方、抗凝方案及容量目标的设定）以及治疗期间的问题解决，而护理人员不仅要负责临时血管通路的维护、RRT 管路安装、运行过程中的管路和患者生命体征及内环境的监测以及机器报警的初步处理，同时还需要在患者容量管理、抗凝管理、感染预防等方面密切配合医师。RRT 护理质量的提高可能对 RRT 疗效甚至预后有重要影响。

一、血管通路的护理

维持血管通路的通畅是保证 RRT 有效运转的最基本要求。治疗期间建立的临时血管通路，要保证双腔静脉置管和管路的固定通畅，无静脉导管滑脱、打折、贴壁、漏血等发生。置管部位局部敷料应保持清洁、干燥，定期予以换药，以减少感染机会，注意观察局部有无渗血、渗液、红肿等不良反应。导管使用前常规消毒铺巾，抽出上次封管的肝素弃去，确定导管内无血栓且血流畅通后方可行 RRT。

二、容量管理护理

护理人员在 RRT 过程中应时刻关注患者的容量状态和液体平衡情况。为达到实现 AKI 患者精准化容量管理，避免容量较大波动，护理人员需每小时根据医师制定的全身液体平衡目标、容量安全值以及单位时间内液体出入量情况，滴定式动态调节 RRT 的脱水率，确保实现液体平衡管理目标。同时应根据 RRT 期间脱水对患者的血流动力学影响及时主动调整脱水率，当血流动力学指标出现明显改变或容量安全值超过预设的上、下限范围时，护理人员要及时通知医师，由医师对患者的液体目标进行评估及调整。此外，护理人员在交接班时尤其重视容量管理目标的准确传达。

三、抗凝的护理

对于能独立管理 RRT 的护理人员应熟练掌握各种抗凝技术，定期完成抗凝相关指标的监测，并及时将监测的结果通知医师进行抗凝方案调整。RRT 开始前应了解患者的血小板计数和血色素水平；全面评估患者凝血功能、出凝血风险以及穿刺部位渗血情况，女性患者还需了解其月经情况；并对上一次 RRT 采用的抗凝方案效果进行分析。普通肝素抗凝需要密切监测凝血酶原时间（PT）、凝血酶原时间国际标准化比值（INR）、部分活化凝血酶时间（APTT）以及血小板计数。低分子肝素抗凝需监测血浆抗凝血因子 Xa 活性。枸橼酸局部抗凝需密切监测滤器后和外周血离子钙水平，以调整枸橼酸钠和钙剂输入速度；同时还需要关注患者是否有口唇麻木、四肢抽搐、恶心呕吐、心律失常等异常表现，预防并及时发现枸橼酸中毒及其他代谢并发症。上机前尽量抽出管腔内上次封管的肝素，上机时选择单连接，排空管路内肝素或用生理盐水冲洗后，再连接至患者，尽量减少肝素用量。观察穿刺点局部有无出血，局部渗血以压迫为主，必要时在治疗结束后用一定量的鱼精蛋白中和体内残余肝素。治疗开始后除了重点对抗凝效果观察，如严密观察管路和滤器内血液颜色的变化以及动静脉壶和滤器中的凝血情况，还需观察原有的出血情况，同时注意口腔、鼻腔和胃肠道等部位有无新的出血，如发现问题及时正确处理。

四、院感防控护理

安装及连接管路时注意无菌及规范操作，按要求做好手卫生。穿刺点应选择透气好的无菌透明贴膜或无菌纱布覆盖，定期消毒并更换敷料。敷料出现潮湿、松动、污染时立即更换；皮肤消毒面积应大于敷贴面积，一般为 10cm×10cm，消毒后自然晾干。接触导管接口或更换敷料时，严格执行手卫生，并戴无菌手套。导管使用应规范化，每次使用导管应注意消毒导管的引血和回血端接头，在封管时要更换肝素帽，避免管腔直接暴露在空气中。管路连接和置换液配置及更换时应严格遵循无菌原则，治疗过程中保持管路的密闭性。此外，为了防止院感，护理人员需要对血液净化机器外部进行擦洗消毒。

五、其他

需密切监测动脉压、静脉压（VP）、跨膜压（TMP）、滤器前压值及波动范围以及空气、漏血、平衡等各种报警，并做好记录，以便及时采取处理措施。如出现严重凝血时，应及时更换滤器及血液管路。

（胡　芬）

参 考 文 献

[1] 吴欣娟，孙红. 重症医学科护理工作指南[M]. 北京：人民卫生出版社，2016.

[2] GOLDSTEIN S L. Fluid management in acute kidney injury[J]. Intensive Care Med，2014，(4)：183-189.

[3] ROMERO G M，DELQADO H P，CUEVA A L. Review of the knowledge on acute kidney failure in the critical patient[J]. Enferm Intensiva，2013，(3)：120-130.

[4] LO E，NICOLLE L E，COFFIN S E，et al. Strategies to prevent catheter-associated urinary tract infections in acute care hospital：2014 update[J]. Infect Control Hosp Edidimio，2014，(5)：464-479.

第九章 急性肾损伤的研究热点

急性肾损伤（AKI）是危重患者最常见的并发症之一，发病率为50%左右，且预后不佳。近十年来，各项研究和质量促进项目蓬勃开展，旨在进一步了解AKI的发病机制、提高诊断和识别AKI的能力从而改善AKI患者的预后。尽管目前已经取得了诸多成果，但仍有许多地方存在争论或者尚不明确，可能是重症医学未来的研究方向。

第一节 最新研究结果和目前观念相矛盾的地方

一、急性肾小管坏死是急性肾损伤的主要病理学改变

一直以来，急性肾小管坏死（acute tubular necrosis，ATN）是被认为是AKI的主要病理学表现，其依据主要源于20世纪50年代到70年代期间的部分严重AKI患者的病理检查及尸检报告。需要注意的是，上述AKI患者的主要触发因素为创伤和失血性休克。然而，在现代的重症监护病房中，创伤和失血性休克引起的AKI并不多见，AKI更为常见的诱发因素是脓毒症、心脏外科手术以及大手术等。对大多数出现AKI的危重患者的快速尸检表明，除了ATN之外，AKI的病理改变主要包括毛细血管白细胞浸润和肾小管上皮细胞凋亡。

二、脓毒性急性肾损伤由全肾缺血引起

在早期的脓毒性模型中发现肾小球血流量的降低，因此之前认为脓毒性AKI的可能机制是缺血和肾血管收缩。近期关于高动力性脓毒症的研究认为脓毒症中肾血管和全身血管一直以扩张为主，肾脏血流（renal blood flow，RBF）可能呈现为正常和增加，但是出球小动脉比入球小动脉扩张更显著，血流不匹配导致GFR下降。尽管肾脏大循环可能表现为高动力状态，由于肾血流再分布，肾内分流通路激活，仍有可能发生肾脏缺血。肾脏的微循环障碍可能是脓毒性AKI的机制，内皮细胞被激活，微血管通透性增加、线粒体功能障碍、能量代谢障碍，最终导致AKI。

三、开放性液体策略是急性肾损伤的标准治疗

由于既往AKI的发病可能与低血容量状态（如霍乱、急性肠胃炎等导致的大量腹泻）有关，或者部分类型AKI对快速液体治疗存在反应，这导致许多临床医师认为当AKI发生时，需要进行开放性液体策略。然而后续的多项研究证实，大量输液导致的累计液体正平衡与患者病死增加存在联系。另一方面，大剂量的液体治疗也未被发现对患者肾功能或者预后存在益处。对于没有显著的液体丢失过程或者无显著液体不足证据的情况下，没有证据能表明积极的液体疗法或者液体正平衡可能对肾脏有益。

四、缩血管药物会加重急性肾损伤

临床上对于缩血管药物会恶化 AKI 患者预后的误解可能有两个原因：

1. 在肾动脉中注射高剂量去甲肾上腺素的 AKI 模型中发现肾脏血管的强烈收缩
2. 认为神经体液导致的过度肾脏血管收缩是脓毒症 AKI 的主要病理生理机制。

事实上，大量的动物研究数据表明，脓毒性 AKI 出现的高动力血流动力学状态会引起 RBF 的增加而并非减少。鉴于去甲肾上腺素发挥对肾血管的收缩作用，另一种缩血管药物，如血管加压素未显示 RBF 的减少，反而可能通过提升患者 MAP 改善肾脏功能。

五、高治疗剂量肾脏替代治疗能改善预后

近期的两个大型多中心 RCT 发现，尽管 RRT 的治疗剂量较常规剂量翻了一倍，患者预后并未得到显著改善。当治疗剂量进一步增加，脓毒症患者亦未出现结局的改善。这可能有两个原因：

1. 肾脏替代治疗，作为人造肾脏，只能起到对天然肾功能的部分替代。
2. RRT 的潜在益处因副作用增加而被抵消。

虽然 RRT 能调节水液平衡、电解质平衡，但是其选择性清除作用相对有限，并且无法进行血压调节、代谢功能和内分泌功能等的调节，更难以纠正 AKI 对免疫功能和远端器官功能障碍的影响。RRT 还具有潜在的副作用，如可能引起机体部分有益成分的流失，影响部分药物和营养物质的血浆浓度，可能引起感染和血栓形成。

第二节　急性肾损伤研究中尚未确定的问题

1. 所有的 AKI 都一样吗？AKI 的病因有多大程度能够影响预后？　AKI 是一种临床综合征，涵盖了多种具有不同原因的疾病状态。与缺血性或肾毒性 ATN 相比，脓毒症 AKI 的组织病理学特征较轻。未来的研究应关注 AKI 的性质和严重性。了解所有 AKI 在多大程度上相似。了解在何种程度上需要根据 AKI 的特定病因个体化管理。

2. 我们可以足够早地预测急性肾损伤以改善患者预后吗？　所有旨在降低 AKI 风险或者减轻肾脏损伤的治疗性手段最终均未显示任何临床获益。迄今为止，大多数临床试验的干预措施都远远迟于肾脏损伤。一方面是由于实验室生化检查诊断延迟，另一方面则是因为超过 80% 入 ICU 的危重患者为 AKI 患者或者 2d 内即发展成为 AKI，使得早期治疗难以进行。另一方面，由于 70% 的 1 期 AKI 患者转入院之后将继续发展为更严重的 AKI，而在 ICU 住院过程中肾脏损伤可能进一步加重，因此治疗 AKI 存在很大契机。传统的诊断标准不能准确识别 AKI 早期的病理生理改变，因而导致早期干预延迟。因此，许多研究把肾小管损伤的血浆或尿液生物标志物或者肾小球功能的精确测量作为了研究目标。然而，证明与 AKI 的发生存在统计学联系相对容易，但要证明生物标志物可以改善临床结果却要困难许多。因此，目前尚无针对 AKI 的生物标志物驱动的积极的前瞻性随机对照试验，也没有任何新的生物标志物被认为可以纳入 AKI 诊断系统。结合生物标志物和其他临床指标来提高临床诊断能力的一个有吸引力的方法。然而，进一步完善预测模型的主要问题是目前尚无早期 AKI 的诊断金标准，我们正在努力寻求血清肌酐以外的新型标志物来提高诊断。因此，未来需要基于生物标志物作为评价标准的干预措施来同时验证生物标志物的精

确性和早期干预的临床益处。

3. **如何优化使用肾脏替代治疗来改善急性肾损伤患者的预后?** 尽管已经在成千上万的患者中进行了大量的研究和充分的随机对照试验,最佳的 RRT 模式、时机和剂量仍然存在争议。最佳模式的选择可能与后续 CKD 等风险、不同患者类型等有关。此外,患者的异质性、组织和实际问题,以及临床处方和实际执行情况的影不同可能是未经调整的混杂因素,模糊了证据和结论。未来的研究应在仔细考虑多方面干预措施的同时考虑潜在的风险因素,以解决异质性的干扰。

4. **急性肾损伤或者亚临床急性肾损伤与多脏器功能衰竭之间的因果关系是什么?** 实验表明,AKI 可能促进或加重肾外器官障碍。心肾综合征是肾功能不全与其他脏器功能交互作用的最著名和被研究最多的临床情况。有限的动物资料表明,AKI 不只可能促进液体过负荷和其他后续的全身并发症,而且与肺损伤、肝功能不全、小肠上皮细胞凋亡和神经炎症有关。事实上,这些器官之间的交互作用是双向的,比如在动物模型中发现机械通气策略与肾脏损伤加重有关。这些动物实验发现的临床负担和影响仍然未知。探索这些相互作用可以明确其临床关联,可以启动一些潜在机制的研究,为预防患者肾功能不全和系统性 AKI 并发症最终提供新的机会。

5. **如何定义 AKI 发生之后的肾脏预后?** 尽管 AKI 和住院病死率之间的关系广被熟知,AKI 与患者的长期不良结局之间的关系最近才开始被关注。有研究认为,发展成 CKD 状态与病死率增加强烈相关,尤其是与死于心脏血管方面的并发症密切关联。但是,评估 AKI 后长期肾功能不全和进行性 CKD 的风险可能非常困难。危重疾病相关的肌肉质量损伤可能会干扰使用 SCr 评估肾小球恢复情况的结果。即使更准确地评估肾小球滤过率,即使测量的 GFR 处于正常范围,肾功能储备的丧失仍可能增加 CKD 的远期发病风险。其中,蛋白尿可能与 GFR 降低一样,是心血管疾病,复发性 AKI 和进行性 CKD 的重要危险因素。总体而言,需要更好的方法来确定 AKI 后肾功能恢复和预后的完整性。这些可能涉及新的生物标志物或肾功能储备的系统测量及传统的测量方法,例如蛋白尿。在更好地识别高危人群基础之上,采用有效的措施来推迟或者预防 CKD 的发展,可能用来改善 AKI 生存患者的长期预后。

第三节 急性肾损伤转化研究的现状和困境

一、急性肾损伤临床研究中固有的问题

部分临床研究都可能存在统计学上的缺陷,比如在研究样本效应量不足,回顾性终点指标不合理等;一些随机对照研究也存在随机和盲法的缺失和不合理。在方法学上,可能存在报告不完善的缺点。在研究结果上,研究者更加容易报道阳性结果,存在阳性结果的发表偏倚。

二、急性肾损伤动物模型存在的问题

尽管动物研究较临床试验可控性更高,但是动物研究也存在许多限制。临床上 AKI 的病因通常是多元化的,譬如脓毒症患者很容易合并容量不足或过负荷的问题;心脏大手术术后的患者 AKI 与麻醉、感染、液体等多方面的因素都可能存在关联。除此之外,临床上

患者常常会同时罹患有多种基础疾病，如糖尿病、高血压等。不同患者的性别、种族乃至基因型都可能影响 AKI。一些治疗药物受药代动力学及药效动力学影响，在 AKI 中会发生变化。我们常用的 AKI 模型，包括模仿缺血 / 再灌注（ischemia/reperfusion，IR）AKI 模型、肾毒性 AKI 模型及脓毒症相关 AKI 模型均难以完全模拟上述临床情况。

三、急性肾损伤研究转化失败的原因和应对方法

近 50% 的科学研究都是不可重复的。在美国，每年需要花费约 280 亿美元用于这些难以被重复的基础或临床前期研究。导致这些研究不能转化的原因主要有：①研究本身设计上的缺陷和统计效应量不合适；②研究无法识别和区别不同病理生理类型的 AKI；③缺乏可预测临床结局或反映治疗效果的生物标志物；④使用的指标不能反映肾脏长期预后。为了克服转化失败，笔者建议：

（一）使用更好的合并症和风险因素的模型

如建立包含雄性动物和雌性动物在内的年老动物模型，包括罹患有 CKD 和糖尿病等基础疾病的动物模型；在此基础上评估临床上多种药物使用对治疗反应的影响；在临床前期研究中使用远交遗传异质株，以了解不同基因型对 AKI 表现的影响。

（二）整合剂量、时间和作用靶点于研究中

除了了解药物是否发挥作用，我们也希望在临床前期研究中确定最佳剂量和治疗时机，同时还需要评估治疗作用靶点的活性或者表达水平，以确定药物是否在目标器官达到有效浓度。此外，我们还可以通过设计预防性治疗和延迟治疗对于 AKI 的影响，以明确治疗的最佳时机。

（三）使用更加接近真实的人类急性肾损伤模型

单一模型的个别研究并不代表特定的人类 AKI，在临床前期模型中测试治疗干预措施，以反映 AKI 患者发生的肾脏损伤的性质。

（四）进一步了解患者急性肾损伤细胞及分子通路

我们常常探讨的是在动物模型中 AKI 的细胞及分子通路，但是同时也需要了解人类与动物模型中 AKI 分子发病机制的异同。将人类基因组位点转移到小鼠基因组中，开发人源化小鼠模型，可能是更能模拟人类 AKI 过程的模型。建议在多种 AKI 模型中进行临床前期疗效研究。

第四节　未来十年的十个大研究

1. 使用肾脏未恢复的生物标志物来比较早期启动与晚期启动 RRT 的随机对照研究虽然启动 RRT 的最佳策略仍然不确定，但一些正在进行的试验可能为未来临床实践提供指导。然而，寻找与临床表型相结合的预后标志物能帮助预测受到打击之后的肾脏自发性恢复可能性，由此指导临床 AKI 的治疗时机。

2. 对于（早期）AKI 患者，AKI 集束化策略与标准治疗相比对患者临床重要结局的影响。目前大部分试验专注于研究 AKI 的治疗性措施与特定临床情况之间的联系。改善 AKI 患者结局主要取决于不同治疗过程的监测、调查和管理过程的质量。这样的研究可类比急性肺损伤患者的管理过程，其中呼吸机的管理流程，液体管理和感染控制都有助于在随时间推移的过程中降低死亡率。

3. 在特定的高危人群中，AKI 集束化策略与标准治疗相比在预防 AKI 方面的效果。相同的道理，我们仍需要对特定高风险 AKI 患者，如围手术期患者使用目标导向的治疗用以预防 AKI 的发生。目前一些针对心脏手术的 KDIGO 干预集束化治疗措施正在研究中。

4. 在特定的高危人群中评估电子预警系统对于 AKI 治疗和重要临床结果的影响。电子健康记录（electronic health records，EHR）现已成为全球大多数医疗实践的一个组成部分；近年来，基于特定规则算法的 HER 可被用于早期识别 AKI。设计不良的 EHR 系统可能增加临床负担、增加患者不良事件；因而，临床上迫切需要设计合理、界面友好，尤其是具有报警功能的 EHR 用以早期识别 AKI。应进一步确认电子预警系统（e-alerts）对治疗过程和治疗结果的影响。可以针对特定的高危人群（如，围手术期）、特定的治疗过程（如减少肾毒性物质的暴露）来设计研究。

5. 比较生理盐水和平衡盐溶液进行液体复苏对高危 AKI 患者的影响，以及根据生理指标滴定的保守性液体策略与常规治疗相比对肾功能的影响。尽管关于平衡盐还是生理盐水的讨论众说纷纭，患者的选择至关重要。针对 AKI 高风险患者液体选择的研究亟待进行。此外，根据生理指标来滴定的保守液体管理方案与常规液体管理方案相比较的 RCT 也可以帮助了解最佳的 AKI 临床实践方案，并且能帮助高危患者避免伤害。

6. 评估特定的标志物和常规治疗相比，在判断 RRT 终止指证方面对于肾脏预后以及健康经济学方面的影响。目前还缺乏数据来告知临床医师何时将 AKI 患者停止 RRT。使用常规肾脏恢复指标（如尿量、肌酐清除率或 Scr 下降率）来评价肾脏结局和健康 - 经济指标有望深入推进该领域的研究。

7. 评估液体清除策略与常规治疗相比对于长期肾脏预后和病死率方面的影响。诸多间接证据均提示，容量超负荷与危重患者 AKI 加重和非肾脏疾病发病相关。需要具有足够效力的研究如 RCT 来证实 AKI 风险患者接受不同液体策略对其预后的影响。

8. 评估肾脏随访对于 AKI 的生存患者长期肾脏功能和远期病死率方面的影响。尽管随访研究的资料尚为缺乏，AKI 发病后确定存在罹患 CKD 和 ESRD 的长期风险。尚无 RCT 来验证特定方案驱动的干预措施对生存 AKI 患者长期结局的影响，因而对肾脏疾病患者进行跟踪随访可能会影响 AKI 生存患者长期肾脏功能和远期病死率。

9. 肾功能储备（急性蛋白质负荷试验）评估肾脏短期和长期肾脏功能预后指标；比较用急性蛋白质负荷试验引起围手术期 GFR 升高对于围手术期 AKI 发生的影响。

蛋白质负荷试验可以用来评估肾脏功能储备情况，并且可能在未来研究中用以帮助进行肾脏的风险分层。此外，蛋白质负荷试验在围手术期可能具有提高 GFR 的临床效果，需要进一步验证。

10. 评估使用药物治疗来干预新发现的引起 AKI 的病理生理机制影响。正在进行的研究将揭示 AKI 发展过程中的新的相关通路，以及可能会干预这些过程的特殊物质。这些物质有望成为治疗或干预 AKI 的新生药物，但需要研究来证实。

2012 年，KDIGO 发布了 AKI 分类和管理指南，还确定了知识方面的重要差距，并提出了未来研究方向的建议。此后，KDIGO 就不断出现的有意义的证据和话题对指南进行更新，AKI 患者的诊断和管理等内容（详见第十章）。2019 年 4 月 25 日 KDIGO 的急性肾损伤争议会议在罗马召开。本次会议讨论了五个板块的内容：①命名和诊断标准方面，除寻找新的 AKI 定义 / 分类 / 分期系统的证据，还讨论在研究中如何对 AKI 进行定义和肾脏恢复的定义标准；②风险分层方面，系统讨论了 AKI 风险分层的意义，AKI 的预后的意义和追踪

AKI 患者预后的方法；③液体管理方面，讨论回答 AKI 风险患者的液体治疗的适应证，液体治疗的量、种类；以及这类患者进行液体清除治疗的适应证和禁忌证；④肾毒性物质方面，主要讨论了造影剂相关的 AKI 的预防和管理、肾毒性物质的分类、药物性 AKI 的预防措施以及 AKI 发生期和发作后肾毒性物质的管理方法；⑤肾脏替代疗法方面，讨论了 AKI 患者启动 RRT 的标准、RRT 的最佳方式，RRT 与体外呼吸和循环支持的方式以及 RRT 的长期预后。上述五个话题将是下一步 KDIGO 指南讨论的重点内容，亦是近期临床及科研工作的重要方向。

（杨晓　彭志勇）

参考文献

[1] LEROLLE N N D，GUEROT E，BRUNEVAL P，et al. Histopahtology of septic shock induced acute kidney injury：apoptosis and leukocytic infiltration[J]. Intensive Care Med，2010（36）：471-478.

[2] PROWLE J R，MOLAN M P，HORNSEY E，et al. Measurement of renal blood flow by phase-contrast magnetic resonance imaging during septic acute kidney injury：a pilot investigation[J]. Crit Care Med，2012（6）：1768-1776.

[3] VERMA S K，MOLITORIS B A. Renal endothelial injury and microvascular dysfunction in acute kidney injury[J]. Semin Nephrol，2015（1）：96-107.

第十章 全球改善肾脏疾病预后组织急性肾损伤指南及评价

第一节 背 景

对于急性肾功能不全的描述，最早可追溯至 1802 年 William Heberden 提到的"无尿性肾炎"（ischuria renalis），随后相继被称为"急性布赖特氏病"（acute Bright's disease）、"战争性肾炎"（war nephritis），直至 1951 年 Homer W. Smith 首次将其描述为"急性肾衰竭"（ARF）。但遗憾的是，ARF 并没有一个精确的生物学定义，且截至目前 ARF 的诊断标准或临床定义仍未得到统一，从而导致 ARF 的发病率及临床特征存在巨大的变异。

此外，随着研究的深入，越来越多的证据表明相对较轻的急性肾损伤或肾功能受损（表现为尿量与血液生化指标的变化），同样预示严重的临床后果。因此，2002 年 ADQI 提出了 AKI 这一术语，将其定义为涵盖从肾功能标志物的变化到需要 RRT 的整个范围，并制定了 AKI 的分级诊断标准，即 RIFLE，将 AKI 分为如下 5 期：危险期（risk of renal dysfunction，R）、损伤期（injury to the kidney，I）、衰竭期（failure of kidney function，F）、失功能期（loss of kidney function，L）及终末期肾病期（end-stage kidney disease，ESKD）。具体见图 10-1：

急诊医学专业组成的急性肾损伤网络工作组（AKIN）在 RIFLE 基础上对 AKI 的诊断及分期标准进行了修订，将 SCr 的微小变化纳入 AKI 诊断中，即 AKIN 标准。具体如表 10-1：

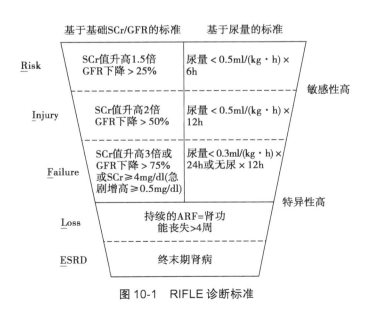

图 10-1 RIFLE 诊断标准

表 10-1　AKIN 诊断标准

分期	血清肌酐标准	尿量标准
1	血清肌酐升高≥0.3mg/dl（≥26.4µmol/l）或较基础值升高 150%～200%（1.5～2 倍）	尿量＜0.5ml/（kg·h），持续 6h 以上
2	血清肌酐较基础值升高 200%～300%（2～3 倍）	尿量＜0.5ml/（kg·h），持续 12h 以上
3	血清肌酐升高至基础值 300% 以上（＞3 倍）（或是血清肌酐 4.0mg/dl［≥354µmol/L］，急性升高 0.5mg/dl［44µmol/L］）	尿量＜0.3ml/（kg·h），持续 24h 以上或是无尿持续 12h
	开始肾脏替代治疗	

目前对 AKI 的诊断标准具有显著的实用性并已得到广泛验证，但仍存在其局限性。尽管 RIFLE/AKIN 已经尽量使 AKI 的定义及分期标准化，但在实践过程中仍存在许多不一致的情况，且基于血清肌酐和尿量诊断 AKI 本身具有一定局限性。在意识到 AKI 领域在制定、传播和实施临床指南方面具有国际合作空间后，KDIGO 理事会决定制定符合标准的临床实践指南，并于 2012 年正式发表。该指南包括了 AKI 定义，风险评估，病情评估，预防及治疗 5 个章节。AKI 的定义及分期是基于 RIFLE 以及 AKIN 标准和对风险关系的研究，治疗章节包括了药物方法预防或治疗 AKI 以及肾功能衰竭的肾脏替代治疗，指南的建议是基于对相关试验研究的系统回顾，证据的质量评价及建议力度是基于 GRADE 方法。

第二节　指南内容及解读

一、急性肾损伤的定义、分期

1. **定义**　具备以下任意一条即可定义为 AKI（未分级）：
- 48h 内 SCr 增加≥0.3mg/dL（≥26.5µmol/L）；或
- 已知或推测过去 7d 内 Scr 增加达基础值的 1.5 倍以上；或
- 以尿量＜ 0.5ml/（kg·h）持续 6h

2. 基于 AKI 严重程度对其进行分期，分期标准如上文表 10-1 所示（未分级）。

3. **尽可能明确 AKI 的病因（未分级）**　RIFLE 标准是 AKI 诊断的第一个国际跨学科共识标准，AKIN 标准是在 RIFLE 的基础上对其进行修正，以更好解释 Scr 水平的微小变化。RIFLE 标准和 AKIN 标准在识别住院患者死亡风险增加和 / 或 RRT 治疗必要性方面的有效性均已得到现有证据的支持，并均被流行病学证实可作为诊断、分期 AKI 的有效方法。但对 RIFLE 和 AKIN 的诊断率及检出人群进行比较后发现，二者的检出人群存在一定差异，且均存在漏诊现象。因此 KDIGO AKI 指南基于 RIFLE 和 AKIN 两个标准对 AKI 进行了重新定义及分级期，以统一 AKI 诊断标准，提高诊断率。研究表明，KDIGO AKI 指南中对 AKI 的分期标准具有合理性，死亡风险及 RRT 需求随着 AKI 分级的增加而增加，因此为了达到分期目的，患者应依据分期标准中所达到的最高级别进行定级。

在反映肾功能变化的指标中，Scr 及尿量是所有 AKI 诊断标准的基础，KDIGO AKI 指南同样也选用 Scr 及尿量作为其诊断、分级的指标，但同时也承认这两个指标在早期发现及准确评估肾功能损伤方面存在缺陷，Scr 容易受分布及排泌等综合作用的影响，尿量也更容易受到容量状态、药物等非肾性因素的影响，有必要寻找敏感性及特异性更高的生物标志物。

关于指南中涉及到的 Scr 基础值，缺乏 Scr 基础值会延迟部分患者 AKI 的诊断和治疗，从而影响预后。既往有慢性肾脏病病史（CKD）患者一般可以可获得 Scr 基础值，但大多数未被诊断的 CKD 患者或既往无 CKD 患者难以获得可靠的 Scr 基础值，此时对于无 CKD 患者而言，可依据肾脏疾病饮食改变（Modification of Diet in Renal Disease，MDRD）研究中的方程式估算其 SCr 基础值，许多 AKI 的流行病学研究采用了这一方法，近年的研究也证明该方法具有可行性，但该方法可能将未被诊断的 CKD 患者误诊为 AKI。因此在评估可疑 AKI 患者时，判断其是否有 CKD 至关重要。

尽管 KDIGO AKI 指南对 AKI 的诊断和分期制定了明确的标准，但指南同时强调不能认为该标准可替代或排除临床判断。虽然绝大多数病例同时符合 AKI 诊断标准及临床判断，但是可能存在小部分假性 AKI 或不典型 AKI 情况。

此外，该指南提出应尽可能寻找 AKI 的病因。虽然不是所有明确的病因都对应有特异性治疗方案，但部分病因具有其特异性治疗方案。

二、急性肾损伤的风险评估、分级管理

1. 推荐根据患者的易感性和暴露情况对 AKI 的风险进行分级（1B）。

2. 根据患者的易感性和暴露情况进行治疗以减少 AKI 的风险（见相关指南部分）（未分级）。

3. 通过测定 SCr 和尿量鉴别 AKI 高危患者已检测 AKI（未分级）。

4. 迅速对 AKI 患者进行评估，以确定病因，尤其应当注意可逆因素（未分级）。

5. 通过测定 Scr 和尿量对 AKI 患者进行监测，并依照指南的推荐意见对 AKI 的严重程度进行分期（未分级）。

6. 根据分级和病因对 AKI 患者进行治疗（未分级）。

7. 发生 AKI 后 3 个月对病情恢复、新发疾病或既往 CKD 加重情况进行评估。如果患者罹患 CKD，应当根据 KDOQI CKD 指南的详细内容进行治疗，即使患者未罹患 CKD，仍应将其作为 CKD 的高危患者，并根据 KDOQI CKD 指南 3 中有关 CKD 高危患者的推荐治疗进行治疗（未分级）

KDIGO AKI 指南强调 AKI 并不只是一种病，而是具有多种病因的临床综合征，与死亡率具有明显的相关性，且没有特异性的治疗可以逆转 AKI，早期识别、管理具有 AKI 危险因素或 AKI 高危患者比单纯治疗确诊后的 AKI 具有更好的临床结局。英国的一个临床实践评估表明，住院期间发展成 AKI 的患者中，有 43% 的 AKI 患者存在识别延迟的情况，而这 43% AKI 患者中有 1/5 是可被预见和避免的。常见的 AKI 暴露因素和易感性如下表 10-2 所示：

肾脏是一个强大的器官，可暴露于多次损伤中而不引起其结构和功能的变化，一旦出现急性肾功能损害往往预示着严重的系统性紊乱及不良预后。因此 AKI 的评估应始于 AKI 发生之前，对于存在 AKI 高危因素的患者，应基于患者的危险因素、暴露因素和临床过程等进行个体化监测，早期诊断 AKI，根据 Scr 和尿量的动态变化进行分期，并尽可能探索

表 10-2　AKI 的原因：非特异性 AKI 的暴露因素及易感性

暴露因素	易感性
全身感染	脱水
危重症	高龄
休克	女性
烧伤	黑种人
创伤	CKD
心脏手术（尤其是体外循环）	慢性疾病（心脏，肺，肝脏）
大的非心脏手术	糖尿病
肾毒性药物	肿瘤
造影剂	贫血
有毒植物或动物	

AKI 的病因，根据 AKI 的分级和病因进行早期分级管理和病因的特异性治疗。指南推荐的分级管理如下：①对存在 AKI 风险或是已诊断 AKI 的患者，应停用所有肾毒性药物，注意维持血容量和肾灌注，考虑动态血流动力学监测，监测血肌酐和尿量变化，并避免高血糖及造影剂检查。②对于已诊断 AKI 的患者，应以无创性诊断手段为基础；若进展风险高，可同时考虑有创性检查。③对于 AKI-2 期及以上的患者，应检查药物剂量并进行调整、考虑 RRT 和 ICU 治疗。④对于 AKI-3 期的患者，在实施 RRT 时，应尽量避免锁骨下静脉置管。

三、急性肾损伤的预防和治疗

指南推荐：

（一）血流动力学监测和支持

1. 在没有失血性休克的情况下，建议使用等张晶体液而非胶体液（白蛋白或淀粉）作为 AKI 高危患者或 AKI 患者扩容治疗的初始选择（2B）。

2. 对于血管舒张性休克合并 AKI 或 AKI 高危患者，推荐联合使用升压药物和输液治疗（1C）。

3. 对于围手术期高危患者或感染性休克患者，建议根据治疗方案纠正血流动力学和氧合指标，以防止发生 AKI 或导致 AKI 恶化（2C）。

低血压可降低肾脏灌注压，严重低血压或低血压持续存在可导致肾损伤，另外，损伤后的肾脏失去其血流的自我调节能力，因此 AKI 高危患者或 AKI 患者需维持其血流动力学稳态，而这主要涉及精细的液体管理及血管收缩药物使用。

1. **液体管理**　在液体管理方面，该指南主要对液体种类的选择（晶体液、白蛋白、羟乙基淀粉）进行讨论和推荐。晶体液对比白蛋白液体评估研究结果显示，白蛋白具有安全性且在液体复苏时所需的液体量较等张晶体液少，但在液体复苏疗效、RRT 需求和持续时间方面，白蛋白与等张晶体液没有明显差异。羟乙基淀粉（hydroxyethylstarch，HES）较白蛋白便宜，亦被广泛用于低血容量的液体复苏。但 HES 存在多种副作用，对凝血功能及血小板活性均有抑制作用，高渗 HES 还可引起"渗透性肾病"并造成潜在的肾功能损害。此外,多个研究表明,与等张晶体液相比,HES 增加 AKI 发生率,导致 RRT 的持续时间延长,且其中一项研究的事后分析显示,HES 的累积剂量是 90d 死亡率和 RRT 的独立预示因素。但对心脏手术患者的一项研究提示,HES 组术后第 1 天早晨需要予以儿茶酚胺进行治疗的患者人数,及所需的液体复苏量较等张晶体液组明显减少,且 HES 对肾功能无明显影响。

因此,由于缺乏明确证据证明胶体液优于晶体液,且部分证据表明某些胶体液可导致 AKI,以及胶体液费用等因素,KDIGO AKI 指南推荐在扩张血管容量时首选等张晶体液。但为了帮助达到液体复苏目标,或需要大量液体复苏避免大量液体输注,或肝硬化合并自发性腹膜炎、烧伤等特殊患者中,可以选择胶体液。同样地,尽管低张、高张晶体液可应用于某些临床情况,但晶体液等张、低张或高张的选择需取决于临床治疗目标,而不是血管容量扩张。

2. 血管收缩药物　脓毒症和感染性休克是 AKI 的主要暴露因素,感染性休克主要表现为血管收缩舒张功能障碍、高排低阻,即使进行充分液体复苏仍可存在持续的低血压,从而增加患者 AKI 发生的风险。对于这类血管收缩舒张功能障碍患者,在液体充分复苏后只有通过血管收缩药物的使用才能维持或改善肾脏灌注压,降低 AKI 风险。但目前尚不知道何种血管收缩药物能更有效地预防和治疗 AKI 和感染性休克患者。大多数研究目标集中在去甲肾上腺素、多巴胺、血管升压素上。一个小型开放性研究表明持续输注 6h~8h 的去甲肾上腺素或血管升压素可增加肌酐清除率,且血管升压素可降低对去甲肾上腺素的需求。一项使用 RIFLE 标准诊断 AKI 的 RCT 事后分析结果显示,与去甲肾上腺素相比,血管升压素能使更少的 AKI 风险期患者发展成衰竭期或失功能期,减少 RRT 的使用,降低 AKI 风险期患者的死亡率,但是在多元回归分析中,血管升压素组和去甲肾上腺素组的死亡率无明显差异。

在休克患者选用多巴胺还是去甲肾上腺素作为起始血管收缩药物治疗进行 RCT 研究后发现,多巴胺和去甲肾上腺素对肾功能和死亡率方面的影响无明显差异,但多巴胺组更易发生心律失常,且亚组分析显示,多巴胺对感染性休克和低血容量休克患者的 28d 死亡率无明显增加作用,但可增加心源性休克患者的 28d 死亡率。

综上所述,在预防 AKI 方面,目前没有充足的证据表明何种血管活性药物更优越,但 KDIGO AKI 指南强调不能因为担心肾脏灌注,而不将血管活性药物应用于血管舒缩障碍的休克患者。

此外,感染性休克早期目标导向性治疗(early goal-directed therapy,EGDT)复苏策略被称为“幸存的脓毒症运动”,一个单中心 RCT 表明该治疗方案可降低住院死亡率,改善多器官功能,包括降低 AKI 的发生。近期的 meta 分析也提示具有明确目标的治疗方案可明显降低术后 AKI 的发生率。但鉴于目前研究的局限性,且在有效性方面缺乏与个体化治疗方案进行比较,EGDT 中各组成元素在感染性休克复苏中的相对优缺点仍需进一步研究验证。尽管如此,对于感染性休克和围手术期高危患者,KDIGO 指南仍认为根据治疗方案进行复苏的疗效优于无方案复苏。

(二)血糖控制

对于危重病患者,建议使用胰岛素治疗维持血糖 110~149mg/dl(6.1~8.3mmol/L)(2C)。

应激性高血糖是危重症患者的一个临床特征,其发生的原因主要与应激介质、中心性和周围性胰岛素抵抗相关。大量数据表明心肌梗死住院患者血糖水平与不良临床结局具有明显的相关性。因此危重症患者积极控制应激性高血糖至关重要，而对于血糖控制水平，指南建议维持血糖 110～149mg/dl（6.1～8.3mmol/L）。一项重要研究显示，与传统胰岛素治疗相比（9.99～11.1mmol/L），强化胰岛素治疗（4.44～6.11mmol/L）可降低外科 ICU 机械通气患者死亡率可降低外科 ICU 机械通气患者死亡率，但将目标人群转移至内科 ICU 患者后，强化胰岛素治疗组死亡率与传统胰岛素治疗组无明显差别。Schetz 等人的分析发现，强化血糖控制可降低严重 AKI 的发病率，减少外科 ICU 患者 RRT 的需求，但对总目标患者或内科 ICU 患者的 RRT 需求无明显影响。然而，强化胰岛素治疗明显增加低血糖风险，一项对强化胰岛素治疗和传统胰岛素治疗的前瞻性研究结果显示，强化胰岛素治疗组和传统胰岛素治疗组的 28d 和 90d 死亡率、序贯器官衰竭估计评分（Sequential Organ Failure Assessment，SOFA）及 AKI 发病率均无明显区别，但强化胰岛素治疗更易引起低血糖。此外，另一个大型随机试验结果显示，强化胰岛素治疗（4.50～5.99mmol/L）对改善死亡率、器官功能障碍及菌血症方面无明显益处，反而可增加 ICU 患者死亡率和低血糖发病率。

对血糖控制的潜在益处及风险进行评估后，KDIGO 工作组建议使用胰岛素预防、控制危重症患者的高血糖，并建议控制血糖水平在 6.1～8.3mmol/L 之间。

（三）营养支持

1. 对于任何阶段的 AKI 患者，建议总热卡摄入达到 20～30kcal/（kg·d）（2C）。

2. 建议不要限制蛋白质摄入，以预防或延迟 RRT 的治疗（2C）。

3. 对于无需透析治疗的非分解代谢的 AKI 患者，建议补充蛋白质 0.8～1.0g/（kg·d）；对于使用 RRT 的 AKI 患者，补充 1.0～1.5g/（kg·d）；对于使用持续肾脏替代治疗（CRRT）或高分解代谢的患者，应不超过 1.7g/（kg·d）（2D）。

4. 建议 AKI 患者优先选择肠道进行营养支持（2C）。

蛋白质 - 热卡营养不良是 AKI 患者住院死亡率的独立预测因子，约有 42% 的 AKI 患者在入院时已存在有营养不良的表现。AKI 患者的营养管理需考虑肾功能衰竭所致的代谢紊乱和促炎性状态、潜在的疾病过程和并发症以及 RRT 所致的营养平衡紊乱。对于 AKI 的营养支持方面，指南对总热卡量，碳水化合物、脂肪乳、蛋白质的量，以及营养支持的途径分别进行了推荐。

AKI 患者的能量消耗并没有明显增加，即使是多器官功能衰竭的患者，其能量消耗不超过基础能量消耗的 1.3 倍，但对于 AKI 患者理想的热氮比目前尚不清楚。研究显示，予以 25kcal/（kg·d）的热卡可维持较为合适的氮平稳，增加热卡供给并不能增加正氮平衡，反而会增加高血糖、高甘油三酯发病率及液体过负荷情况。因此，指南建议至少 20kcal/（kg·d）的总热卡量，但不超过 25～30kcal/（kg·d），热卡组成中需包含 3～5g/（kg·d）［最大 7g/（kg·d）］碳水化合物和 0.8～1.0g/（kg·d）脂肪乳。

受炎症、应激、酸中毒等的影响，危重症患者的蛋白质代谢表现为高分解代谢。鉴于营养不良与 AKI 患者的死亡率的相关性，指南强调不能为了降低 BUN 而限制 AKI 患者营养性蛋白的供给。但是目前没有证据证明单纯增加蛋白质摄取可逆转蛋白质的高分解代谢状态，一项交叉研究显示，在蛋白质摄取量高达 2.5g/（kg·d）条件下，只有 35% 患者达到正氮平衡。此外，目前也没有关于高蛋白质摄取量临床有效性及安全性的评估，高蛋白质摄取可能可引起酸中毒和氮质血症、增加透析剂量需求等。在实施 CRRT 治疗时，每升滤过液损失近 0.2g 氨基酸，1d 总共损失 10～15g 氨基酸，因此营养管理时需补充 CRRT 相关的氨基酸损失量，但其氨基酸量不应超过 1.7g/（kg·d）。

在 AKI 患者中往往存在肠道蠕动功能下降，肠道水肿，营养物质吸收能力下降情况，从而增加肠内营养的难度，但是肠内营养有助于维持肠道完整性，减少肠黏膜萎缩及细菌、内毒素异位，降低 AKI 所致应激性溃疡或出血的风险，并且临床研究显示肠内营养可改善 ICU 患者临床结局及生存率。因此，指南建议 AKI 患者优先选用肠内营养，若经口喂养难以实现，则应尽快予以饲养管喂养。

（四）利尿剂的使用

1. 不推荐使用利尿剂预防 AKI（1B）。

2. 不建议使用利尿剂治疗 AKI，除非在容量负荷过多时（2C）。

容量过负荷是 AKI 患者的一个主要临床表现，且无尿型 AKI 预后较有尿型 AKI 差，因此为了达到液体管理的目标，或将无尿型 AKI 转变成有尿型 AKI，临床上常使用利尿剂治疗 AKI 患者或 AKI 高危患者。但利尿剂可引起循环血容量的急剧减少，减少肾灌注，从而加重 AKI。大量 RCT 结果表明，虽然可增加 AKI 患者尿量，但在预防和治疗 AKI 方面并没有明显效果，甚至可能起反作用，可能增加 AKI 风险和 AKI 严重程度。关于死亡率方面，目前尚无证据提示可降低 AKI 患者死亡率，或改善其他临床结局。此外，CRRT 治疗结束前 24h 的尿量可作为预测能否成功停止 CRRT 治疗的重要指标，但利尿剂的使用可降低该指标的预测功能。因此，指南推荐，除非存在容量过负荷，否则不建议使用利尿剂预防和治疗 AKI。

而对于甘露醇而言，虽然有少量动物实验及人类试验肯定了其疗效，但缺乏充分有力的前瞻性 RCT，KDIGO 工作组认为使用甘露醇预防 AKI 缺乏科学依据，不予以建议。

（五）血管扩张药物治疗：多巴胺，菲诺多巴及利钠肽

1. 不建议使用小剂量多巴胺预防或治疗 AKI（1A）。

2. 不建议使用非诺多巴（fenoldopam）预防或治疗 AKI（2C）。

3. 不建议使用心房利钠肽（ANP）预防（2C）或治疗（2B）AKI。

既往研究显示健康人群接受小剂量多巴胺[1～3mg/（kg·min）]治疗可引起肾血管扩张、尿钠排泄及 GFR 增加，因此小剂量多巴胺曾广泛应用于多种场合以预防 AKI 的发生，但得出上述结论的研究中，大多数属于小型、不完全随机试验，缺乏统计学力度。Lauschke 等人通过超声多普勒发现多巴胺可增加 AKI 患者的肾血管阻力，健康人群中的多巴胺扩张肾血管效应并不存在于 AKI 患者。此外，研究显示，虽然多巴胺在治疗的第 1 天可增加尿量、降低 SCr，增加 GFR，但该效应并不存在于治疗的第 2、3 天，没有证据表明多巴胺对肾功能具有持续改善作用。高质量 meta 分析结果亦表明多巴胺在预防和治疗 AKI 方面没有益处，但即使是小剂量也具有显著的副作用，导致心律失常、心肌缺血、降低肠道血流，引起垂体功能减退，抑制 T 细胞功能等。因此，考虑到多巴胺的潜在毒性作用，且缺乏证明多巴胺预防治疗 AKI 疗效的证据，指南不建议使用多巴胺预防和治疗 AKI。

菲诺多巴是多巴胺 1 受体激动剂，它有小剂量多巴胺的扩张肾血管作用，但没有多巴胺的 α、β 受体激动作用。多个相对低质量单中心的研究表明，菲诺多巴可预防和治疗 AKI，降低 RRT 需求，缩短 ICU 住院时间，降低住院死亡率，且不伴有明显副作用。但也有研究表明菲诺多巴在预防造影剂诱导 AKI 方面无明显疗效，且具有强大的降压作用，明显增加低血压风险。菲诺多巴在预防和治疗 AKI 及安全性方面缺乏充分有力的多中心试验支持，故指南不建议使用菲诺多巴进行 AKI 的预防和治疗，以避免出现低血压，及血管扩张剂对围手术期高危患者和 ICU 患者可能造成的危害。

目前有多种利钠肽处于临床应用或研发阶段，以用于慢性心力衰竭（congestive heart failure，CHF）或肾功能不全的治疗，早期的一些小型临床研究及回顾性子集分析表明，心房利钠肽（Atrial natriuretic peptide，ANP）可用于预防和治疗 AKI，但随后的大型多中心 RCT 和汇总分析结果显示，ANP 对 AKI 患者血清肌酐浓度、RRT 需求、死亡率均无明显影响，但有潜在低血压风险。据此 KDIGO 工作组不建议使用 ANP 预防和治疗 AKI。尿扩张素是另一种利钠肽，由肾小管细胞产生，具有 ANP 类似的血流动力学作用，没有系统性低血压的效应。目前有一项小型研究提出，尿扩张素对心脏术后的早期 AKI 可能具有治疗作用，但仍需进一步的前瞻性研究去证实。而对于脑钠肽（Brain natriuretic peptide，BNP）来说，meta 分析结果表明，BNP 可能可增加死亡率，且即使是小剂量的 BNP 也可导致肾功能恶化。因此，同样地，指南亦不建议使用尿扩张素或 BNP 预防和治疗 AKI。

（六）其他

1. 不推荐使用重组人（rh）IGF-1 预防或治疗 AKI（1B）。

2. 对于围产期严重窒息的 AKI 高危新生儿，建议给予单一剂量的茶碱（2B）。

3. 建议不使用氨基糖苷类药物治疗感染，除非没有其他更为适合、肾毒性更小的治疗药物选择（2A）。

4. 对于肾功能正常且处于稳定状态的患者，建议氨基糖苷类药物应每日给药一次，而非每日多次给药（2B）。

5. 当氨基糖苷类药物采用每日多次用药方案，且疗程超过 24h，推荐监测药物浓度（1A）。

6. 当氨基糖苷类药物采用每日一次用药方案，且疗程超过 48h，建议监测药物浓度（2C）。

7. 建议在适当可行时，局部使用（例如呼吸道雾化吸入）而非静脉应用氨基糖苷类药物（2B）。

8. 建议使用脂质体两性霉素 B 而非普通两性霉素 B（2A）。

9. 治疗全身性真菌或寄生虫感染时，如果疗效相当，推荐使用唑类抗真菌药物和 / 或棘白菌素类药物，而非普通两性霉素 B（1A）。

10. 建议不要单纯因为减少围手术期 AKI 或 RRT 需求的目的采用不停跳冠状动脉搭桥术（2C）。

11. 对于合并低血压的危重症患者，不建议使用 NAC（n-acetylcysteine，N- 乙酰半胱氨酸）预防 AKI（2D）。

12. 不推荐使用口服或静脉 NAC 预防手术后 AKI（1A）。

四、造影剂相关性急性肾损伤

指南推荐：

1. 血管内使用造影剂后，应当根据指南推荐意见对 AKI 进行定义和分级（未分级）。

2. 对于血管内使用造影剂后肾脏功能改变的患者，应当对 CI-AKI 及 AKI 的其他可能原因进行评估（未分级）。

3. 对于需要血管内（静脉或动脉）使用碘造影剂的所有患者，应当评估 CI-AKI 的风险，尤其应对既往肾脏功能异常进行筛查（未分级）。

4. 对于 CI-AKI 高危患者，应当考虑其他造影方法（未分级）。

5. 对于 CI-AKI 高危患者，应当使用最小剂量的造影剂（未分级）。

6. 对于 CI-AKI 高危患者，推荐使用等渗或低渗碘造影剂，而非高渗碘造影剂（1B）。

7. 对于 CI-AKI 高危患者，推荐静脉使用等张氯化钠或碳酸氢钠溶液进行扩容治疗（1A）。

8. 对于 CI-AKI 高危患者，推荐不单独使用口服补液（1C）。

9. 对于 CI-AKI 高危患者，建议口服 NAC，联合静脉等张晶体液（2D）。

10. 不建议使用茶碱预防 CI-AKI（2C）。

11. 不推荐使用非诺多巴预防 CI-AKI（1B）。

12. 对于 CI-AKI 高危患者，不建议预防性使用间断血液透析（IHD）或血液滤过（HF）清除造影剂（2C）。

造影剂相关肾损伤（CI-AKI）主要与碘化造影剂使用相关，但非碘化造影剂，如含钆造影剂可能也可导致 AKI。在此指南发表之前，CI-AKI 这一术语已被广泛使用，且其定义与 RIFLE/AKIN 有所不同，具体描述为使用造影剂后 48h 内出现的 SCr 绝对值升高 $\geqslant 0.5$mg/dL（$\geqslant 44.4$mmol/L），或 SCr 较基础值升高 $\geqslant 25\%$。泌尿生殖学学会（The Society of Urogenital Radiology）同样使用该诊断标准来定义 CI-AKI，但在 SCr 变化的时限上由 48h 改为 3d。虽然少数患者 SCr 峰值在注射造影剂后的第 5 天才出现，但研究表明注射造影剂后 12h 内 SCr 的变化是 CI-AKI 的最佳预测指标。

未注射造影剂的住院患者，其每天的 SCr 本身便具有一定的变异，有研究表明这种变异可使 $6\% \sim 35\%$ 未注射造影剂患者，一旦注射造影剂即符合上述 CI-AKI 诊断标准。并且越来越多的证据表明，CI-AKI 的危险因素、预防措施、短期及远期预后和病理生理学与其他原因所致的 AKI 无明显差别，因此，KDIGO 指南建议使用其他病因 AKI 相同的诊断标准来诊断 CI-AKI。

在"肾功能背景波动"对造影剂检查患者的影响方面，目前尚无相关的前瞻性研究，但一项回顾性研究发现，低渗造影剂检查、高渗造影剂检查及无造影剂检查三组中 AKI 的发病率无明显差别，因此对于造影剂检查后发现的 AKI 不能将其原因单纯归结于造影剂，可能存在其他病因。

既往肾功能不全是 CI-AKI 的主要危险因素，除此之外，其他危险因素还包括糖尿病、高血压、慢性心力衰竭、高龄、容量缺乏、血流动力学不稳定、肾毒性药物、造影剂剂量或渗透度等。CI-AKI 的风险程度与危险因素的数量呈指数相关。指南建议对需要血管内（静脉或动脉）使用碘造影剂的所有患者，应当评估 CI-AKI 的风险，尤其应对既往有无肾脏功能异常进行筛查。对于 CI-AKI 高危患者，应当考虑其他造影方法，但指南同时提出含钆造影剂可能存在肾毒性，既往有进展型肾病，尤其是糖尿病肾病的患者有发生钆相关性 AKI 的风险。

对于 CI-AKI 的预防，主要包括非药物性预防和药物性预防。非药物性预防方面，应当使用最小剂量的造影剂，避免不必要的检查；尽量选用静脉注射造影剂。研究表明，对于既往肾功能不全的患者，低渗造影剂较高渗造影剂肾毒性小，因此对于 CI-AKI 高危患者，指南建议使用等渗或低渗碘造影剂，而非高渗碘造影剂，但由于缺乏一对一的研究，KDIGO 工作组暂不能对等渗和低渗造影剂的选择做出结论性的判断。

药物性预防方面，研究表明静脉液体扩容可降低 CI-AKI，其原因尚未完全阐明，可能与静脉液体扩容对造影剂进行稀释，减少造影剂对细胞的损害，降低肾小管液体黏滞度有关。而关于扩容液体种类方面，研究结果显示，在预防 CI-AKI 上，等张氯化钠溶液优于低张氯化钠溶液，等张碳酸氢钠溶液疗效强于等张氯化钠溶液，但也有研究显示等张碳酸氢钠溶液与等张氯化钠溶液预防 CI-AKI 的疗效相当。另外，等张碳酸氢钠溶液配制较为复杂且多在床边或药店进行配制，选用等张碳酸氢钠溶液进行扩张增加了准备工作负担，配制过程亦可能出错引起潜在危害。因此，对于 CI-AKI 高危患者，指南建议进行静脉液体扩容，但在液体种类选择上并未强调等张碳酸氢钠溶液或等张氯化钠溶液的优先性，二者均可用于 CI-AKI 的预防。关于液体扩容时间点及液体量方面，新的研究提出应在造影剂注射前 3～12h、注射后 6～12h 按照至少 1ml/kg/h～1.5ml/kg/h 的剂量进行补液，以保证充足的尿量（＞150ml/h）。此外，不同研究显示的 N- 乙酰半胱氨酸（NAC）对 CI-AKI 发病率的影响不一，大多数研究认为 NAC 对 CI-AKI 具有保护作用，但也有研究认为 NAC 对 CI-AKI 无预防作用。一项 meta 分析结果提示，口服 NAC 联合静脉碳酸氢钠扩容可使 CI-AKI 发病率降低 35%，但对透析的需求没有明显的降低作用。鉴于 NAC 价格较为低廉，副作用风险较低，指南建议对 CI-AKI 高危患者予以口服 NAC 联合静脉液体扩张治疗。

五、急性肾损伤的透析治疗

指南推荐：

（一）CRRT 开始和停止的时机

1. 出现危及生命的容量、电解质和酸碱平衡改变时，应紧急开始 RRT（未分级）。

2. 作出开始 RRT 的决策时，应当全面考虑临床情况，是否存在能够被 RRT 纠正的情况，以及实验室检查结果的变化趋势，而不应仅根据 BUN 和肌酐的水平（未分级）。

3. 当不再需要 RRT 时（肾脏功能恢复至足以满足患者需求，或 RRT 不再符合治疗目标），应当终止 RRT（未分级）。

4. 不建议使用利尿剂促进肾脏功能恢复，或缩短 RRT 疗程或治疗频率（2B）。

对于 AKI 患者，是否需要 RRT 治疗，何时开始 RRT 治疗，何时停止 RRT 治疗是临床医师面临的基础问题。指南推荐，出现威胁生命的严重高钾血症、严重酸中毒、肺水肿，以及存在尿毒症并发症时需要紧急透析。透析目标主要为：①维持水、电解质、酸碱平衡及溶质稳态；②预防肾脏的进一步损伤；③允许肾功能恢复；④保证其他支持治疗的实施，如抗生素、营养支持等。决定是否需要 RRT 治疗，不应仅依据 BUN 和肌酐的水平，而应当根据实验室检查结果的变化趋势及上述透析目标全面综合考虑，判断是否存在能够被 RRT 纠正的情况。

对于 RRT 开始时机的研究，目前评估 RRT 起始时间效果的 RCT 仅有一项，该研究共纳入 106 名 AKI 患者，并将其随机分为早期组和晚期组，其中早期组在无尿或是肌酐清除率下降 12h 内开始 RRT，晚期组则根据传统标准开始 RRT。该研究结果显示 RRT 起始时间的早晚对 AKI 患者的 ICU 或住院死亡率、肾功能恢复无明显影响。但该研究的样本量太少，其结果的准确性仍需进一步验证。除此之外，关于 RRT 起始时机的研究均属于观察性研究,这些研究结果提示晚期开始 RRT 治疗与 RRT 持续时间延长及住院死亡率增加相关。

开始 RRT 治疗后,很多 AKI 患者的肾功能可具有一定程度的恢复而不需要长期 RRT 治疗,因此应每日对患者肾功能及 RRT 治疗目标进行评估,当肾脏功能恢复至足以满足患者需求,或 RRT 不再符合治疗目标时,应当终止 RRT。终止 RRT 的过程包括直接终止 RRT 治疗,或逐渐改变 RRT 治疗的模式、频率、持续时间。关于评估 RRT 终止指标方面,目前可靠性研究较少,一个以摘要形式发表的小型回顾性研究提出,肌酐清除率大于 15ml/min 与成功终止 RRT 治疗相关,但该结论仍需进一步的前瞻性研究加以证实。此外,多元逻辑回归分析发现尿量是预测能否成功终止 RRT 治疗最敏感的指标,但利尿剂的使用可下调尿量的这种预测能力。鉴于目前研究的局限性,指南对 RRT 终止指标尚无明确建议及推荐。

前文已提到,指南不建议使用利尿剂预防、治疗 AKI。在已实施 RRT 治疗的 AKI 患者中,利尿剂是否具有潜在疗效呢?遗憾的是,目前只有一项 RCT 对此进行研究。该研究共纳入 71 名实施 RRT 治疗的 AKI 患者,在 CVVH 治疗结束并收集结束前 4h 尿量(检测肌酐清除率)后,纳入患者随机进入呋塞米组和对照组,结果表明呋塞米对尿量和尿钠排泄具有增加作用,但对再次 CVVH 治疗的需求或肾功能的恢复无明显疗效。此外,一项观察性研究发现,在终止 IHD 治疗成功和失败的患者中,其利尿剂的使用情况无明显差异。综上所述,虽然利尿剂可能会增加 RRT 治疗后 AKI 患者的尿量,但在降低 RRT 治疗需求或促进肾功能恢复方面并未表现出明显的疗效。因此,KDIGO 指南不建议使用利尿剂促进肾脏功能恢复,或缩短 RRT 疗程或治疗频率。

(二)抗凝

1. 对需要 RRT 的 AKI 患者,抗凝剂的选择需充分评估抗凝剂的益处及潜在风险(未分级)。

2. 如果 AKI 患者没有明显的出血风险或凝血功能障碍,且未接受全身抗凝治疗,推荐在 RRT 期间使用抗凝(1B)。

3. 对于没有出血高危或凝血功能障碍且未接受有效全身抗凝治疗的患者,有以下建议:

(1)对于间断 RRT 的抗凝,推荐使用普通肝素或低分子量肝素,而不应使用其他抗凝措施(1C)。

(2)对于 CRRT 的抗凝,如果患者没有枸橼酸抗凝禁忌证,建议使用局部枸橼酸抗凝而非肝素(2B)。

4. 对于具有枸橼酸抗凝禁忌证的患者 CRRT 期间的抗凝,建议使用普通肝素或低分子量肝素,而不应使用其他抗凝措施(2C)对于出血高危患者,如果未使用抗凝治疗,推荐 CRRT 期间采取以下抗凝措施:

(1)对于没有枸橼酸禁忌证的患者,建议 CRRT 期间使用局部枸橼酸抗凝,而不应使用其他抗凝措施(2C)。

(2)对于出血高危患者,建议 CRRT 期间避免使用局部肝素化(2C)。

5. 对于罹患肝素诱导血小板缺乏(HIT)患者,应停用所有肝素,推荐 RRT 期间使用凝血酶直接抑制剂(如阿加曲班[argatroban])或 X a 因子抑制剂(如达那肝素[danaparoid]或达肝癸钠[fondaparinux]),而不应使用其他抗凝措施(1A)

对于没有严重肝功能衰竭的 HIT 患者，建议 RRT 期间使用阿加曲班而非其他凝血酶或 Xa 因子抑制剂（2C）。

RRT 治疗时抗凝的目的是预防滤器凝血，延迟 RRT 时间，并防止凝血滤器造成的血液丢失。但实施 RRT 时是否予以抗凝，还需权衡出血风险、经济负担等因素，存在凝血功能障碍的患者并不能从 RRT 抗凝中获益。研究表明，50%～60% 的患者在实施 RRT 时并未接受抗凝治疗，且无抗凝 RRT 治疗中能保持较长滤器寿命者多为凝血功能障碍患者，可惜的是，对于抗凝或无抗凝 RRT 治疗，目前并没有任何凝血功能指标具备特异性的分界点，但滤器凝血可导致消耗性凝血病。因此，指南建议，没有明显的出血风险或凝血功能障碍，且未接受全身抗凝治疗的 AKI 患者予以抗凝治疗，需进行无抗凝治疗时应通过非抗凝措施尽可能延长滤器寿命，如建立良好的血管通路、降低血液黏滞度、采用前稀释、高血流速率等。

一旦决定实施抗凝 RRT 治疗，则必须考虑选用何种抗凝剂。一项涉及 11 个 RCT 试验的 meta 分析表明，普通肝素与低分子肝素具有相似的疗效性（预防体外血栓形成）及安全性（出血）。但普通肝素发生肝素相关性血小板减少（HIT）的可能性及产生血脂异常、骨质疏松、醛固酮减少等长期副作用的概率均较低分子肝素高，且低分子肝素给药方式简便，因此欧洲实践指南在预防滤器凝血上认为低分子肝素较普通肝素更具优越性。但低分子肝素主要经肾代谢，肾功能损伤有引起低分子肝素蓄积、出血的风险，而该风险的高低主要取决于肾功能损伤的程度及低分子肝素使用的剂量，因此美国胸科学院（American College of Chest Physicians，ACCP）指南指出，对于严重肾功能不全（肌酐清除率＜30ml/min）者的抗凝治疗建议选用普通肝素，或将低分子肝素剂量减半。此外，每日接受透析治疗可增加低分子肝素蓄积的风险，需考虑适当减量。

枸橼酸钠主要通过螯合钙离子发挥抗凝作用，进入血液循环后可快速被肝、肌肉、肾代谢成碳酸氢盐，并释放出钙离子。据此，严重肝功能受损、伴有肌肉组织低灌注的休克是枸橼酸钠抗凝的主要禁忌证。多个研究表明，与普通肝素、低分子肝素相比，枸橼酸钠可延长滤器寿命，降低出血风险。另外，有研究惊讶地发现，枸橼酸钠抗凝对肾功能及住院生存率的改善情况较低分子肝素明显，其原因不能用疾病的严重程度、出血、输血解释。虽然枸橼酸钠抗凝在疗效及安全性方面更有优越性，但其实施过程更加复杂，需要严格地调整方案，且具有潜在的代谢并发症，因此指南推荐无枸橼酸钠抗凝禁忌证的 CRRT 优先选择枸橼酸钠，而对于间断 RRT 或具有枸橼酸抗凝禁忌证的 CRRT，建议选用普通肝素或低分子肝素。对于目前存在的其他抗凝剂，鉴于其副作用较多，且部分抗凝剂无解毒剂可用，KDIGO 指南不建议使用。

研究表明 1%～3% 使用肝素的患者可出现 HIT，其发生机制可能与免疫相关，主要并发症是伴或不伴血栓形成的血小板减少。因此对于接受 CRRT 治疗且反复发生滤器凝血的 AKI 患者，仍需警惕 HIT 的可能。临床实践中可利用 4T 评分来预测 HIT 的可能性，即血小板减少程度、血小板下降时间、血栓或急性系统性症状、其他引起血小板下降的原因。对于罹患 HIT 的患者，应停用所有肝素，推荐 RRT 期间使用凝血酶直接抑制剂（如阿加曲班）或 Xa 因子抑制剂（如达那肝素或达肝癸钠），而不应使用其他抗凝措施。

（三）血管通路

1. 对于 AKI 患者，建议使用无套囊无隧道的透析导管进行 RRT，而不应使用隧道导管（2D）。

2. AKI 患者选择静脉置入透析导管时,应注意以下考虑:

(1) 首选:右侧颈内静脉。

(2) 次选:股静脉。

(3) 第三选择:左侧颈内静脉。

(4) 最后选择:锁骨下静脉(优先选择优势肢体侧)(未分级)。

3. 推荐在超声引导下置入透析导管(1A)。

4. 推荐置入颈内静脉或锁骨下静脉透析导管后,在首次使用前应拍摄胸片(1B)。

5. 对于罹患 AKI 需要 RRT 的 ICU 患者,不建议在非隧道透析导管置管部位皮肤局部使用抗生素(2C)。

6. 对于需要 RRT 的 AKI 患者,不建议使用抗生素锁预防非隧道透析导管的导管相关感染(2C)。

对于预估透析治疗持续时间不长的患者,疾病控制中心(Centers for Disease Control and Prevention,CDC)指南及 KDIGO 指南均推荐使用非隧道导管进行透析治疗。两项大型随机试验结果显示,AKI 患者 RRT 治疗的平均持续时间约为 12～13d,这提示隧道导管并不是 AKI 患者 RRT 治疗的理想选择。当患者肾功能难以恢复时,建立相对永久的透析导管通路是可行的,但指南并未对透析导管类型改变(从非隧道导管到隧道导管)的理想时间进行推荐。

在透析通路的选择上,需考虑导管相关性狭窄和血栓形成、导管相关性感染、导管通路故障的可能性,对此 KDIGO 指南推荐,AKI 患者选择静脉置入透析导管时,首选右侧颈内静脉,次选股静脉,其次选择左侧颈内静脉,最后选择锁骨下静脉,且为了提高成功率,降低并发症,指南建议在超声引导下置入透析导管。但对于即将进行肾移植的患者需避免股静脉置管。此外,为了达到血流目标,降低再循环的风险,指南建议透析导管尖端需放置于大静脉中,也就是说在放置导管时需达到一定深度,对于右侧颈内静脉通路而言,导管放置的理想深度为 12～15cm,左侧颈内静脉导管理想深度为 15～20cm,股静脉通路导管理想深度为 19～24cm。鉴于 RRT 治疗时的高血流速度及抗凝剂使用,置管结束后,在首次使用前,需行胸片检查以确保导管在位。

此外,为降低真菌感染及抗生素耐药的风险,对于需要 RRT 治疗的 AKI 患者,指南不建议在非隧道透析导管置管部位皮肤局部使用抗生素,亦不推荐使用抗生素来预防非隧道透析导管的导管相关感染。

(四)透析器

对于 AKI 患者,建议使用生物相容性膜材料的透析器进行 IHD 或 CRRT(2C)。

(五)治疗模式

1. AKI 患者应使用持续和间断 RRT 作为相互补充(未分级)。

2. 对于血流动力学不稳定的患者,建议使用 CRRT 而非标准的间断 RRT(2B)。

3. 对于急性脑损伤或罹患导致颅内高压或弥漫性脑水肿的其他疾病的 AKI 患者,建议使用 CRRT 而非间断 RRT(2B)。

所有透析膜都会不同程度地活化血液中的成分,即存在生物不相容性。早期的透析膜主要由铜纺或未改良纤维素组成,生物不相容性明显,甚至可通过激活补体、促进炎性介质释放、氧化应激等,引起"透析膜反应",其临床表现主要为急性低血压、血管舒张、白细胞减少、低氧、高热等。近年改良纤维素膜或合成膜具有更好的生物相容性,透析膜反应少,

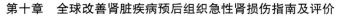

因此指南建议使用生物相容性膜材料的透析器进行 IHD 或 CRRT。

各个透析模式都有其优缺点，没有一种透析模式适合于所有 AKI 患者。临床医师需根据不同透析模式的优缺点、患者情况、透析目标、透析需求等综合应用各透析模式。各透析模式优缺点如下表 10-3 所示：

表 10-3　各种透析模式的优缺点

方式	患者情况	优势	劣势
IHD	血流动力学稳定	迅速清除毒物及小分子物质 减少抗凝 费用较 CRRT 低	液体丢失过快低血压 透析失衡性造成脑水肿 技术复杂，要求高
CRRT	血流动力学不稳定 有颅内压增高风险	持续清除毒物 血流动力学稳定 容易掌握液体平衡 没有治疗相关的颅内压升高	清除毒物较慢 需要持续抗凝 患者无法移动 低体温 费用高
SLED	血流动力学不稳定	溶质及液体清除较慢 血流动力学稳定 减少抗凝	清除毒物较慢 技术要求较高
PD	血流动力学不稳定 凝血病 建立通道困难 有颅内压增高风险	技术简单 血流动力学稳定 不需抗凝 不需建立静脉通道 费用低 平缓清除毒素	高代谢患者清除率较低 蛋白丢失 不能控制液体丢失 腹膜炎风险 腹腔完整性

IHD 可引起体内液体及电解质的快速变化，增加低血压及颅内高压的风险，因此对于血流动力学不稳定、有颅内压增高风险或弥漫性脑水肿患者，指南建议首选 CRRT 治疗而不是 IHD，但随着患者病情的稳定，透析模式可由 CRRT 转变成 IHD。

（六）置换液

1. AKI 患者进行 RRT 时，建议使用碳酸盐而非乳酸盐缓冲液作为透析液和置换液（2C）。

2. 合并休克的 AKI 患者进行 RRT 时，推荐使用碳酸盐而非乳酸盐作为透析液和置换液（1B）。

3. 合并肝脏功能衰竭和 / 或乳酸酸中毒的 AKI 患者进行 RRT 时，推荐使用碳酸盐而非乳酸盐（2B）。

4. 推荐 AKI 患者使用的透析液和置换液应当至少符合美国医疗设备协会（AAMI）有关细菌和内毒素污染的相关标准。

（七）治疗剂量

1. 应当在开始每次 RRT 前确定 RRT 的剂量（未分级），推荐经常评估实际治疗剂量以便进行调整（1B）。

2. RRT 时电解质、酸碱、溶质和液体平衡目标应当满足患者需求（未分级）。

3. AKI 患者采用间断或延长 RRT 时，推荐应达到 Kt/V 3.9/ 周（1A）。

4. AKI 患者进行 CRRT 时，推荐流出液容量 20～25ml/（kg·h）（1A），这通常需要更高的流出液处方剂量（未分级）。

在纠正 AKI 患者代谢性酸中毒方面，有醋酸盐、乳酸盐、碳酸氢盐及柠檬酸盐等可供选择。但由于血流动力学不稳定、体重降低等副作用，目前临床上已停止使用醋酸盐。而柠檬酸盐作为 RRT 治疗的局部抗凝剂，大多数实施枸橼酸抗凝 RRT 治疗的患者并不需要在透析液或置换液中额外增加枸橼酸量。在乳酸盐方面，有研究显示多器官功能衰竭患者不能快速代谢乳酸，而乳酸是一种强阴离子，若不能充分代谢乳酸盐可加重酸中毒。此外，高乳酸血症与细胞功能及分解代谢受损相关，外源性补充乳酸盐可能影响临床医师对患者病情的判断。而研究表明以碳酸氢盐作为透析液或置换液在纠正酸中毒、降低乳酸水平、改善血流动力学稳态方面具有明显的疗效。因此指南选用碳酸氢盐为 AKI 患者 RRT 治疗的透析液和置换液。

关于 RRT 剂量方面，目前仅有两项大型多中心 RCT 对 AKI 患者 RRT 的剂量进行了研究，且这两项研究结果具有一致性，研究表明 AKI 患者 RRT 剂量超过 20～25ml/（kg·h）时并没有明显益处，但可增加低磷血症风险。此外，临床调查显示，RRT 实际剂量往往低于 RRT 开立处方剂量，因此为了在临床实践中能达到 20～25ml/（kg·h）剂量，指南建议开立 RRT 剂量为 25～30ml/（kg·h）。

六、指南评价

2012 年的 KDIGO 指南内容涵盖了 AKI 的定义，风险评估，病情评估，预防及治疗。对于 AKI 的定义，既往同时存在 RIFLE 和 AKIN 诊断标准，在临床实践及科学研究中缺乏统一性，且 RIFLE 和 AKIN 诊断标准均存在一定的漏诊率，2012 年的 KDIGO AKI 指南基于 RIFLE 和 AKIN 对 AKI 进行了统一且更加完整的定义，对 AKI 的早期诊断、早期管理，及后续的流行病学研究、国际交流等均有重要意义。KDIGO 指南建议根据暴露因素及易感性对所有患者均进行风险评估，对 AKI 或 AKI 高危者，动态监测 SCr 及尿量的变化趋势，并实施分级管理。在 AKI 预防和治疗方面，指南对液体管理、血糖控制、营养支持及临床实践中涉及的一些常见药物，如利尿剂、血管扩张剂、氨基糖苷类抗生素等均进行了详细的说明，并对 RRT 治疗的起始 / 终止时机、血管通路、抗凝方式、治疗模式、治疗剂量等进行了建议。此外，KDIGO 指南对造影剂相关性 AKI 进行了单独说明，首次将 CI-AKI 诊断标准与其他原因所致 AKI 的诊断标准进行统一，并给出了 CI-AKI 非药物、药物预防措施的推荐意见。综合而言，2012 年的 KDIGO 指南内容丰富，实用性强，可用于指导临床实践。

七、2019 急性肾损伤争议会议要点

指南总是在不断修改和完善的过程中，自 2012 年 KDIGO 指南发布以后，出现了许多对 AKI 诊断和治疗具有重要意义的循证依据，因此 2019 年 4 月 KDIGO 团队针对 AKI 相关问题进行讨论，旨在为临床及研究团队提供 AKI 诊断和治疗最新的资讯，为未来指南的修订做准备，并且会议内容已发表，具体内容如下。

（一）急性肾损伤的定义和诊断

AKI 的诊断应与管理决策相联系，改变疾病定义可能会对疾病流行病学产生重大影响，必须有充分的理由才可修订 2012 年 KDIGO 指南对 AKI 的定义，因此会议就保留 2012 年

KDIGO 指南的 AKI 定义达成共识,此外,在 AKI 指南修订的背景下,除了 AKI 的各个阶段外,还应该对 AKI 持续时间、病因、病程及肾损伤生物标志物进行细化。回顾性队列数据显示,符合 AKD 实验室标准而不是 CKD 或 AKI 的患者人数相对较多,这些人发生进行性 CKD、肾功能衰竭(终末期肾病)和死亡的风险增加,故有必要就 AKD 的定义和分期达成共识,并评估其临床重要性。

尽管血清肌酐和尿量存在明显的局限性,但它们仍然是 AKI 诊断的基础指标。将来,肾损伤生物标志物、活检和影像学检查可能有助于 AKI 的分期、病因分类、预后和治疗。然而,目前没有足够的证据可将这些指标中的任何一项添加到 AKI 的定义中。实时或动态的 GFR 测量目前也处于研究状态,其临床适用性仍需更多的证据。因此,AKI 诊断仍需继续使用血清肌酐和尿量,如果可能,这两个指标都应获取,但如果不能立即测量血清肌酐水平,则应使用尿量标准进行诊断。理想情况下,新的 AKI 指南应进一步说明这两个指标的作用。

另外,目前仍不清楚如何确定基线肾功能。理想状态是通过电子病历获取基础血清肌酐或 GFR 水平,但目前世界上多数中心都无法实现。为避免 AKI 发病率报告中的差异,如何评估尿量也是一个需要进一步研究的领域,比如使用实际体重还是理想体重,采用严格的时间段还是时间平均值。最后,未来的指南还应探讨身体成分的差异(如超重、液体过负荷)对尿量的影响,以及是否需要在 AKI 的阈值方面考虑这些差异。

(二)急性肾损伤的风险评估

在社区和医院中,结合基础风险因素和急性暴露因素对患者进行风险分层非常重要。虽然 2012 年的指南讨论了风险模型和临床评分,但仅限于心胸手术、造影剂暴露和氨基糖苷类药物的模型,故需要建立适合其他临床场景的风险模型,并通过多中心研究验证这些新 AKI 风险模型的作用。

与监测和评估风险相关的最新进展包括用于 AKI 识别和监测的电子警报系统、机器学习算法、人工智能,肾绞痛指数模型、呋塞米负荷试验和生物标志物。未来的 AKI 指南中,AKI 的严重程度除了基于血清肌酐升高程度及尿量外,还应基于 AKI 的持续时间,及可能的生物标志物。

目前 AKI 临床试验和质量改进计划的重点主要包括死亡率、CKD 的发生或进展以及透析依赖性。但临床管理和研究都需要更多额外的重点,包括功能的恢复、肌酐浓度变化的最大值、AKI/AKD 的分期、对肾脏储备的影响以及患者的体验。此外,有必要更好地定义肾脏恢复及其功能(滤过、肾小管、内分泌)和解剖/结构维度。

已有文献提出 AKI 的随访建议,可考虑将其纳入新的 AKI 指南,但对于最佳随访策略和持续时间尚未达成共识。

(三)液体管理和血流动力学支持

确保足够的水分和容量状态是预防和治疗 AKI 的关键。应根据血流动力学评估指导静脉输液,在考虑液体治疗时,需考虑患者的临床背景和病史,同时需对患者的整体液体和血流动力学状态进行反复评估,动态监测液体反应性。

目标导向液体治疗在不同临床场景中发挥的作用可能存在差异。来自几个关于感染性休克的大型多中心随机对照试验的重要证据表明,目标导向液体治疗对生存和肾脏结果并无益处。然而,一些证据表明目标导向方案对围手术期患者有益。因此,关于目标导向液体疗法预防或治疗 AKI 的建议可能会变得更加具体。

在液体种类上，自 2012 年以来，0.9% 生理盐水导致生化异常和不良临床结局的证据一直在增加，但我们仍需要对这些证据进行仔细的评估，以明确 0.9% 生理盐水在不同临床场景中的影响。由于肾功能障碍和死亡率的增加，目前就合成胶体对危重症患者，特别是脓毒症患者有害这一观点已达成共识，但这些风险是否适用于围手术期患者仍存在争议。随机对照试验尚未显示白蛋白对肾脏或其他结果有害，但也缺乏明显益处的证据。

容量超负荷对急慢性疾病患者的肾功能和预后都有不利影响，然而，现在对确定成人液体超负荷的方法、显著液体超负荷的阈值，以及液体去除时机对肾功能和其他预后的确切影响均没有很好的定义，因此，有必要就成人体液超负荷评估的方法和阈值达成共识，并为其管理提供建议。

（四）肾毒性药物及影响肾功能的药物

对于患有高血压、充血性心力衰竭、糖尿病、癌症和慢性肾脏病等慢性疾病的患者，与肾脏损伤或功能障碍相关药物的使用在医院和社区都很常见。这些药物通常被称为"肾毒性"，尽管其中许多药物会导致肾功能障碍，而不会直接损害肾小球或肾小管细胞。此外，一些可能导致血清肌酐升高的药物实际上具有肾脏保护作用，并与改善预后有关。尽管提出一个简单而包容的术语来涵盖药物与肾脏相互作用的各种机制是理想的，但与会者均无法决定。因此，为了与文献保持一致，仍保留"肾毒性药物"这一术语。

药物影响肾脏的机制有多种，总体可归纳为两大类：全身性或肾脏/肾小球血流动力学效应（即肾功能障碍），和肾小管或结构损伤（即肾脏损伤）。需要注意的是，一种药物可能同时导致功能障碍和损伤。药物管理在预防和治疗 AKI 中至关重要，最关键的目标是平衡 AKI/AKD 中药物使用和剂量变化带来的风险和益处。具体而言，最重要的是平衡 AKI/AKD 中用药过量或药物/代谢物积聚造成的毒性风险与过度保守的不用药或用药不足导致的治疗失败风险，或药物剂量未能适应肾脏恢复或使用肾脏替代疗法（RRT）的风险。

2012 年 KDIGO 指南中唯一详细说明的肾毒性物质是碘造影剂。PREVERE 和 POSEIDON 研究的结果显示，2012 年指南提到的几项预防 CI-AKI 的建议（包括使用碳酸氢钠溶液进行扩容和口服 N-乙酰半胱氨酸）缺乏有效性。此外，最近的证据表明，目前的造影剂和操作方式发生 CI-AKI 的风险明显降低，在危及生命的情况下，不应因为担心 AKI 而不进行造影检查，因为在这种情况下，从造影检查中获得的信息可能具有重要的治疗意义。

（五）肾替代治疗

2012 年 KDIGO 指南建议在出现危及生命的液体、电解质和酸碱平衡紊乱时紧急启动 RRT。此后也进行了多个 RCT 和观察性研究，然而，RRT 的最佳时间仍然未知。是否启动 RRT 应考虑并发症风险、总体预后、康复潜力和患者意愿。

2012 年 KDIGO 指南未涉及体外膜氧合（ECMO）、体外二氧化碳清除（ECCO2R）和左/右心室辅助装置等体外生命支持（ECLS）的应用，许多问题仍待解决：患者的选择、技术、时机/适应证，管路连接，以及 ECLS 和相关血液净化技术的监测。目前的几项观察性研究提示，如何将 RRT 与 ECLS 设备相结合的决策取决于当地的专业知识、技术和人力资源；虽然 ECLS 期间可以使用不同的 RRT 模式，现在也没有相关的比较研究，但考虑患者的血流动力学状态，持续 RRT 更为合适，对接受 ECLS-RRT 患者进行登记，以了解与当前实践相关的流行病学、技术、适应证和并发症将是有用的；与 ECLS 结合的 RRT 抗凝策略暂未标准化。

就 RRT 预后而言，RRT 方式的选择似乎对肾功能的恢复并没有重大影响。GFR 估计值联合肾脏主要不良事件已用于中期和长期预后评估，但仍存在一些局限性。评估 RRT 后短期和中期肾脏恢复情况的最佳方法尚未确定。除了肾功能外，以患者为中心的结局（生活质量、功能恢复），以及 AKI 后患者的体验也需纳入预后评估。

另外，应监测紧急 RRT 的质量，包括以患者为中心和以临床为中心的共同质量指标，以确保提供有效和安全的治疗。

结论：尽管 2012 年 KDIGO 指南的大部分内容仍然是最先进的，但过去十年的进展提高了我们对最佳实践的理解。其中的许多进展已被广泛接受，但部分进展仍存在争议，不同中心、专家的观点及做法仍存在明显差异，这一现状为在不久的将来重新审视 AKI 指南提供了充分的理由。

（朱芳芳　胡波）

参 考 文 献

[1] HOSTE E A, CLERMONT G, KERSTEN A, et al. RIFLE criteria for acute kidney injury are associated with hospital mortality in critically ill patients: a cohort analysis[J]. Crit Care, 2006（10）: R73.

[2] FINFER S, BELLOMO R, BOYCE N, et al. A comparison of albumin and saline for fluid resuscitation in the intensive care unit[J]. N Engl J Med 2004, 350: 2247-2256.

[3] SCHORTGEN F, LACHERADE J C, BRUNEEL F, et al. Effects of hydroxyethylstarch and gelatin on renal function in severe sepsis: a multicentre randomized study[J]. Lancet, 2001; 357: 911-916.

[4] RUSSELL J A, WALLEY K R, SINGER J, et al. Vasopressin versus norepinephrine infusion in patients with septic shock[J]. N Engl J Med, 2008; 358: 877-887.

[5] BRUNKHORST F M, ENGEL C, BLOOS F, et al. Intensive insulin therapy and pentastarch resuscitation in severe sepsis[J]. N Engl J Med, 2008; 358: 125-139.

[6] MCCLAVE S A, MARTINDALE R G, VANEK V W, et al. Guidelines for the Provision and Assessment of Nutrition Support Therapy in the Adult Critically Ill Patient: Society of Critical Care Medicine（SCCM）and American Society for Parenteral and Enteral Nutrition（A. S. P. E. N.）[J]. JPEN J Parenter Enteral Nutr, 2009; 33: 277-316.

[7] MEHTA R L, PASCUAL M T, SOROKO S, et al. Diuretics, mortality, and nonrecovery of renal function in acute renal failure[J]. JAMA 2002, 288: 2547-2553.

[8] YOSHIKAWA D, ISOBE S, SATO K, et al. Importance of oral fluid intake after coronary computed tomography angiography: An observational study[J]. Eur J Radiol 2011, 77: 118-122.

[9] THIELE H, HILDEBRAND L, SCHIRDEWAHN C, et al. Impact of high-dose N-acetylcysteine versus placebo on contrast-induced nephropathy and myocardial reperfusion injury in unselected patients with ST-segment elevation myocardial infarction undergoing primary percutaneous coronary intervention. The LIPSIA-N-ACC（Prospective, Single-Blind, Placebo-Controlled, Randomized Leipzig Immediate PercutaneouS Coronary Intervention Acute Myocardial Infarction N-ACC）Trial[J]. J Am Coll Cardiol 2010, 55: 2201-2209.

[10] LIM W, COOK D J, CROWTHER M A. Safety and efficacy of low molecular weight heparins for hemodialysis in patients with end-stage renal failure: a meta-analysis of randomized trials. J Am Soc Nephrol 2004, 15: 3192-3206.

[11] RONCO C, BELLOMO R, HOMEL P, et al. Effects of different doses in continuous veno-venous haemofiltration on outcomes of acute renal failure: a prospective randomised trial[J]. Lancet 2000, 356:

26-30.

［12］ SCHIFFL H，LANG S M，FISCHER R. Daily hemodialysis and the outcome of acute renal failure［J］. N Engl J Med 2002，346：305-310.

［13］ OSTERMANN M，BELLOMO R，BURDMANN E A，et al. Controversies in acute kidney injury：conclusions from a Kidney Disease：Improving Global Outcomes（KDIGO）Conference［J］. Kidney international. 2020，98（2）：294-309.

第十一章　急性肾损伤的电子预警系统

AKI 是重症患者常见的并发症，可发生在不同的临床科室。AKI 可发展成慢性肾脏病，甚至终末期肾病，增加短期及远期死亡率，带来明显的社会经济负担。尽管在 2012 年，KDIGO 公布的 AKI 临床实践指南，提出早期识别 AKI 的易感人群、根据实验室检查及尿量确定 AKI 诊断及分级、根据分级给予治疗，但是指南的实施并不尽如人意。在我国 2013 年的横断面调查中发现，成年住院患者的 AKI 漏诊率高达 74.2%，仅 25.3% 的患者重复监测血清肌酐。因此，我们需要提升 AKI 的识别和诊断率。

根据 KDIGO 指南，AKI 的诊断依赖于血清肌酐水平的升高比例或少尿超过 6h。但是并非所有患者都进行过基线肌酐水平检测，也并非所有患者均可以记录每小时尿量，不能及时观察到肌酐或尿量的变化并准确记录时间；由于医疗资源分布的不均匀性，部分地区医疗资源不足、缺乏标准的检测手段，无法获得准确的指标；非肾病内科医师对 AKI 的认识不足等等现实因素都导致我们对 AKI 的诊断出现延迟甚至漏诊。

随着电子医疗系统的建立、普及及发展，我们能够通过患者姓名、身份证号、住院号等搜寻到患者既往检查结果，明确肌酐基线值及其他相关病史信息。通过建立电子预警系统，我们可以提高 AKI 的诊断率，协助诊疗。

第一节　电子预警系统的研究现状

1991 年 Rind 等人建立了第一个 AKI 电子预警系统，当肌酐升高超过 0.5mg/dl 或超过基线 50% 时预警，仅用于帮助临床医师及时调整用药，结果发现预警系统可以减少肾功能损伤的进一步进展，改善第 3 天和第 7 天的肌酐水平。自此以后，关于 AKI 电子预警系统的研究如雨后春笋，其临床应用价值不一。

Colpaert 等发现在 ICU 病房内，AKI 电子预警能够让 ICU 医师尽早反应，在 1h 内开始进行血流动力学调整，增加 8h 内肾功能恢复至基线水平的机会，从而减少 AKI 的进展。Park 等将 AKI 电子预警与会诊系统相结合，对于所有 AKI 1 期的患者在电子预警的同时，发送会诊单至肾内科医师，研究结果显示出现 AKI 进展的患者减少了 25%，肾功能恢复的患者增加了 70%。Selby 等将 AKI 预警系统与医院内网 AKI 指南、AKI 相关教育程序、AKI 集束化治疗等相结合，收集了 8 411 名 AKI 患者的资料，结果发现该方法可以显著提高患者的生存率。Al-Jaghbeer 等比较了在使用 AKI 电子预警＋临床决策支持系统前后 AKI 患者的死亡率、住院时间、透析比例，均得到阳性结果。Kolhe 等将电子预警系统与集束化治疗方案相结合，也能减少住院患者的病死率，减少 AKI 的进展。Barton 等研发了一款用于一级预防的 AKI 标记系统，发现在使用该系统后，AKI 患者的总体住院时间和病死率显著下降。因此，若 AKI 电子预警系统能够提供更多的临床决策意见、提高医师的临床水平，对于改善患者预后有一定的帮助。Biswas 等发现高龄、女性、肌酐水平较低的患者更容易从电子预警系统获益。

但近期的荟萃分析结果显示，单纯的 AKI 预警并不能改善患者的死亡率，也不能减少肾脏替代治疗的使用，并且目前唯一的大规模随机临床研究（RCT）研究结果显示 AKI 的电子预警并不能改善 AKI 患者的结局。在该研究中，2 393 名患者随机分到电子预警组和对照组，电子预警信息仅发送给患者的住院医师。虽然未能改善患者的预后，但是普通病房患者的肾内科会诊率及肾脏替代治疗率增加，说明电子预警系统能够提高住院医师对 AKI 的重视程度，提高 AKI 的诊断率。该研究未能得到阳性结果可能与所纳入患者疾病的严重程度偏轻、仅使用肌酐作为预警标准、未能提供进一步临床决策意见等因素有关。West Midlands Acute Medicine Collaborative 分析了在 NHS 电子预警系统使用前后临床医师对 AKI 患者识别与管理方面的差异，结果发现 AKI 患者的识别率从 67.9% 上升至 76.1%（p=0.04），但是进一步的分析结果却发现该识别率的上升与电子预警系统的使用关系不大，更多数据的分析正在进行中。

第二节　电子预警系统的局限性

尽管经过二十多年的发展，AKI 的电子预警系统仍不成熟。预警系统的不成熟、临床医师对预警信息的忽视/疲劳、AKI 诊断标准的变更、AKI 预防和治疗的局限性等均导致电子预警系统的临床应用受限。

一、电子预警系统的不成熟

目前研究中所采用的电子预警系统主要以肌酐的变化程度为单一预警指标，仅少数 ICU 中进行的研究同时使用尿量作为预警指标之一。血清肌酐值受检测方法、容量情况、体重、既往病史、基线肌酐值选取等的影响：若使用入院时的血清肌酐值为基线值，可能漏诊社区获得性 AKI；若使用估算的基线肌酐值，忽视了先前存在慢性肾功能不全的可能，导致假阳性升高。缺乏尿量指标，可能导致 AKI 的漏诊、延迟诊断，影响 AKI 分级；若尿量记录不准确不及时，也可能导致假阴性或假阳性。同时，预警系统的预警方式也无统一标准。被动式预警仅发出弹框提示 AKI 高风险或分级，关闭弹框后容易被接收医师遗忘；阻断式预警要求医师必须完成相应处理后才能继续其他临床工作，相对保证患者的临床安全，但若设计不合理，可能导致其他治疗的延误；主动式预警可在发出预警同时发送会诊单给肾内科医师，但这可能导致院内会诊的滥用，增加不必要的资源浪费和经济负担。

二、临床医师对预警信息的忽视/疲劳

早期问卷调查研究发现，44% 的医师认为预警系统对管理患者有帮助，65% 的医师希望继续接收预警，而 28% 的医师认为预警系统是对常规医疗行为的骚扰。Chertow 和 Galanter 的研究发现在急/慢性肾脏病患者用药安全方面的预警信息分别有 42% 和 48% 被医师忽略。McCoy 的研究中也有类似现象，被动式预警较阻断式预警的忽视程度高，但医师也会因预警疲劳或不清楚应该采取何种治疗方式而忽视预警。

三、急性肾损伤诊断标准的变更

随着人们对 AKI 认识的不断深入，AKI 的诊断标准也随之更新。目前针对 AKI 电子预警系统的研究主要以回顾性分析为主，在不同时间段采用的 AKI 诊断标准不同，使得不同研究之间异质性大，研究结果无法比较，导致 AKI 电子预警系统的临床价值无法统一评估。

四、急性肾损伤预防和治疗的局限性

AKI 预警系统的临床应用价值与能否改善患者的预后相关。但 AKI 病因多样，目前关于 AKI 的最佳治疗方案尚无定论，不同临床研究中的集束化治疗方案或临床决策支持系统不尽相同，影响预后的判断。

第三节 电子预警系统的展望

面对 AKI 电子预警系统的研究现状及困境，我们还有许多方向需要努力。理想的电子预警系统需要在 AKI 患者的预测、识别、报警、临床决策指导等多方面发挥作用，能够根据患者 AKI 的分级自动选择最合适的预警模式，给出相应治疗建议，改善 AKI 患者的预后。Kashani 和 Bates 推荐 AKI 电子预警系统中的临床决策支持系统应包含以下 10 个方面：实时、能够获取患者基础信息、与现有临床路径结合、实用、强制停止、提供备选治疗方案、给予下一步治疗推荐信息、可提取患者既往病史、质量保障、实时更新循证医学资料。因此，我们建议理想的电子预警系统需要满足以下几个特点：

一、及时性

AKI 的发病具有隐匿性，我们需要早期发现 AKI 高危患者，及时预警，尽早诊断。基于床边尿液 NephroCheck 的检测结果设置预警可以提前发现 AKI 高危患者。我们可以通过抓取电子医疗系统的信息，建立 AKI 风险评估模型，发现 AKI 高危患者，并及时在预警系统中标注。通过早期识别高危患者，及早干预，减少 AKI 的发病率。基于血清肌酐检测结果及尿量设置预警可以提示医师及早诊断 AKI，并给予相应处理，减少 AKI 进展。

二、兼容性

AKI 电子预警系统与 HIS 系统兼容，嵌入或可跳转至 HIS 系统中，以便于接到预警信息的医师了解患者的基本信息、既往病史、现病史、检验结果等情况，实时处理。同时可在系统中嵌入专家共识、临床指南及其他循证医学资料并实时更新，根据患者特点给予精准化推荐意见，协助诊疗。

三、强制性

在临床工作中，总会有紧急突发情况导致医师无法在接到预警后立即完成后续处理，因此预警系统应根据警报严重程度设置不同弹框和提示，在未完成相应处理前不允许进入其他界面，如停止使用肾损害药物、更改药物剂量、完善肾脏影像学检查等，以保证患者安全。对于 AKI 2 级以上患者，可设置系统自动发送会诊单至肾内科，获取专科治疗意见。

四、准确性

预警系统需要能准确发现 AKI 高危患者、提示 AKI 的发生，尽量避免假阳性或假阴性结果。我们需要详细收集病史，对不同患者设置不同预警模式。

综上所述，理想的电子预警系统需要能够将预警信息及时、准确、通过恰当的途径、恰当的方式传达给负责医师，并能够提供治疗建议，规范医师的诊疗行为，避免预警疲劳。因此，在预警系统的使用过程中，需要加强医师的培训，间断反馈医师依从性，不断改进系统，以达到最佳效果。目前尚无理想的 AKI 电子预警系统，未来还需我们共同努力。

（冯英　彭志勇）

参 考 文 献

［1］ KERR M，BEDFORD M，MATTHEWS B，et al. The economic impact of acute kidney injury in England［J］. Nephrol Dial Transplant，2014，29（7）：1362-1368.

［2］ YANG L，XING G，WANG L，et al. Acute kidney injury in China：a cross-sectional survey［J］. Lancet，2015，386（10002）：1465-1471.

［3］ RIND D M，SAFRAN C，PHILLIPS R S，et al. The effect of computer-based reminders on the management of hospitalized patients with worsening renal function［J］. Proc Annu Symp Comput Appl Med Care，1991，28-32.

［4］ RIND D M，Safran C，Phillips R S，et al. Effect of computer-based alerts on the treatment and outcomes of hospitalized patients［J］. Arch Intern Med，1994，154（13）：1511-1517.

［5］ COLPAERT K，HOSTE EA，STEURBAUT K，et al. Impact of real-time electronic alerting of acute kidney injury on therapeutic intervention and progression of RIFLE class［J］. Crit Care Med，2012，40（4）：1164-1170.

［6］ PARK S，BAEK S H，AHN S，et al. Impact of electronic acute kidney injury（AKI）alerts with automated nephrologist consultation on detection and severity of AKI：a quality improvement study［J］. Am J Kidney Dis，2018，71（1）：9-19.

［7］ SELBY N M. Electronic alerts for acute kidney injury［J］. Curr Opin Nephrol Hypertens，2013，22（6）：637-642.

［8］ KOLHE N V，STAPLES D，REILLY T，et al. Impact of compliance with a care bundle on acute kidney injury outcomes：a prospective observational study［J］. PLoS One，2015，10（7）：e0132279.

［9］ KOLHE N V，REILLY T，LEUNG J，et al. A simple care bundle for use in acute kidney injury：a propensity score-matched cohort study［J］. Nephrol Dial Transplant，2016，31（11）：1846-1854.

［10］ BARTON A L，WILLIAMS S，DICKINSON S J，et al. Acute kidney injury in primary care：a review of patient follow-up，mortality，and hospital admissions following the introduction of an AKI alert system［J］. Nephron，2020，144（10）：498-505.

［11］ BISWAS A，PARIKH C R，FELDMAN H I，et al. Identification of patients expected to benefit from electronic alerts for acute kidney injury［J］. Clin J Am Soc Nephrol，2018，13（6）：842-849.

［12］ LACHANCE P，VILLENEUVE P M，REWA O G，et al. Association between e-alert implementation for detection of acute kidney injury and outcomes：a systematic review［J］. Nephrol Dial Transplant，2017，32（2）：265-272.

［13］ WILSON F P，SHASHATY M，TESTANI J，et al. Automated，electronic alerts for acute kidney injury：a single-blind，parallel-group，randomised controlled trial［J］. Lancet，2015，385（9981）：1966-1974.

［14］ JAMES M T，HOBSON C E，DANNON M，et al. Applications for detection of acute kidney injury using electronic medical records and clinical information systems：workgroup statements from the 15（th）ADQI

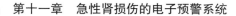
Consensus Conference[J]. Can J Kidney Health Dis, 2016, 3: 9.

[15] SIEW E D, MATHENY M E, IKIZLER T A, et al. Commonly used surrogates for baseline renal function effect the classification and prognosis of acute kidney injury[J]. Kidney Int, 2010, 77(6): 536-542.

[16] CHERTOW G M, LEE J, KUPERMAN G J, et al. Guided medication dosing for inpatients with renal insufficiency[J]. JAMA, 2001, 286(22): 2839-2844.

[17] GALANTER W L, DIDOMENICO R J, POLIKAITIS A. A trial of automated decision support alerts for contraindicated medications using computerized physician order entry[J]. J Am Med Inform Assoc, 2005, 12(3): 269-274.

[18] MCCOY A B, WAITMAN L R, GADD C S, et al. A computerized provider order entry intervention for medication safety during acute kidney injury: a quality improvement report[J]. Am J Kidney Dis, 2010, 56(5): 832-841.

[19] KASHANI K B. Automated acute kidney injury alerts[J]. Kidney Int, 2018, 94(3): 484-490.

[20] BATES D W, KUPERMAN G J, WANG S, et al. Ten commandments for effective clinical decision support: making the practice of evidence-based medicine a reality[J]. J Am Med Inform Assoc, 2003, 10(6): 523-553.

第十二章　新型冠状病毒感染相关性急性肾损伤

新型冠状病毒（SARS-CoV-2）主要侵袭肺部，导致弥漫性肺泡和肺间质损伤。由于 SARS-CoV-2 利用血管紧张素转换酶 2（angiotensin-converting enzyme 2，ACE2）作为受体侵入靶细胞，所以感染 SARS-CoV-2 的危重症患者同时在肺外器官，包括血液系统、肾脏、心血管系统、和肝胆系统、内分泌系统、皮肤等，均有功能损伤的表现。ACE2 同样存在于肾小管细胞，因此，新型冠状病毒感染并发 AKI 的病例并不少见，尤其是病情越严重的患者 AKI 发生率更高。最近的研究发现，与新型冠状病毒感染相关性 AKI 发病率从 0.1% 到 29% 不等。我们早期的观察发现，与 138 例新型冠状病毒感染相关性 AKI 有 5 例（3.6%），ICU 中 AKI 发生率为 8.3%（3/36）。另有研究显示，新型冠状病毒感染患者 AKI 的发生率为 5.1%，且 AKI 与新型冠状病毒感染患者住院死亡有关。我国 AKI 的发病率与国外报道相比均偏低，这一差异可能与样本量和患者类型的选择有关，例如疾病的严重程度越高，AKI 的发生率越高。

第一节　新型冠状病毒感染相关性急性肾损伤的病理机制

在新型冠状病毒感染患者中，导致 AKI 的因素很多，如低血容量、病毒本身、过度炎症、微血管损伤、高 PEEP 机械通气以及肾毒性药物（如洛匹那韦/利托那韦被认为是与 AKI 相关的抗病毒药物）的应用等。

从病理生理角度来说，新型冠状病毒感染相关性 AKI 的发病机制主要有三个方面：

1. **细胞因子损伤**　新型冠状病毒感染，导致大量细胞因子释放。细胞因子释放综合征（cytokine release syndrome，CRS）是一种以细胞因子大量释放为特征的全身性炎症性疾病，由多种因素（如感染、ECMO、机械通气）触发，细胞因子可直接损伤肾脏。因此，临床上可通过各种措施去除细胞因子，包括用中性大孔吸附剂直接血液灌流；全血分离后树脂吸附；用具有吸附性能的中空纤维过滤器去除细胞因子，用中截流（medium cut-off，MCO）或高截流（high cut-off，HCO）的滤过膜以清除高剂量细胞因子等。

2. **器官功能交互影响**　新型冠状病毒引起的心肌病和/或病毒性心肌炎、肺泡损害、气道高压峰值、腹腔内高压、横纹肌溶解等器官功能障碍，可通过器官之间相互影响而引起肾脏损伤。器官功能衰竭所需要的高级生命支持手段比如机械通气、左室辅助装置、ECMO、体外 CO_2 清除等会加重肾脏的负担。

3. **全身效应**　早期的液体负平衡记后期的体液正平衡、内皮细胞损伤、第三间隙体液丢失和低血压、横纹肌溶解、内毒素释放、肾毒性药物的应用等均可导致肾小球及肾小管的损伤。此时，可采用连续超滤和利尿剂，血管活性药和液体的精准管理，清除内毒素等治疗以减轻肾损伤。

按照病理损伤的来源，新型冠状病毒感染相关性 AKI 的发病机制也可分为直接损伤病理机制和间接损伤病理机制。

1．直接损伤机制

（1）目前组织病理学的证据有限，但大部分新型冠状病毒感染患者病理学结果提示，引起 AKI 的各种因素均存在，包括常见于其他重症患者的那些因素。

（2）SARS-CoV-2 表现出嗜肾性，直接损伤肾脏。

（3）内皮功能障碍、凝血功能障碍和补体激活可能是新型冠状病毒感染相关性 AKI 的重要机制。

（4）全身性炎症反应和免疫功能障碍在新型冠状病毒感染相关性 AKI 的发生发展中的作用仍不确定。

2．间接病理损伤机制

（1）新型冠状病毒感染的全身性效应和重症监护干预可能会导致 AKI。

（2）器官之间的相互作用可能是新型冠状病毒感染相关性 AKI 重要的机制。

（3）新型冠状病毒感染患者的基线特征也可作为 AKI 发生的高危因素。

第二节　新型冠状病毒感染相关性急性肾损伤的诊断和危险因素

虽然发病机制复杂，但新型冠状病毒感染相关性 AKI 的临床特点与其他疾病引起的 AKI 相似。如 SCr 升高、少尿 / 无尿、电解质异常（高钾血症、低钠血症、高钠血症等）、蛋白尿、血尿等。如果患者有以上临床表现，可能提示患者已经出现了 AKI，应对患者进行 KDIGO 分级并根据指南按肾损伤相应等级进行处理。此外，暂无临床表现的高危患者可常规行生物标志物检测，早期预警和避免 AKI 的进一步加重。此外，新型冠状病毒感染患者还有一个重要的临床表现：细胞因子风暴综合征。它的主要表现为发热、临床症状无特异性、高铁蛋白血症、淋巴细胞减少、凝血酶原时间延长、乳酸脱氢酶升高、IL-6 升高、C 反应蛋白升高、可溶性 CD25 升高等。

新型冠状病毒感染相关性 AKI 和其他原因所致的 AKI 的诊断是一致的，仍是按照 KDIGO 指南中 AKI 的定义和诊断标准，以血肌酐升高和尿量的减少作为主要诊断指标并根据指标的变化程度来判断严重程度。AKI 的早期生物标志物如胱抑素 C、NGLE 等同样适用于新型冠状病毒感染患者，以便及早发现和预警。

积极寻找新型冠状病毒感染相关性 AKI 的危险因素是早期识别患者的有效方法。根据 ADQI 共识建议，我们应该根据患者的基础疾病和人口统计学特征进行 AKI 风险分层，如应了解患者是否存在基线 CKD 状态，是否存在基础疾病，以确定发生新型冠状病毒感染相关性 AKI 的风险（表 12-1）。此外，在评估新型冠状病毒感染相关性 AKI 患者时，应考虑是否社区和医院获得的 AKI、疾病的严重程度、诊治过程等。风险分层对为患者量身定制监测，从而使其在干预中获益最大，以及启动预防和 / 或早期治疗策略十分重要。

来自中国、美国和欧洲的数据显示，男性、老年、糖尿病、CKD、高血压、心血管疾病、充血性心力衰竭和较高的体重指数等与新型冠状病毒感染相关性 AKI 有关。与中国患者相比，欧洲患者合并症较少，呼吸道疾病或 ARDS 较轻，但发生率高。迄今为止，新型冠状病毒感染相关性 AKI 的发生是否与医院不同的设置相关，暂无相关资料（例如，教学与

表 12-1　新型冠状病毒感染相关性 AKI 的潜在危险因素

基线危险因素	入院时发生 AKI 的危险因素	在住院期间发生 AKI 的危险因素
高龄	新型冠状病毒感染严重程度	肾毒素（药物治疗、造影剂暴露）
糖尿病	病毒所致脓毒症严重程度	血管活性药物
高血压	呼吸状态	机械通气时呼气末正压较高
心血管疾病或充血性心力衰竭 体重指数高	非呼吸系统器官受累，如腹泻 白细胞增多症	容量不平衡状态（液体超负荷或 低血容量）
慢性肾病	淋巴细胞减少	
遗传危险因素（如 APOL1 基因 型、ACE2 多态性）	炎症标志物升高，如铁蛋白、C 反应蛋白、D- 二聚体	
免疫抑制状态	低血容量 / 脱水状态	
吸烟史	横纹肌溶解	
	药物暴露，如 ACEI、ARBs、他汀 类药物、NSAIDs	

社区医院，或农村与城市医院）。迄今为止，尽管新型冠状病毒感染的病例数在快速增加，但是仍没有多中心研究考虑了医院层面不同的影响，如医院应变和资源分配所致 AKI 的风险。

第三节　新型冠状病毒感染相关性急性肾损伤的临床经过和预后

新型冠状病毒感染患者在整个住院过程中均应监测是否发生 AKI，并在出院后继续跟踪其恢复情况。在可行的情况下，特别是在严重蛋白尿的病例中，肾脏病理学结果可能有助于了解 AKI 的潜在原因。一般来说，入住 ICU 和接受机械通气和使用血管升压药治疗新型冠状病毒感染患者更有可能发生 AKI。很少有研究探讨 SARS-CoV-2 感染的发病或严重程度与 AKI 的发展之间的时间关系。有研究报道大约 1/3 的新型冠状病毒感染患者在有新冠症状后 24h 内出现 AKI，也有研究报道新型冠状病毒感染患者 AKI 发生的时间相当延迟（中位数为 15d），这也许有助于区分新型冠状病毒感染相关性 AKI 与其他感染引起的 AKI。因此，关于新型冠状病毒感染患者发生 AKI 的时间，可能与多种因素如疾病严重程度、症状出现后治疗干预的情况等相关。已观察到新型冠状病毒感染相关性 AKI 与气管插管之间的时间关联；然而，这些时间关系在多大程度上与疾病进展、器官功能状态、血流动力学变化等相关尚待研究。

研究表明，新型冠状病毒感染相关性 AKI 的患者中 7%～20% 患者发生横纹肌溶解，23% 患者出现高钾血症，并常与代谢性酸中毒相关。如前所述，很大一部分患者，特别是危重症和 / 或有明显 AKI 的患者，会出现血尿和蛋白尿。来自尸检和病例活检的病理学评估已经确定了几种不同的损伤模式——肾小球塌陷病变、近端小管损伤和伴有微血栓的微血管病变——这些都有可能为后续的治疗提供有价值的信息。值得注意的是，新型冠状病毒感染患者特有的各种因素，包括机械通气的使用、抗凝要求以及考虑到病毒传播风险的复杂性,怀疑 AKI 患者极少实施肾活检。新型冠状病毒感染相关性 AKI 的持续时间尚不清楚,相关研究甚少。据报道,新型冠状病毒感染相关性 AKI 的死亡率在 35%～80%,在需要 RRT 的患者中高达 75%～90%,而 AKI 是新型冠状病毒感染患者全因住院死亡的独立危险因素。

由于尚缺乏足够的研究数据,目前对于新型冠状病毒感染相关性 AKI 患者的过程监测和预后,还有很多问题需要深入研究。因此,ADQI 专家建议:

1. 未来的研究应考虑地域的差异、卫生保健系统的差异、医院能力的影响、卫生保健系统的预案和社会决定因素对新型冠状病毒感染相关性 AKI 流行病学的影响,包括分析这些因素如何影响风险因素、疾病管理和预后。

2. 未来的研究应纳入 AKI 患者和非 AKI 患者不同基础疾病比例的信息,包括入院前后发生新型冠状病毒感染相关性 AKI 的潜在危险因素。

3. 未来的研究应根据诊断时的临床表现、损伤模式、AKI 的持续时间和病程以及 CKD 的进展来确定新型冠状病毒感染相关性 AKI 的不同表型。

4. 在描述新型冠状病毒感染相关性 AKI 时,应告知诊断 AKI 时的新型冠状病毒感染的疾病严重程度和相应的干预措施。

5. 全身性疾病标志物(如铁蛋白、D- 二聚体)与肺部疾病的严重程度的关系,及与新型冠状病毒感染相关性 AKI 的发展、病程和预后之间的关系都值得进一步研究。需要探索发生严重 AKI(第 3 期 AKI 或需要 RRT)的危险因素,以确定预防 AKI 的方法。

6. 传统 AKI 生化指标(蛋白尿和血尿)和新型 AKI 生物标志物在诊断新型冠状病毒感染相关性 AKI 的机制、时机和临床意义,以及与全身性疾病标志物的关系。

7. 出 ICU 和出院时应统计患者死亡率和评估肾脏恢复情况。应统计不同国家新型冠状病毒感染相关性 AKI 患者的住院生存率和肾脏长期恢复的数据。

第四节　新型冠状病毒感染相关性急性肾损伤的管理

对于新型冠状病毒感染相关性 AKI 的预防和治疗,仍然需要在对患者进行风险评估和疾病严重程度评估后,基于 KDIGO 和其他相关准则的策略,进行分阶段的预防和管理。对新型冠状病毒感染危重患者还需要进行基于心血管状态动态评估的个体化液体和血流动力学管理。而对于需要进行液体复苏和补液治疗的患者,可以使用晶体平衡液作为初始治疗,除非存在使用其他液体的特定适应证。此外,也应该尽可能限制肾毒性药物暴露,并在需要进行有关药物治疗时仔细监测肾功能状态和药物浓度。

根据国家卫生健康委员会发布的《新型冠状病毒感染诊疗方案(试行第九版)》和《新型冠状病毒感染的肺炎重症、危重症病例诊疗方案(试行)》的意见,在临床实践中,除了积极抗病毒,氧疗,呼吸支持,循环监测和支持,和营养支持的标准化(5R 原则)的预防和治疗建议。5R 代表风险(risk)筛查、早期识别(reconization)、及时处理(response)、肾脏替代治疗(RRT)和肾脏恢复(recovery)。

一、风险筛查

由于新型冠状病毒感染和其他疾病的 AKI 病因相似,早期筛查新型冠状病毒感染危重症的风险更有利于治疗。

二、早期识别

通过尿液分析、肌酐测量、蛋白-肌酐比值、生物标志物检测早期AKI。

三、及时处理

在第一步和第二步之后，高危患者应采取优化体液平衡、支持足够的肾脏血流灌注、避免使用肾毒性药物等策略进行治疗。

四、肾脏替代治疗

1. **适应证**　当代谢和体液管理需求超过肾脏的供应时，应考虑血液净化。当AKI达到KDIGO标准2级或以上时，应考虑行肾脏替代治疗（renal replacement therapy，RRT）治疗。

2. **治疗模式**　连续性肾脏替代治疗（continuous renal replacement therapy，CRRT）不同的模式取决于不同的治疗目标。一般情况下，当重症新型冠状病毒感染相关性AKI患者伴有严重电解质和酸碱紊乱时，CVVH和CVVHDF是首选。如果新型冠状病毒感染相关性AKI患者伴有液体超负荷，例如急性肺水肿，建议行慢速持续超滤（SCUF）。如果是为了清除炎症介质，建议使用高容量的HF或吸附。在新型冠状病毒感染的早期阶段，促炎细胞因子占主导地位，应开始全血/血浆吸附。在治疗早期，当细胞因子水平较高时，可每12小时进行一次吸附治疗，随着炎症反应的改善逐渐减少至每24小时1次。因为在细胞因子吸附治疗过程中会有一定数量的白蛋白丢失，建议在细胞因子吸附治疗后补充白蛋白。在条件允许的情况下，建议对病情严重的新型冠状病毒感染患者考虑行血浆置换。建议在CRRT基础上结合多种血液净化技术，如CRRT+全血吸附或CRRT+血浆吸附。虽然高剂量的CVVH或CVVHDF对炎性细胞因子有一定的清除作用，但对新型冠状病毒感染危重症患者体内产生的大量炎性细胞因子的清除能力有限。过度增加CVVH的剂量可能增加凝血、血流动力学不稳定等风险。因此，建议在CRRT保持液体稳定的基础上，结合全血或血浆吸附技术，进一步提高炎性细胞因子的清除。等离子体吸附往往需要超滤悬浮液，在治疗过程中可能导致液体的不平衡。因此，CRRT加全血吸附可能比血浆吸附更有利于血流动力学稳定性，但要警惕血细胞成分破坏的风险。可以使用具有吸附性能的过滤器，如AN69ST过滤器、O型Xiris过滤器。此外，CRRT结合ECMO通常适用于严重急性呼吸窘迫综合征经常规治疗无法满足氧供需平衡时。

3. **抗凝**　在选择抗凝治疗前，应充分评估凝血状态和出血风险。此外，还需要考虑新型冠状病毒感染对凝血的影响。许多新型冠状病毒感染患者观察到凝血功能异常和D-二聚体水平升高，并与死亡率相关。如前所述，细胞因子风暴综合征是新型冠状病毒感染的一个重要现象。当新型冠状病毒感染患者D-二聚体和纤维蛋白原水平较高时，会出现过度炎症和细胞因子释放。因此，新型冠状病毒感染可能导致血栓形成，造成急性心肌梗死和中风。因此强烈建议对新型冠状病毒感染患者进行抗凝治疗。

对于无活动性出血、凝血功能正常或功能亢进的新型冠状病毒感染患者，全身肝素或低分子量肝素是首选抗凝药物。对于新型冠状病毒感染有活动性出血或高危出血时，若INR≥1.5，不建议抗凝治疗；若INR＜1.5且无使用枸橼酸抗凝的禁忌证，建议首选枸橼酸抗凝治疗；若INR＜1.5且有使用枸橼酸抗凝的禁忌证，建议使用阿加曲班抗凝治疗；若

INR＜1.5 且有使用枸橼酸和阿加曲班抗凝的禁忌证，建议使用肝素抗凝治疗。当 RRT 与 ECMO 结合时，由于 ECMO 过程中发生了全身肝素化，不需要额外的抗凝治疗。

五、非肾性体外血液净化治疗

在新型冠状病毒感染危重症患者中使用非肾性体外血液净化治疗的潜在生物学原理包括：清除炎症因子如 DAMPs、病原体相关分子模式（PAMPs），包括内毒素和 SARS-CoV-2 颗粒。

因此，体外血液净化技术被认为是新型冠状病毒感染危重患者的辅助治疗，因为去除循环免疫调节介质可以预防新型冠状病毒感染患者的器官损伤或减轻器官衰竭。新型冠状病毒感染的多器官功能衰竭可能是由于失调的宿主免疫反应，包括释放各种免疫介质，如细胞因子、DAMPs 和 PAMPs 所致。在脓毒症中，这种失调的免疫反应的特征是高炎症、细胞因子释放、内皮功能障碍和高凝状态。然而，如前所述，细胞因子在新型冠状病毒感染中的激活通常不如在 SARS 和 MERS 中，或在接受嵌合抗原受体 T 细胞治疗或细菌性脓毒症治疗的患者中强烈。但是需要注意的是，血液净化技术的利弊在 新型冠状病毒感染相关 AKI 患者尚未得到明确研究。因此，新型冠状病毒感染相关性 AKI 患者在考虑使用血液净化技术时需个体化评估。

（一）新型冠状病毒感染相关性急性肾损伤患者可应用的体外血液净化治疗模式

1. 血液灌流技术　可以去除炎性介质、DAMPs 和 PAMPs，包括 SARS-CoV-2 颗粒。

2. 治疗性血浆置换（TPE）　可以清除与高凝状态相关的炎性介质和蛋白质。

3. 特殊吸附柱　具有表面修饰的 AN69 或聚甲基丙烯酸甲酯膜的 CRRT 可以通过吸附去除靶分子，而具有中等截止或高截止膜的 CRRT 可以通过扩散或对流去除靶分子。

许多卫生保健机构已授权紧急使用各种体外血液净化技术来清除可能导致新型冠状病毒感染危重症患者过度免疫炎症反应的分子。然而，这些技术尚未在这一患者群体中得到充分研究。血液灌注吸附剂可能针对高内毒素水平患者的病毒颗粒、细胞因子和 DAMPs 的去除有一定效果。在一项针对脓毒性休克患者的小规模随机对照试验中，使用血液灌流与改善器官功能和生存获益相关；然而，一项更大的随机对照试验未能证实这些发现，而针对内毒素活性在特定范围内的亚组患者可能具有治疗效果。在随机对照试验中，TPE 已被证明可以改善血流动力学，诱导细胞因子的有利变化，并提高脓毒性休克患者的生存率。理论上，用 TPE 去除炎症细胞因子对伴有高炎症和高凝状态的新型冠状病毒感染患者具有一定作用。具有中、高分子截流或吸附膜的 CRRT 可以去除细胞因子或肌红蛋白，并有可能预防肌红蛋白诱导的 AKI。

（二）启动、监测和停止体外血液净化治疗的生物学和/或临床标准

对于新型冠状病毒感染危重症患者中启动、监测或停用体外血液净化治疗的特定生物学和临床标准的使用或阈值，目前尚未达成共识。如果使用体外血液净化治疗疗法，应该根据其不同原理来选择。许多临床指标，包括体温、血流动力学状态，需要血管升压药物支持，呼吸状态和氧合，MODS 评分、心脏和肾功能，以及实验室参数，如淋巴细胞计数、细胞因子浓度、铁蛋白、乳酸脱氢酶、D- 二聚体、单核细胞中 HLA 的表达、肌红蛋白、肌红蛋白、肌钙蛋白、C 反应蛋白、内毒素活性、降钙素原和病原学培养结果，均有助于评估患者启动 EBP 的适宜性。然而，在新型冠状病毒感染患者中，EBP 的确切适应证仍有待确定。在脓毒症患者的研究和正在进行的新型冠状病毒感染试验中，EBP 用于内毒素去除通常是

连续 48h,72h 用于细胞因子清除。然而,关于这些治疗的开始使用时间或持续时间的数据有限,仍需进一步地研究。

（三）EBP 在新型冠状病毒感染相关性急性肾损伤未来研究中的期望

1. 应测量 EBP 去除靶分子的能力,包括评估其动力学,以确认在新型冠状病毒感染危重患者中使用 EBP 的病理生理学原理。

2. 应评估 EBP 的使用是否与改善短期预后相关,包括预防和缓解器官衰竭。

3. 应评估联合或顺序的 EBP 技术是否能够达到有意义的生物学和 / 或临床终点。

4. 应研究病毒所致脓毒症患者通过清除 SARS-CoV-2 来预防或减轻器官衰竭的能力。

5. 应验证生物学和临床参数,以确定是否有可能对 EBP 受益和有反应的个体,以及监测和停止治疗的参数。

6. 应评估 TPE 作为降低新型冠状病毒感染患者高凝状态、高黏度和高炎症的替代方法,并评估清除潜在有益分子的负面后果(例如清除具有保护性的 SARS-CoV-2 抗体)。

7. 应评估 EBP 期间药物和营养的清除以及对患者预后的任何潜在负面影响。

六、肾脏功能恢复

新型冠状病毒感染相关性 AKI 的恢复与其他原因所致的 AKI 是否不同暂不清楚。也需要更多的研究证据来证明 SARS-CoV-2 对肾脏纤维化和恢复是否具有长期的直接影响。新型冠状病毒感染患者肺部纤维化的恢复已有报道,但是对于新型冠状病毒感染相关性 AKI 患者是否有肾脏纤维化暂时仍不明确。从其他原因引起的 AKI 患者肾脏纤维化进展为 CKD 或者恢复的可能性来看,新型冠状病毒感染相关性 AKI 患者也可能会出现肾纤维化。加之发生 AKI 时肾单位的丢失,可能会加重肾脏纤维化的发展。

早期研究显示入院时血肌酐水平正常者,发生 AKI 通常在入院后第 6 天,且大多能恢复,病死率为 9.2%,由于时间限制,目前对新型冠状病毒感染患者肾脏长期恢复情况的尚不明确。因此,未来应该有更多的研究来监测新型冠状病毒感染相关性 AKI 的患者肾脏恢复情况。

综上所述,新型冠状病毒感染相关性 AKI 比最初认为的更常见,尽管现有证据表明住院患者的发病率超过 20%,但发病率在不同的研究和地区之间差异很大,并与死亡率有关。其病理生理机制可能是多因素的,这与其他原因所致的 AKI 的病理生理机制有众多共同之处,所以新型冠状病毒感染相关性 AKI 和其他原因所致 AKI 的许多临床特征、危险因素、和结果是共同的。根据 5R 原则,考虑到新型冠状病毒感染特有的细胞因子风暴综合征和凝血功能改变,血液净化治疗对于新型冠状病毒感染相关性 AKI 有可能获益。

（王　静）

参 考 文 献

[1] GUAN W J,NI Z Y,HU Y,et al. Clinical characteristics of coronavirus disease 2019 in China. N Engl J Med[J]. 2020,382(18):1708-1720.

[2] ZHOU F,YU T,DU R,et al. Clinical course and risk factors for mortality of adult inpatients with COVID-19 in Wuhan,China:a retrospective cohort study[J]. Lancet,2020,395(10229):1054-62.

[3] HUANG C,WANG Y,LI X,et al. Clinical features of patients infected with 2019 novel coronavirus in Wuhan,China[J]. Lancet,2020,395(10223):497-506.

[4] WANG D,HU B,HU C,et al. Clinical characteristics of 138 hospitalized patients with 2019 novel

coronavirus-infected pneumonia in Wuhan，China［J］. JAMA，2020，323（11）：1061-1069.

［5］ FANELLI V，FIORENTINO M，CANTALUPPI V，et al. Acute kidney injury in SARS-CoV-2 infected patients［J］. Critical Care，2020，24（1）：155.

［6］ CHEN Y，LUO R，WANG K，et al. Kidney disease is associated with in-hospital death of patients with COVID-19［J］. Kidney Int，2020，97（5）：829-838.

［7］ RONCO C，REIS T. Kidney involvement in COVID-19 and rationale for extracorporeal therapies［J］. Nat Rev Nephrol，2020，16（6）：308-310.

［8］ MITRA K，LUI G，RAVINDRA L，et al. COVID-19-associated acute kidney injury：consensus report of the 25th Acute Disease Quality Initiative（ADQI）Workgroup［J］. Nat Rev Nephrol，2020，16（12）：747-764.

［9］ YANG X H，SUN R H，ZHAO M Y，et al. Expert suggestion on blood purification treatment procedures for severe COVID-19 patients［J］. 2020（100）. 106-114.

［10］ RONCO C，NAVALESI P，VINCENT J L. Coronavirus epidemic：preparing for extracorporeal organ support in intensive care［J］. Lancet Respir Med，2020，8（3）：240-241.

［11］ TANG N，LI D，WANG X，et al. Abnormal coagulation parameters are associated with poor prognosis in patients with novel coronavirus pneumonia［J］. J Thromb Haemost，2020，18（4）：844-847.

附录：急性肾损伤管理的流程图

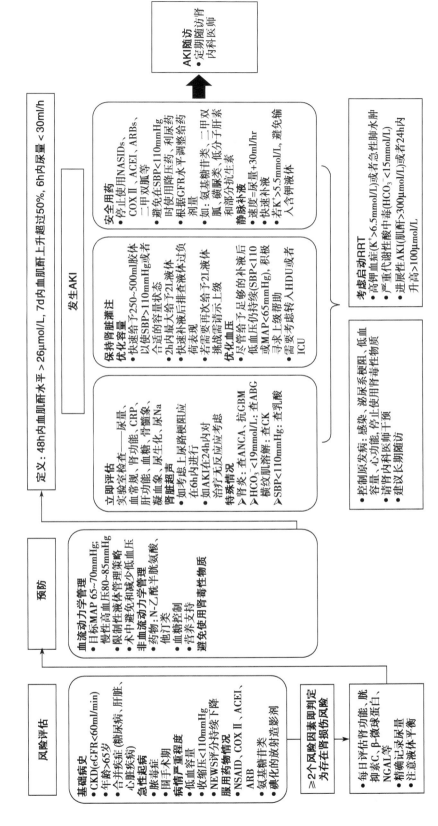

风险评估

基础病史
- CKD(eGFR<60ml/min)
- 年龄≥65岁
- 合并症（糖尿病、肝脏、心脏疾病）
- 急性疾病
- 脓毒症
- 肾手术期
- 病情严重程度
- 低血容量
- 收缩压<110mmHg
- NEWS评分持续下降

服用药物情况
- NSAID、COX II、ACEI、ARB
- 氨基糖苷类
- 碘化的放射造影剂

≥2个风险因素即判定为存在肾损伤风险

- 每日评估肾功能、胱抑素C、β-微球蛋白、NGAL等
- 精确记录尿量
- 注意液体平衡

预防

血流动力学管理
- 目标MAP 65~70mmHg；慢性高血压80~85mmHg
- 限制性液体管理策略
- 术中避免和减少低血压
- 非血流动力学管理

药物：N-乙酰半胱氨酸、他汀类
- 血糖控制
- 营养支持

避免使用肾毒性物质

定义： 48h内血肌酐水平>26μmol/L，7d内血肌酐上升超过50%，6h内尿量<30ml/h

立即评估

实验室检查——尿量、血常规、肾功能、CRP、肝功能、血糖、肾脏彩、凝血象、尿生化、尿Na

肾脏超声
- 如考虑上尿路梗阻应在6h内进行
- 如AKI在24h内对治疗无反应应考虑

特殊情况
- 肾炎：查ANCA、抗GBM
- HCO₃⁻<19mmol/L：查ABG
- 横纹肌溶解：查CK
- SBP<110mmHg应帮助：查乳酸

发生AKI

保持肾脏灌注

优化容量
- 快速给予250~500ml胶体以使SBP>110mmHg或者合适的容量状态
- 2h内最大给予2L液体
- 快速补液后注意液体容量过负荷表现
- 若需要再次给予2L液体上级

优化血压
- 尽管给予足够的补液后低血压仍持续(SBP<110或者MAP<65mmHg)，积极寻求上级帮助
- 需要考虑转入HDU或者ICU

安全用药
- 停止使用NSAIDs、COX II、ACEI、ARBs、二甲双胍等
- 避免在SBP<110mmHg时使用降压药、利尿药
- 根据GFR水平调整给药剂量
- 如：氨基糖苷类、二甲双胍、磺脲类、低分子肝素和部分抗生素

静脉补液
- 速度=尿量+30ml/hr
- 快速补液
- 若K⁺>5.5mmol/L，避免输入含钾液体

考虑启动RRT
- 高钾血症(K⁺>6.5mmol/L)或者急性肺水肿
- 严重代谢性酸中毒(HCO₃⁻<15mmol/L)
- 进展性AKI(肌酐>300μmol/L)或者24h内升高>100μmol/L

- 控制原发病：感染、泌尿系梗阻、低血容量、心功能，停止使用肾毒性物质
- 请肾内科医师干预
- 建议长期随访

AKI随访
- 定期随访肾内科医师